Christoph Delp

AF834751

Dehnen und Stretching

Die besten Übungen und Programme zum Wohlfühlen und für sportlichen Erfolg

pietsch

Bildnachweis:
Alle Fotos von Christoph Delp.

Ausnahmen:
Getty Images: 6, 7, 8, 9, 10, 12, 13, 15, 17, 18, 19, 24, 25, 27, 28, 30, 32, 43, 44, 56, 59, 122, 124, 126, 128

Titelbild: Shutterstock, JJ-stockstudio

Darsteller der Übungen:
Chiara Schmitt
Doretta
Libby Jennings
Tanja Keller
Max Roll
Dewayne G.
Mark A.

Eine Haftung des Autors oder des Verlages und seiner Beauftragten für Personen-, Sach- und Vermögensschäden ist ausgeschlossen.

Dieses Buch wurde nach den geltenden Vorschriften der General Product Safety Regulation (GPSR) entwickelt. Bei Fragen oder Problemen wenden Sie sich bitte an den Verlag unter folgender E-Mail-Adresse: gpsr@paul-pietsch-verlage.de

Dieses Buch widme ich meiner Mutter Anne Delp.

ISBN 978-3-613-50996-2

Copyright © by Verlag pietsch, Postfach 103743, 70032 Stuttgart
Ein Unternehmen der Paul Pietsch Verlage GmbH & Co. KG

1. Auflage 2025

Sie finden uns im Internet unter www.pietsch-verlag.de

Nachdruck, auch einzelner Teile, ist verboten. Das Urheberrecht und sämtliche weiteren Rechte sind dem Verlag vorbehalten. Übersetzung, Speicherung, Vervielfältigung und Verbreitung einschließlich Übernahme auf elektronische Datenträger wie CD-ROM, DVD usw. sowie Einspeicherung in elektronische Medien wie Internet usw. ist ohne vorherige schriftliche Genehmigung des Verlages unzulässig und strafbar.

Lektorat: Niko Schmidt
Einbandgestaltung: grafik + design Kornelia Erlewein
Innengestaltung: Sabine Ufer
Druck und Bindung: Graspo CZ, 76302 Zlín
Printed in Czech Republic

Inhalt

TEIL 1:
Der Einstieg

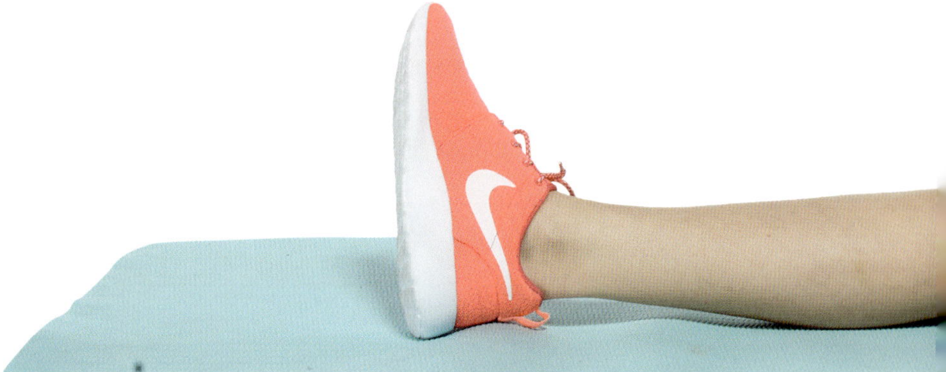

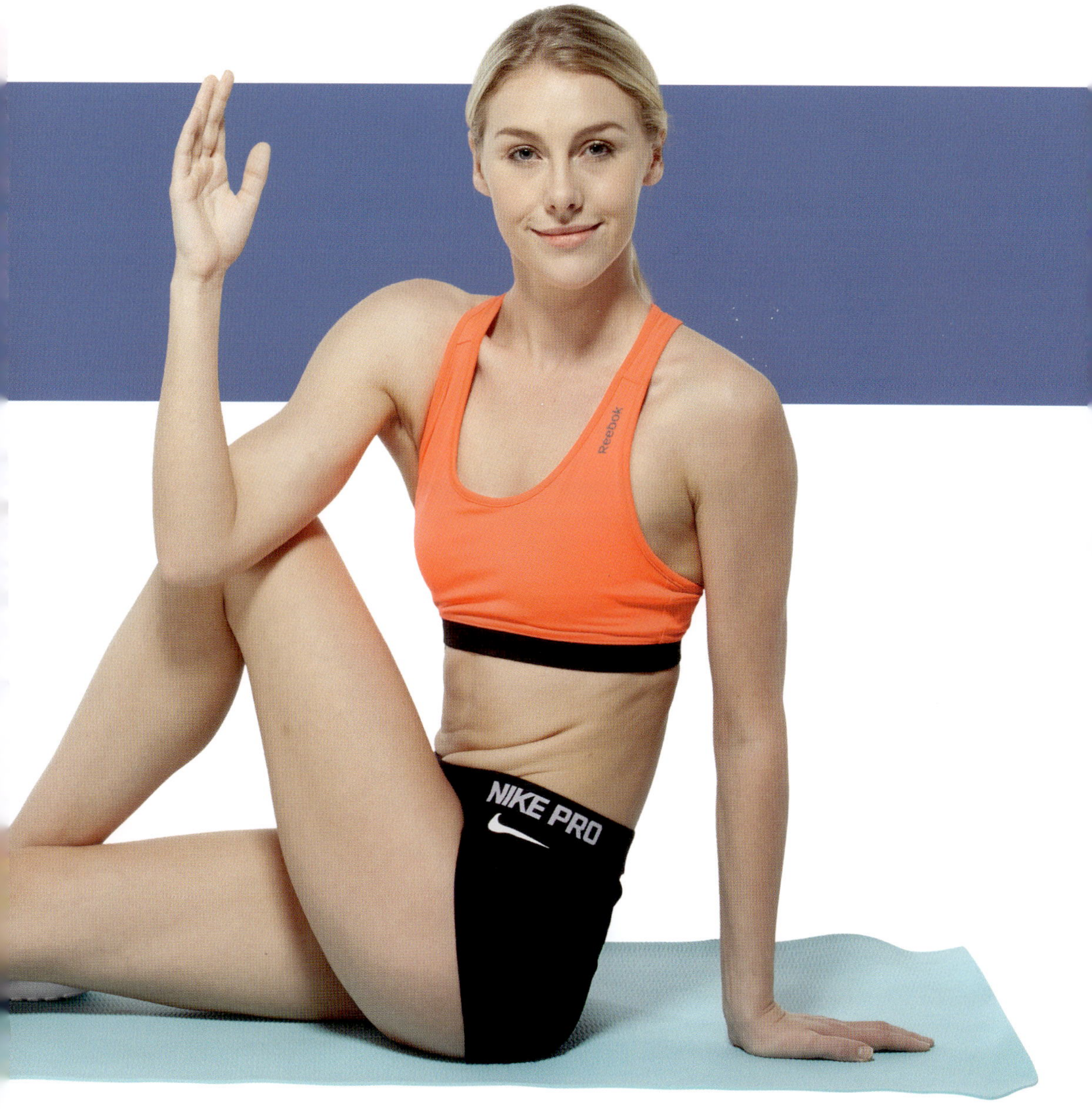
Reebok
NIKE PRO

Grundlagen

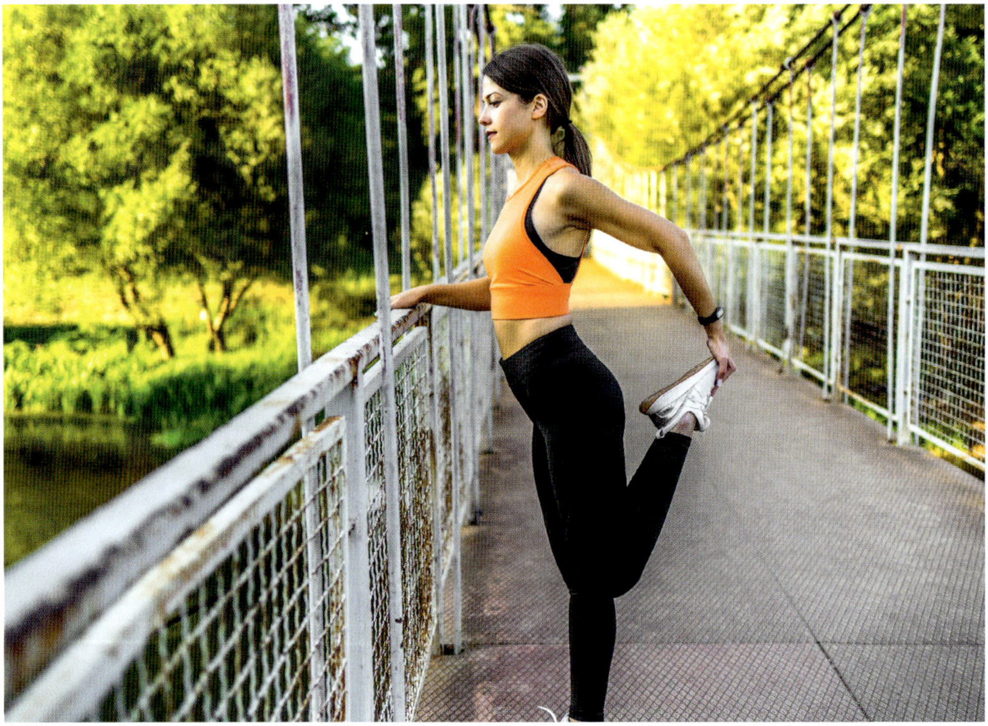

»D 30: Rückwärtiges Fersenanziehen«.

Im Sport hat sich die Praxis des Dehnens schon seit langem durchgesetzt, denn die positiven Effekte haben sich vielfach bewiesen. Beweglichkeitsübungen ermöglichen optimalen Bewegungsumfang und reduzieren so die Verletzungsgefahr und erhöhen das Leistungsvermögen. Nach dem Sport helfen die Übungen die Regenerationsprozesse zu beschleunigen, und verhindern, dass sich Muskelverkürzungen entwickeln. Zudem ist das Dehnen in zahlreichen Sportarten zur Leistungsverbesserung notwendig. Es können beispielsweise Sprinter, Turner und Kampfsportler nur mit einer beweglichen Muskulatur herausragende sportliche Ergebnisse erreichen.
Auch in Alltag und Berufsleben ist das Dehnen von großem Wert. Viele Menschen leiden an Verspannungen als Folge von Stress und Hektik. Entspannungsmethoden sind gefragt, die uns helfen bewusst loszulassen und uns wirksam zu erholen. Mit dem Dehnen können wir Muskelverspannungen sofort reduzieren. Zudem sind Dehnübungen überall durchführbar: Du kannst die Übungen im Büro oder ebenso wie zuhause in der Fernsehpause durchführen. Löse die Verspannung auf, um dich fit und wohlzufühlen.
Das Buch liefert die Grundlagen zum Dehnen, klärt über die häufigsten Fragen auf und stellt einsetzbar Trainingsgeräte vor. Die Trainingsmethoden werden detailliert erklärt. Du erfährst zudem wie du Verklebungen und Verspannungen durch Abrollen mit der Massagerolle beseitigst. Du lernst die wichtigsten Dehnübungen und zahlreiche Variationsmöglichkeiten kennen.

Im abschließenden Buchteil sind Programme für unterschiedliche Ziele enthalten. Nutze die Programme als Grundlage und passe sie mit fortschreitender Erfahrung an deine individuellen Bedürfnisse an. Wenn du bereits regelmäßig Dehnübungen anwendest, kannst du dein Training mit den Übungen und Methoden aus dem Buch ergänzen. Nutze die Dehnübungen, um dich gut zu fühlen, leistungsfähig und schmerzfrei zu sein und langfristig zu bleiben.

INFO: Bevor du mit dem Training beginnst

Wenn du gesund bist und keine Verletzung hast, dann kannst du umgehend dein Training beginnen und die im Buch vorgestellten Übungen durchführen. Falls du allerdings längere Zeit nicht mehr sportlich aktiv warst, dann nutze das Einstiegsprogramm (Seite 130) und führe die Übungen besonders vorsichtig aus.
Liegt bei dir eine Erkrankung und/oder Verletzung vor, dann musst du mit dem behandelnden Arzt abklären, ob du das Training durchführen kannst beziehungsweise welche Übungen möglich sind. Gehe bei den Übungen behutsam vor. Begib dich langsam in die Dehnposition und nimm vorsichtig die Erweiterungen vor. Bewegst du dich hingegen schnell und ruckartig, erreichst du keine Verbesserung der Beweglichkeit, sondern riskierst nur, dich zu verletzen. Den gewünschten Erfolg im Dehnen erreichst du, indem du bewusst und regelmäßig dehnst und die Positionen kontinuierlich etwas steigerst.

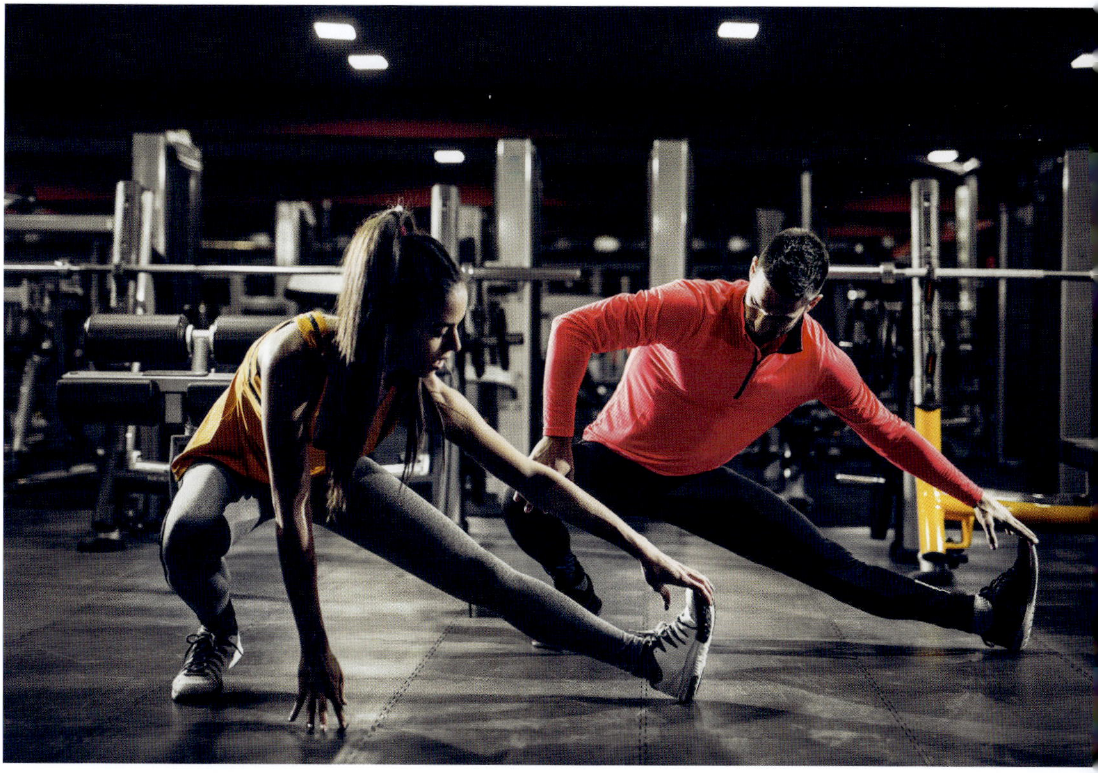

»D 38: Vorbeugen zu vorgestrecktem Bein«.

INFO: Dehnen

Der Begriff »Dehnen« umfasst das gezielte Ausführen von Übungen zur Verbesserung der Beweglichkeit. Bei den Übungen dieses Buches wird dazu wie folgt vorgegangen: Zuerst wird langsam eine Ausgangsposition eingenommen, bei der man einen leichten Dehnreiz spürt. In dieser Position wird durch den Einsatz einer Dehnmethode der Dehnreiz verringert und dadurch die Beweglichkeit vergrößert.

Dehne dich regelmäßig, damit du die Bewegungen in Alltag und Sport im optimalen Bewegungsumfang ausführen kannst. Nutze Dehnübungen zur Beseitigung von Verspannungen im Alltag und zur Vorbereitung auf Training und Wettkampf ebenso wie nach der sportlichen Anstrengung.

Wenn du regelmäßig Dehnübungen ausführst, entwickelst du ein besseres Muskelgefühl und kannst leichter entspannen.

Du kannst die Übungen in deinem Dehnprogramm statisch oder dynamisch ausführen. Welche Methode sich am besten eignet, hängt davon ab, wann du dich dehnst sowie von deinen individuellen Bedürfnissen. Wie du effektiv dehnst, erfährst du auf den folgenden Seiten.

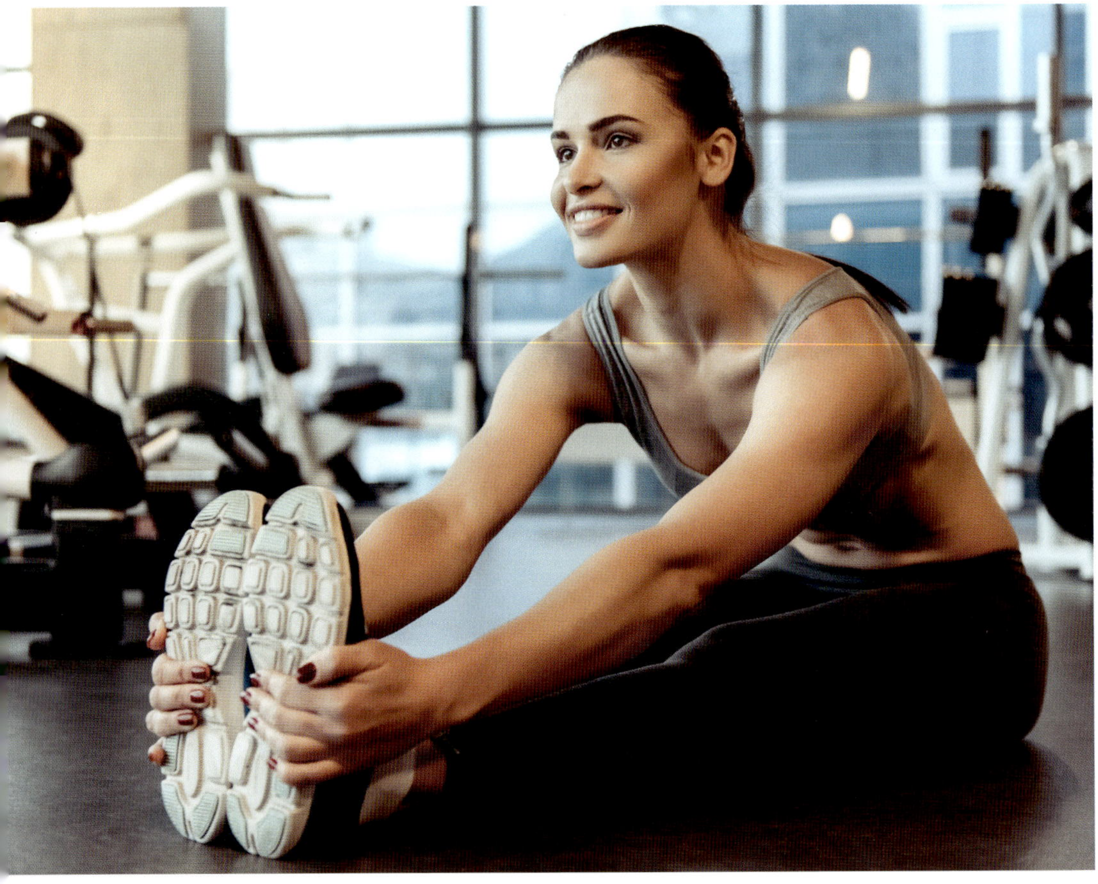

»D 39: Vorbeugen bei gestreckten Beinen«.

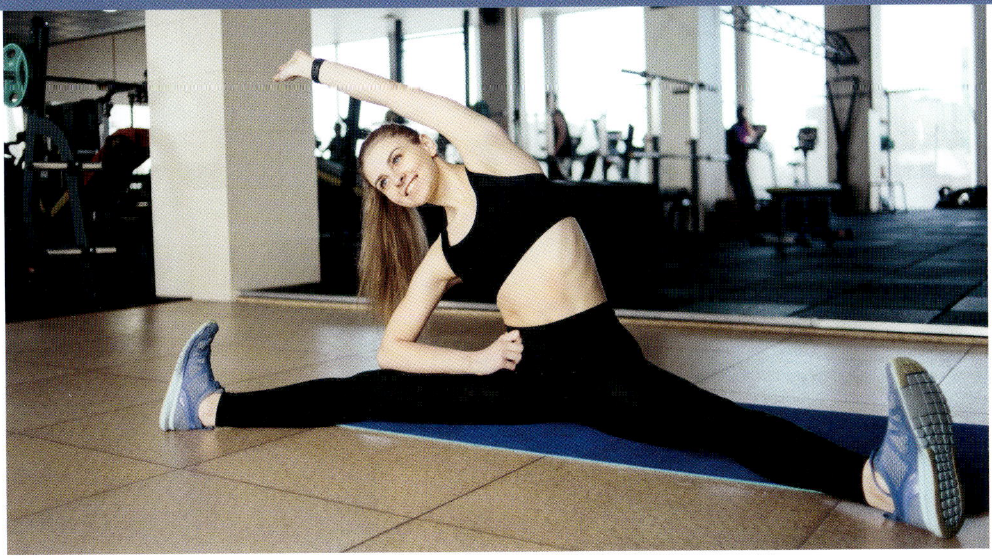

»D 47: Spreizsitz«.

Entwicklung des Dehnens

Übungen zur Verbesserung der Beweglichkeit werden in einigen Kulturen schon seit vielen Jahrhunderten ausgeführt – beispielsweise im indischen Yoga oder in asiatischen Kampfkünsten. In der westlichen Welt wurde Anfang der 80er Jahre des 20. Jahrhunderts das Dehnen in Form der Methode »**Stretching**« populär. Als Pionier dieser Methode gilt Bob Anderson, der damals eine Bewegung in den Vereinigten Staaten auslöste, die sich weltweit verbreitete. Die heute übliche Ausprägungsform des Stretchings wird in diesem Buch unter dem Namen »Entspannen – Erweitern« vorgestellt. Über Jahre hinweg wurden zahlreiche weitere Dehnmethoden getestet und die unterschiedlichsten Dehntheorien aufgestellt und wieder verworfen. Besondere Bedeutung hat ein weiteres Dehnprinzip erlangt: die **PNF-Methode** (propriodeptive neuromuscular facilitation). Diese Methode hat zahlreiche unterschiedliche Ausprägungen erfahren; eine besonders effektive Variante wird in diesem Buch unter dem Namen »Anspannen – Entspannen – Erweitern« (A-E-E-Methode) vorgestellt.

Heutzutage gehören häufig Dehnübungen zur Alltagsroutine, auch wurden Dehnübungen aus dem Yoga in die Dehnprogramme aufgenommen. Das Dehnen wird als Alternative zu den anderen Entspannungsmethoden sehr geschätzt. Viele Menschen nutzen die Dehnmethoden »Entspannen – Erweitern« und »Anspannen – Entspannen – Erweitern« zuhause, in Arbeitspausen sowie unterwegs, um sich zu erholen und Verspannungen zu lösen.
Im Leistungssport hat sich das Dehnen vollständig etabliert. Weltweit und in jeder Sportart nutzen Sportler eine der in diesem Buch vorgestellten Dehnmethoden. Fußballer dehnen sich ebenso wie Leichtathleten, Tennisspieler, Kampfsportler oder Kraftsportler – jeder Athlet kennt die positiven Dehneffekte. Auch im Freizeitsport sind Dehnübungen mittlerweile die Regel. Hier kommt es aber noch zu Fehlern, sowohl in der Programmgestaltung als auch in der Ausführung einzelner Übungen. Dabei ist die Verletzungsgefahr im Freizeitsport keineswegs geringer als bei professionellen Sportlern, sodass es lohnt, sich zu informieren und das Beweglichkeitstraining zu optimieren.

Gute Gründe

Mit Dehnen wird dein Körper geschmeidig und elastisch. Mache regelmäßig Dehnübungen, um einen beweglichen und beschwerdefreien Körper zu entwickeln und zu bewahren. Kombiniere dies mit regelmäßigem Krafttraining, so bist du optimal vor vorzeitigem körperlichem Verschleiß geschützt und bleibst auch im hohen Alter leistungsfähig.
In den letzten Jahren wurden zahlreiche Untersuchungen zum Dehnen durchgeführt, wobei viele positive Dehneffekte nachgewiesen werden konnten.

• Entspannung und Körperwahrnehmung

Unser Leben ist darauf ausgerichtet, Leistung zu erbringen. Wir konzentrieren uns darauf, die vielfältigen Anforderungen in Beruf, Alltag und Sport zu erfüllen. Durch ständigen Stress und Leistungsdruck, werden Körpersignale wie Müdigkeit und leichte Muskelverspannungen mitunter so lange unterdrückt, bis starke Schmerzen, Verletzung oder Krankheit auftreten. Das Dehnen hilft uns, körperlich loszulas-

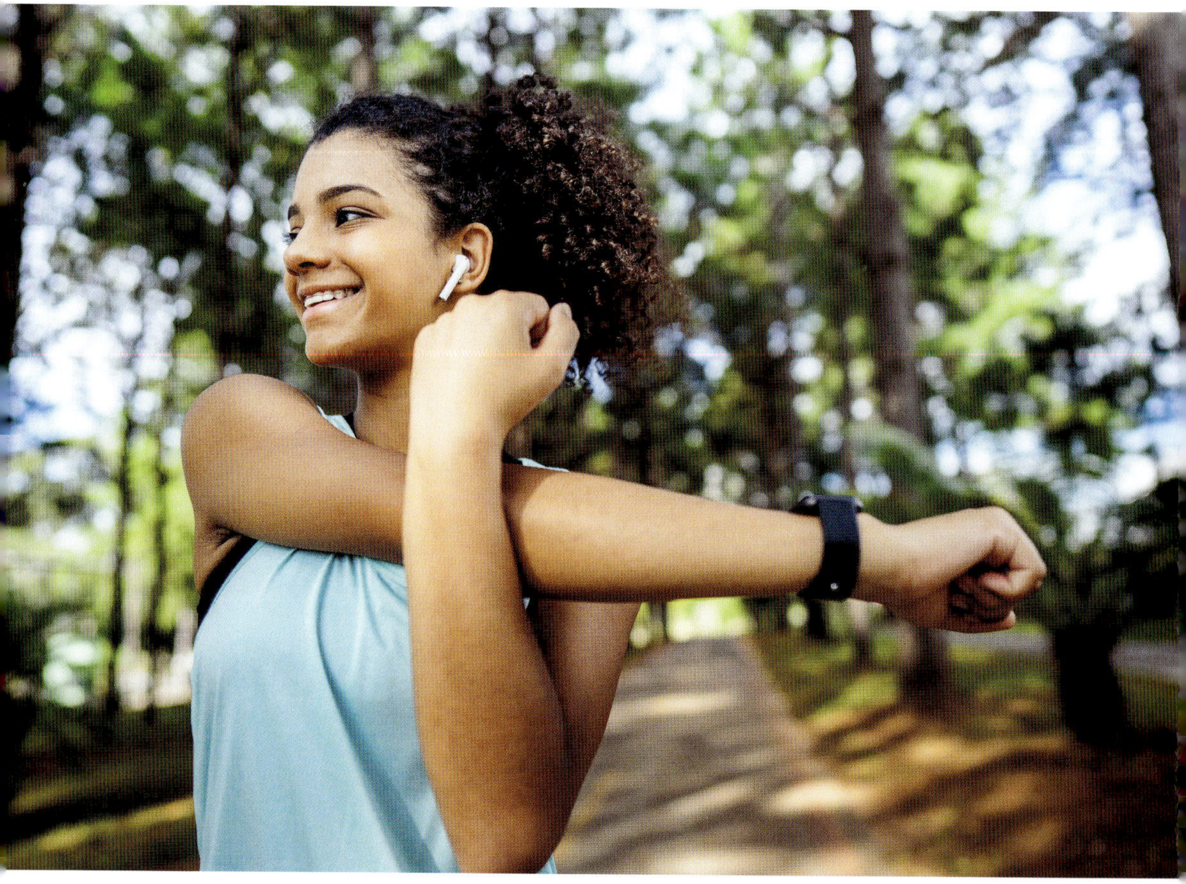

Nutze die positiven Effekte des Dehnens für Körpergefühl und Wohlbefinden.

sen, uns zu entspannen und zu regenerieren. Das allgemeine Wohlbefinden wird gefördert, Körperhaltung und Ausdrucksfähigkeit verbessern sich. Zudem entwickelst du durch die Dehnübungen ein besseres Körpergefühl und kannst so Körpersignale und Warnzeichen frühzeitig wahrnehmen.

• Lösen einzelner Verspannungen

Du kannst immer dehnen, wenn du eine verspannte Muskelgruppe wahrnimmst. Eine solche kann aus Stress ebenso wie aus Überanstrengung der Muskulatur resultieren.
Auch die Ausführung von einseitigen Tätigkeiten kann zu Verspannungen führen. Durch Dehnen gehst du aktiv gegen diese Probleme vor, verminderst Schmerzen und Bewegungseinschränkungen. Auch im Büro kannst du Dehnübungen einschieben, ohne den Arbeitsablauf zu stören.

• Dehnen zur Verletzungsvorbeugung

Es ist nicht wissenschaftlich belegt, dass Dehnübungen vor dem Sport das Verletzungsrisiko entscheidend mindern. Oftmals treten Verletzungen auf, wenn die Muskulatur ermüdet ist oder bei ungeübten komplexen Bewegungsabläufen. Allerdings musst du die sportlichen Bewegungen mit vollem Umfang ausführen können und darfst nicht durch Verspannungen eingeschränkt sein. Ansonsten führt die Verspannung zu Bewegungseinschränkungen aus denen Ausweichbewegungen resultieren, und das macht anfällig für Verletzungen. Fühlt sich beispielsweise deine Nackenmuskulatur deutlich verspannt an, dann können Dehnübungen vor einem Boxtraining/-wettkampf durchaus als Verletzungsvorbeugung angesehen werden. Ebenso ermöglichen kurzzeitige Dehnübungen vor dem Joggen dem Fuß einen größeren Bewegungsspielraum und beugen so möglichen Verletzungen vor. Auch die Brust- und Schultermuskulatur, die innere und die hintere Oberschenkelmuskulatur sowie die Wadenmuskulatur sind Muskelgruppen, die zur Verkürzung neigen und deshalb verletzungsanfällig sind, sodass ein kurzes »Andehnen« sinnvoll sein kann, d. h. die Dehnposition wird maximal 10 Sekunden gehalten.
Lange und intensiv ausgeführte statische Dehnübungen können hingegen das Verletzungsrisiko sogar erhöhen, da sich der Muskeltonus mindert. Manche Trainer empfehlen deshalb dynamisches Dehnen in der Aufwärmphase, um den Körper sowie das zentrale Nervensystem auf die Belastung vorzubereiten und eine große Bewegungsamplitude zu ermöglichen. Wenn du allerdings statisches Dehnen in der Aufwärmphase vorziehst, dann ist das in Ordnung. Du musst nur darauf achten, dass du die Dehnposition nicht zu lange einnimmst, damit nur eine geringe Senkung des Muskeltonus erfolgen kann. Zudem kannst du danach durch einige schnelle Bewegungen den Körper wieder in Leistungsbereitschaft versetzen.

• Leistungsverbesserung im Sport

Ein beweglicher Körper gewährleistet reibungslose Bewegungsabläufe. Dadurch reduziert sich nicht nur die Verletzungsgefahr, sondern auch der Energieverbrauch – die Athleten bleiben während dem Sport länger leistungsfähig. Generell können optimale Ergebnisse nur dann erzielt werden, wenn der Bewegungsspielraum vollständig ausgebildet ist. Dehntraining verbessert die Leistungsfähigkeit in Sportarten, die eine besondere Beweglichkeit erfordern, beziehungsweise bei den Aktiven, welche die für ihre Disziplin vorausgesetzte Beweglichkeit

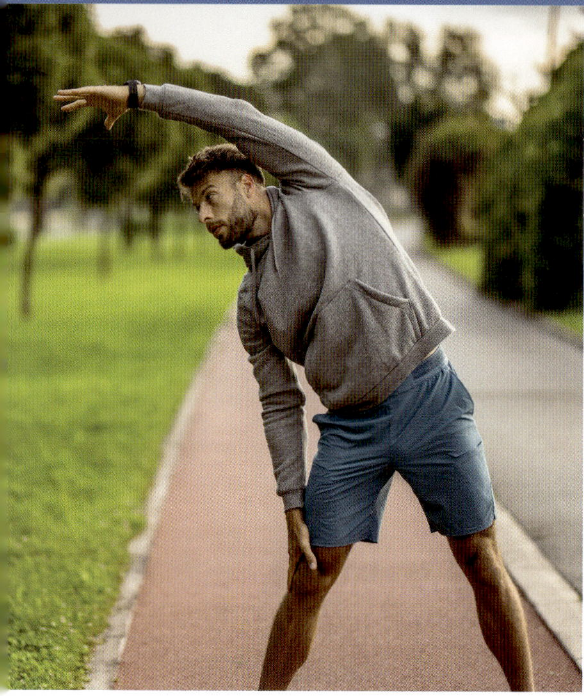

»D 22: Seitneigen«.

noch nicht entwickelt haben. Es ist jedoch nicht notwendig, dass du dir ein überhöhtes Maß an Beweglichkeit antrainierst.
In der Aufwärmphase wird gedehnt, um den Körper auf intensive Positionen vorzubereiten. Zudem können lokale Verspannungen gelöst werden, was reibungslos ablaufende Bewegungen ermöglicht. Es wurde festgestellt, dass intensive statische Dehnübungen in der Aufwärmphase zu reduzierter Schnell- und Sprungkraft führen können. Beim Aufwärmen sollten deshalb Dehnübungen und Dehnmethoden an die Anforderungen der Sportart ausgerichtet sein sowie an die individuellen Anforderungen des Sportlers.
Bei Sportarten, die mit Unterbrechungen ausgeübt werden (z. B. Weitspringen), können immer wieder kurze Dehnungen und Mobilisierungen eingeschoben werden. Dadurch ist gewährleistet, dass die Muskeln leistungsbereit bleiben und nicht verkrampfen.

• Schnelle Regeneration nach dem Sport und körperlicher Belastung

Intensive Belastung der Muskulatur in Sport und Alltag bewirken, dass die aktivierte Muskulatur verspannt und sich zusammenzieht. Durch anschließendes Dehnen entspannst du die Muskulatur, wodurch du dich besser fühlst und sich die Regenerationsprozesse beschleunigen (z. B. wird ein zügiger Abbau der produzierten Milchsäure ermöglicht). Außerdem kannst du verhindern, dass sich langfristig Muskelverkürzungen entwickeln. Vor einigen Jahrzehnten haben sich einige Kraftsportler noch nicht gedehnt und verloren über die Trainingsjahre hinweg immer mehr ihrer körperlichen Beweglichkeit.

• Dehnen zur Beseitigung von Muskelungleichgewichten

Ein Ungleichgewicht zwischen Muskel und Gegenspieler oder zwischen rechter und linker Körperseite kann sich in Folge einseitiger Bewegungen und Verletzungen entwickeln. Dies führt zu verspannten Muskelgruppen und Schmerzen, was die sportliche Leistungsfähigkeit einschränkt und auch die Verletzungsanfälligkeit erhöht. Zur Beseitigung eines Ungleichgewichts der Muskulatur ist es nicht ausreichend, wenn du ausschließlich die verspannten Muskelgruppen dehnst. Oftmals besteht eine Schutzreaktion des Körpers auf eine Störung eines Gelenksystems, es ist also keine tatsächliche Muskelverkürzung gegeben. Du solltest deshalb vorrangig den Muskel-Gegenspieler kräftigen. Am besten gehst du so vor, dass du Muskel und Gegenspieler kräftigst und vorsichtig dehnst, wobei du dich bei dem Kräftigen besonders intensiv dem Muskel-Gegenspieler widmest.

Häufige Fragen

Zum Dehnen werden immer wieder die folgenden oder ähnliche Fragen gestellt.

• Was sind die Unterschiede zwischen Dehnen und Stretching?

Das Dehnen und die englische Bezeichnung »Stretching« beschreiben Bewegungen, die das Ziel verfolgen, die Beweglichkeit zu verbessern. Im deutschen Sprachgebrauch wird die Bezeichnung »Stretching« aber oftmals nur für das statisch ausgeführte Dehnen genutzt, weshalb es zu Missverständnissen kommen kann. In diesem Buch wird zwischen statischem und dynamischem Dehnen unterschieden, wenn eine solche Differenzierung notwendig ist.

• Sind statisches Dehnen und Aufwärmen miteinander vereinbar?

Einige aktuelle wissenschaftliche Untersuchungen raten dazu, in der Aufwärmphase kein statisches Dehnen, sondern dynamisches Dehnen beziehungsweise Mobility-Übungen auszuführen. Dies wird damit begründet, dass langes statisches Dehnen entspannt und somit reduziert sich die Leistungsfähigkeit. Einige Sportler fühlen sich nach statischem Vordehnen jedoch besser auf extreme Bewegungen vorbereitet. Wenn du auf die statischen Dehnübungen vor dem Sport nicht verzichten willst, solltest du sie schon aus psychologischen Gesichtspunkten durchführen. Verbleibe dann bei den statischen

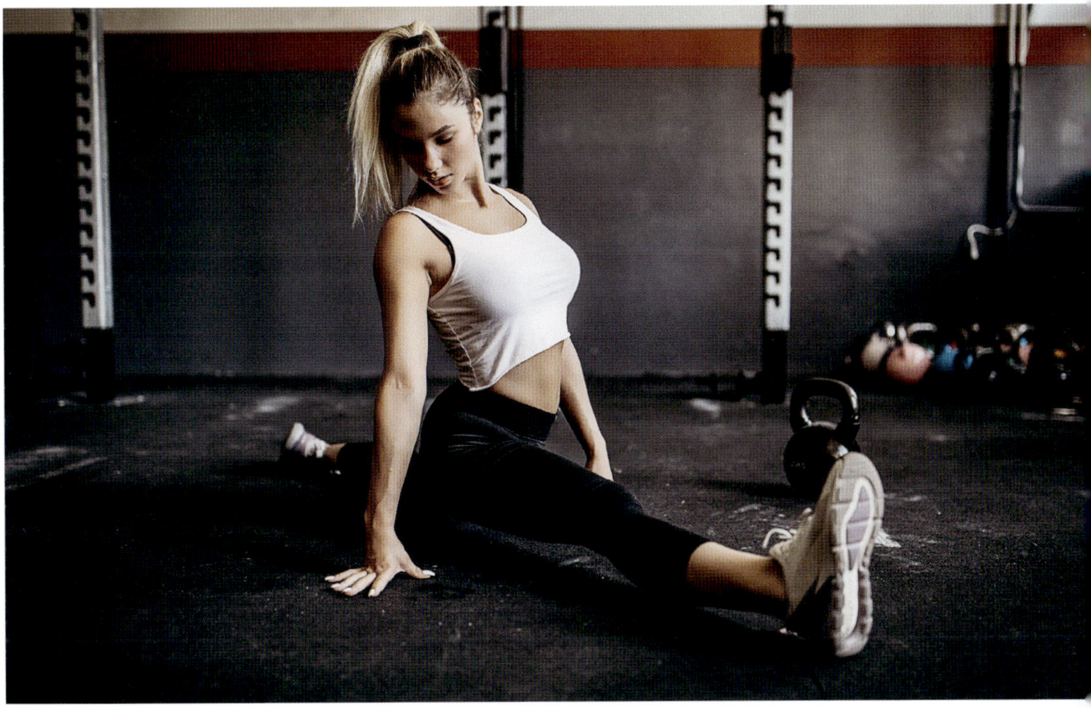

Ein Spagat sieht zwar aufregend aus, ist aber nur in wenigen Sportarten notwendig, um die optimale Leistung abrufen zu können.

Dehnungen nicht länger als 10 Sekunden in der Dehnposition, führe also ein sogenanntes »Andehnen« der verspannten Muskeln aus.
Im Anschluss daran kannst du die Leistungsbereitschaft des Körpers wieder erhöhen, indem du einige dynamische Dehnungen, Gelenkkreisen und/oder Körpergewichtsübungen beziehungsweise sportartspezifische Bewegungen ausführst.

• Gibt es ein optimales Dehnprogramm?

Die verschiedenen Sportarten haben unterschiedliche Anforderungen an die Beweglichkeit, denen du bei der Zusammenstellung des Dehnprogramms entsprechen musst. Auch sind bei der Zusammenstellung des Programms deine körperlichen Voraussetzungen und deine Tagesverfassung zu beachten. Das Dehnprogramm ist zudem davon abhängig, ob du in der Aufwärmphase oder in der Abwärmphase dehnst, oder ob du ein gezieltes Beweglichkeitstraining (Dehntraining) ausführst. Deshalb kann es kein optimales Dehnprogramm geben, sondern es ist an die Erfordernisse anzupassen. Dieses Buch stellt dir Grundlagenprogramme vor, die du an deine individuellen Bedürfnisse anpassen kannst.
Wichtig ist es, dass du dich mit deinem Dehnprogramm gutfühlst. Es gibt viele Methoden und Handlungsempfehlungen, welche sich zum Teil nicht nachweisen lassen. Teste die verschiedenen Möglichkeiten hin und wieder und nutze die Methoden und Übungen, die sich für deine momentane körperliche Verfassung und deine Trainingsziele am besten eignen, und von deren Erfolg du überzeugt bist.

• Welche Muskelgruppen soll ich dehnen?

Die Auswahl der zu dehnenden Muskelgruppen ist abhängig von der Zielsetzung des Dehnens sowie davon, in welcher Trainingsphase du dich dehnst. In der Aufwärmphase und in der Abwärmphase solltest du deine Schwachstellen und die Muskelgruppen vorbereiten, die in deiner Sportart vorrangig beansprucht werden. Grundsätzlich ist es empfehlenswert, dass du mindestens einmal pro Woche ein Ganzkörper-Dehnprogramm ausführst. So bewahrst du ein gutes Muskelgefühl und verhinderst, dass sich Muskelverkürzungen entwickeln.

• Welche ist die optimale Dehnposition?

Du musst ein leichtes Ziehen im Muskel, eine sogenannte Dehnspannung spüren. Diese darf aber nicht schmerzen, da du ansonsten nicht die Muskulatur entspannst, sondern dich verspannst.
Beim Aufwärmen und Abwärmen solltest du sehr intensive Dehnpositionen vermeiden.
Beim Dehntraining (Dehnübungen stellen den Trainingshauptteil dar) musst du eine deutliche Spannung spüren, denn nur mit Dehnreizen kannst du deine Beweglichkeit gezielt verbessern. Mit regelmäßigem Training wirst du recht schnell lernen, welche Dehnspannung sich für dein Dehnen eignet. Wenn du am nächsten Tag in den gedehnten Muskelgruppen Schmerzen verspürst, dann hast du eine zu intensive Dehnpositionen eingenommen.

• Wie lange dauert es, bis Dehneffekte deutlich werden?

Innerhalb von 1–2 Monaten ist eine deutliche Verbesserung der Beweglichkeit erkennbar,

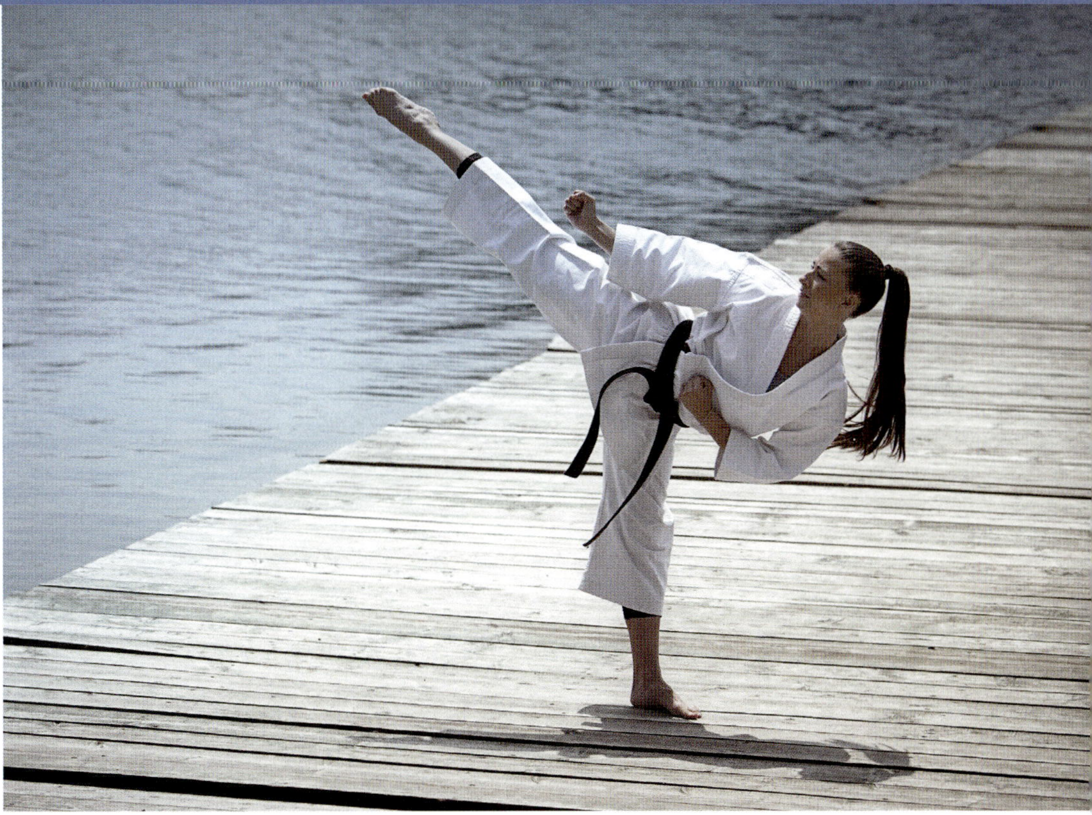

Hohe Kicks erfordern eine gute Beweglichkeit, jedoch nicht die Fähigkeit einen Spagat einnehmen zu können.

wenn du mindestens 2-mal pro Woche Dehntraining machst. Die Erfolge sind umso größer, je intensivere Dehnpositionen du einnehmen und halten kannst. Du musst allerdings in jeder Dehnposition die Muskulatur entspannen können und darfst weder Schmerzen verspüren noch Ausweichbewegungen ausführen. Ansonsten wirst du keine Dehnerfolge erreichen, sondern deine Muskulatur verhärtet sich.

• Wie viele Wiederholungen der Dehnübungen soll ich ausführen?

Sowohl im Aufwärm- als auch beim Abwärmprogramm genügt es, für jede Übung einen Durchgang auszuführen. Die Dehnposition kann einmal erweitert werden, was jedoch nicht zwingend erforderlich ist.

Im Dehntraining mit dem Ziel, die Beweglichkeit deutlich zu verbessern, kannst du 2–3 Durchgänge für jede Übung machen. Jeder Durchgang wird dabei so lange fortgeführt, bis keine Erweiterung der Dehnposition mehr erkennbar ist.

• Wie lange und nach welcher Methode soll ich dehnen?

In der Aufwärmphase dehnst du dynamisch oder du führst einige Übungen mit kurzem statischem »Andehnen« aus.
In der Abwärmphase eignet sich besonders das statische Dehnen, wobei dann die Positionen nicht sehr intensiv sein sollten – es sei denn, du machst noch einige Dehnübungen zur Leistungsverbesserung bevor du dich abwärmst.

Im Dehntraining nutzt du alle Methoden und nimmst auch intensive Dehnpositionen ein. Die meisten Sportler erreichen im Dehntraining mit der Methode »Anspannen – Entspannen – Erweitern« die schnellsten Erfolge.

• Was ist beim Dehnen von Kindern zu beachten?

Kinder sollten keine intensiven Dehnpositionen mit Anspannen der Muskulatur ausführen. Generell ist beim Dehnen von Kindern zur gezielten Verbesserung der Beweglichkeit sehr vorsichtig vorzugehen, da die Gefahr besteht, dass die Kinder eine Überbeweglichkeit entwickeln, insbesondere an Sehnen und Bändern. Zudem ist es für Kinder schwierig, sich auf die Dehnung zu konzentrieren und in einer statischen Dehnposition zu verweilen. Dynamische Schwungübungen sind für Kinder oftmals einfacher auszuführen.

• Muss ich zusätzliche Dehneinheiten ausführen?

Ob für dich spezielles Dehntraining notwendig ist, hängt davon ab, welche Anforderungen deine Sportart an die Beweglichkeit stellt und wie deine Beweglichkeit ausgebildet ist. Du musst nicht auf Dehnpositionen hintrainieren, welche die Anforderungen in deiner Sportart deutlich überschreiten. Für die wenigsten Sportarten ist es beispielsweise notwendig, sich in einen Vorwärtsspagat oder in einen Seitspagat bewegen zu können.

• Was mache ich bei einem Leistungsplateau?

Wenn du beim Dehntraining feststellst, dass du beim statischen Dehnen in einer bestimmten Position seit einigen Wochen keine Beweglichkeitsverbesserung erreichst, nutze die Methode »Anspannen – Entspannen – Erweitern« (Seite 34).
Übst du bereits mit dieser Methode und hast dabei das Gefühl, dich in einem Beweglichkeitsplateau zu befinden, dann kannst du folgende extreme Variante nutzen: Erweitere die Anspannungsphase auf 10–20 Sekunden mit maximaler Intensität in Dehnpositionen für die Muskelgruppen, bei denen du eine deutliche Leistungsverbesserung erreichen willst. Die Spannung baust du über einige Sekunden hinweg auf, um die Verletzungsgefahr minimal zu halten. Anschließend gelingt einigen Sportlern eine noch etwas bessere Entspannung und eine folgende Erweiterung der Dehnposition. Für Einsteiger ist diese intensive Variante jedoch nicht zu empfehlen.

• Soll ich bei Muskelkater dehnen?

Intensives Training kann Mikroverletzungen der Muskulatur hervorrufen. Wenn aktuell Muskelrisse bestehen, die sich in Form von Muskelkater zeigen, solltest du dich nicht intensiv dehnen. Der Muskel würde ansonsten wieder verletzt und somit die Regenerationsphase verlängert.
Dehnübungen mit geringer Intensität und kurzer Haltedauer können zur Entspannung und Lockerung beitragen und sind deshalb bei leichtem Muskelkater vertretbar.

Die Trainingsgeräte

Hier werden Geräte beschrieben, die du für das Beweglichkeitstraining unterstützend einsetzen kannst. Es können nicht alle erhältlichen Produkte aufgelistet werden, da immer neue Produkte entwickelt und Verfeinerungen vorgenommen werden.
Beachte, dass du auch bei den Übungen mit Geräten die Anfangsposition als stabil und angenehm empfinden musst und die Übungsposition nicht schmerzhaft werden darf.
Den Kauf einer großen Faszienrolle möchte ich dir aufgrund der vielen hervorragenden Eigenschaften für die Selbstheilung empfehlen; sie lässt sich schwer ersetzen. Mit der Zeit ist es auch hilfreich, Faszienbälle verfügbar zu haben. Mit fortschreitender Trainingsdauer kannst du weitere Ergänzungen vornehmen, da damit die Übungen variiert werden können.
Der Kauf eines oder mehrerer der aufgelisteten Produkte ist jedoch nicht zwingend für dein Training. Du kannst auch ohne Geräte sofort mit dem Dehnen loslegen.

• Faszienrolle Standard

Für viele Rollübungen kannst du die große Hartschaumrolle einsetzen. Im Handel findest du solche Rollen unter Bezeichnungen wie Faszienrolle, Foamroller oder Pilatesrolle.
Der Durchmesser sollte 15 cm betragen und die Länge 30 cm, oder alternativ 45 cm. Im Handel werden gut verarbeitete Rollen, beispielsweise die von Blackroll®, für etwa 30 EUR angeboten. Als Alternative kannst du eine Grid® (Trigger Point Massagerolle) verwenden, die für 40–45 EUR vertrieben wird. Wähle als Einsteiger keine harte Rolle. Wenn du keine Rolle verfügbar hast, dann kannst du ein Handtuch festzusammenrollen und mit Tapes fixieren.

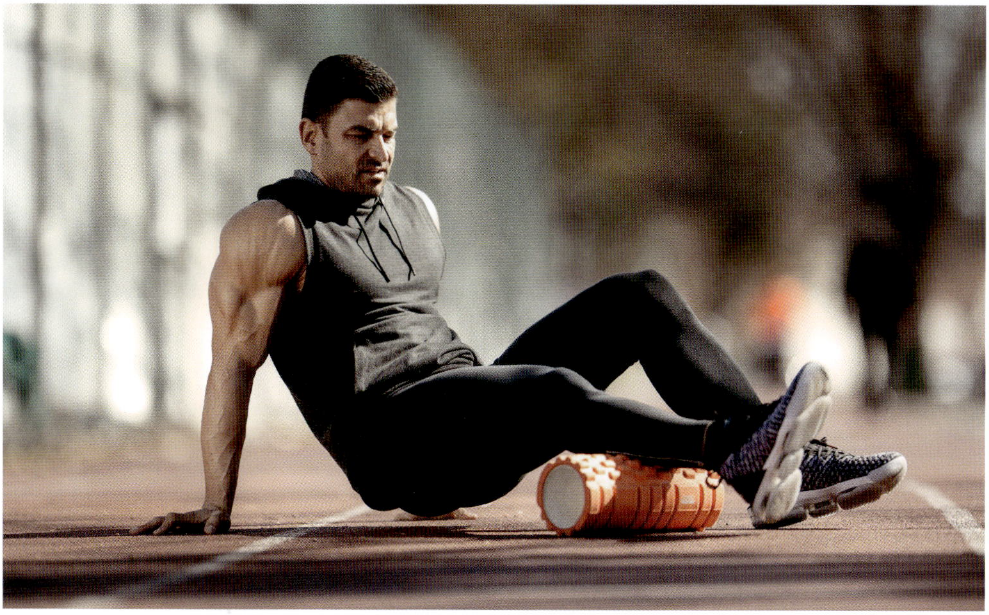

Eine Faszienrolle lohnt es zu erwerben.

Faszienrolle Mini

Die kleine Hartschaumrolle, auch als Mini Faszienrolle bekannt, lässt sich gut für das Abrollen der Arme, z. B. zur Erholung zwischen der Arbeit am Computer, sowie der Fußsohlen einsetzen. Es können auch 2 Rollen miteinander verbunden werden, sodass sie dann eine Alternative zur großen Rolle darstellt und leichter mitzuführen ist. Zudem ist so das Abrollen des Rückens möglich, ohne Druck auf die Dornfortsätze. Eine kleine Rolle hat etwa eine Länge von 8 cm und einen Durchmesser von 5 cm, von dem Hersteller Blackroll® ist für sie für etwa 10 EUR erhältlich.

Faszienball 12 cm

Wird im Buch von dem großen Faszienball gesprochen, dann ist der Ball mit einem Durchmesser von 12 cm gemeint. Du kannst den Ball gut beim einseitigen Abrollen von Beinen, Rücken, Schultern und Armen einsetzen. Falls dir die Behandlung am Boden mit dem harten Ball zu intensiv ist, dann wähle einen nachgebenden Ball oder übe stehend an der Wand, wodurch weniger Druckintensität entsteht. Der beliebte harte Blackroll®-Faszienball ist für circa 12 EUR erhältlich.
Es wird ein Doppelball (Duoball) hergestellt, auch Twin-Ball genannt. In der Mitte ist ein Spalt frei, damit der Duoball zum Abrollen von Lenden-, Brust- und Halswirbelsäule einsetzbar ist, ohne Druck auf die Wirbelsäule auszuüben. Einige Menschen empfinden den Doppelball aber zu hart für diese Form der Anwendung. Das Tool ist im Handel für circa 25 EUR erhältlich.

Faszienball 6–8 cm

Mit einem Faszienball in der Größe 6–8 cm kannst du punktueller als mit dem großen Ball in das Gewebe eindringen und so auf tiefliegende Faszien besser Druck ausüben. Der Preis pro Ball liegt bei circa 7–10 EUR.

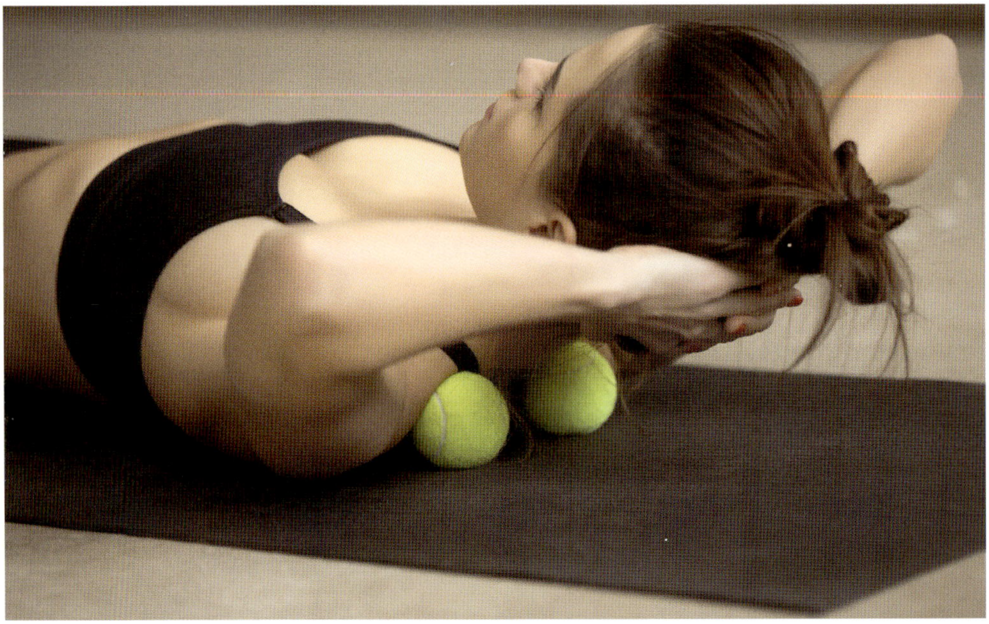

Auch Tennisbälle kannst du für deine Muskel- und Faszienbehandlung einsetzen.

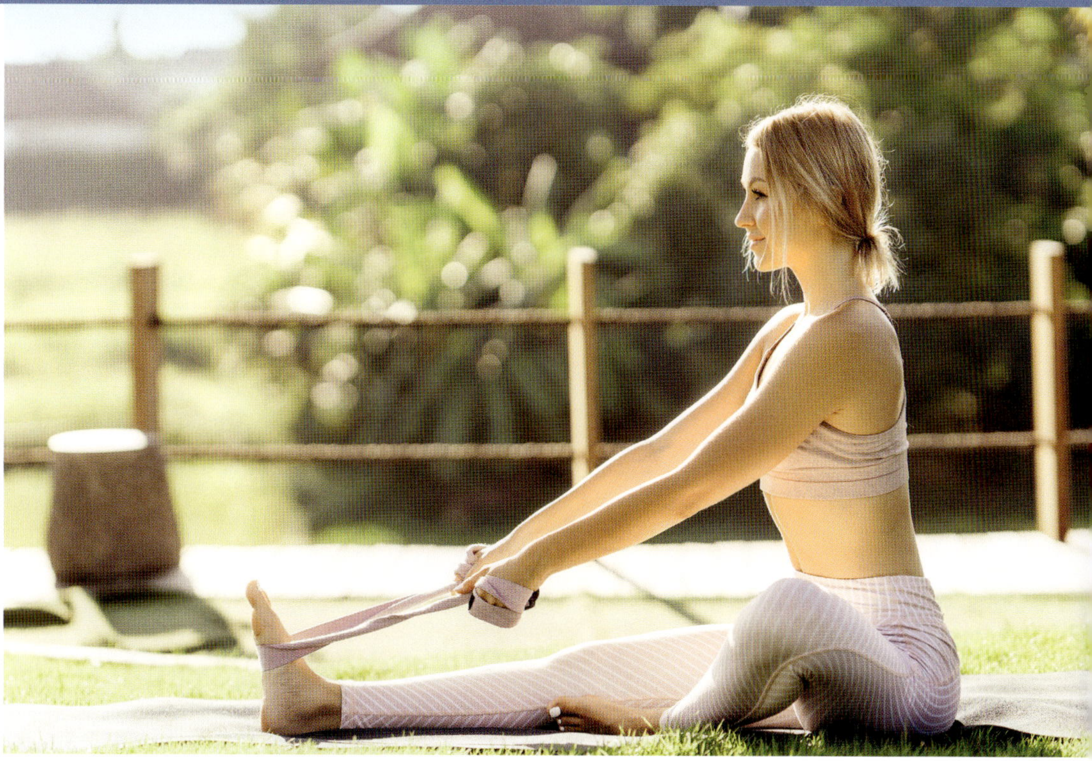

Das Dehnen mit dem Yoga-Gürtel.

Du kannst optional einen Tennisball einsetzen, der einen Durchmesser von 6,5–7,3 cm besitzt. Auch ein Lacrosse-Ball mit dem Durchmesser von circa 6,2 cm kannst du nutzen.
Es lohnt sich von Bällen dieser Größe 2 Stück verfügbar zu haben, um den Rücken abrollen zu können. Dazu kannst du die Tools in einem verknoteten Socken einsetzen oder sie mit Tape aneinander befestigen. Auch eine kleiner Duoball z. B. von Blackroll®, der etwa 18 EUR kostet, ist effektiv zum Behandeln von Rücken und Nacken. Gut geeignet sind Bälle, die eine etwas nachgebende Struktur haben.

- **Faszienball 4 cm**

Zum Abrollen der Hände benötigst du ein Trainings-Tool, das einen sehr kleinen Umfang besitzt, wie ein Golfball mit circa 4,3 cm. Ein Tennisball hingegen besitzt an den Händen wenig Effekt, da die Behandlungsfläche klein ist und punktuelle Bearbeitung benötigt. Auch für andere Körperpartien wie Füße und Unterarme ist ein solcher kleiner Ball einsetzbar, aber nicht zwingend erforderlich. Einen Golfball kannst du für circa 5 EUR kaufen, spezielle Gummi-Massagebälle sind zumeist etwas teuer.
Wenn du so ein kleines Tool nicht verfügbar hast, dann kannst du alternativ die Handmuskeln mit der anderen Hand massieren.

- **Yoga-Gurt/Yoga-Band**

Ein Yoga-Gurt besteht aus einem Band mit einer Schnalle an einem Ende, damit die gewünschte Länge eingestellt werden kann. Den Gurt kannst du nutzen, um eine Dehnposition besser zu erreichen und zu fixieren. Es lässt sich beispielsweise die Übung »D 37: Gestrecktes Beinanziehen in Rückenlage« (Seite 96)

mit um den Fuß befestigtem Gurt kontrolliert ausführen. Empfehlenswert sind Gurte mit einer Metallschnalle. Der Preis für einen solchen Gurt beträgt circa 5–17 EUR.
Du kannst alternativ einen Bademantel-Gürtel oder ein Seil als Schlinge binden.

• Dehnungsband/Stretch-Strap

Das Dehnungsband, auch Dehnungsgurt oder Stretch-Strap genannt, ist ein Seil mit mehreren fest angebrachten Schlingen. Im Unterschied zum Yoga-Gürtel mit Schlinge musst du hier keine Umstellungen mehr vornehmen, um die geeignete Länge wählen zu können. Der Handelspreis für ein Band mit Schlingen liegt bei circa 10–30 EUR.

• Yoga-Block

Du kannst den aus dem Yoga bekannten Block nutzen beziehungsweise 2 Blöcke, wenn du bei manchen Übungen noch nicht die notwendige Beweglichkeit entwickelt hast. Der Block hilft, die Position besser zu erreichen beziehungsweise zu stabilisieren. Die Blöcke werden aus Schaumstoff, Kork oder Holz hergestellt, in der Größe von zumeist 23x12x7,5 cm oder etwas kleiner. Im Handel kannst du einen Block für 5–20 EUR erwerben.

• Sprungseil

Ein Sprungseil eignet sich für das Aufwärmen. Zudem kannst du im Anschluss an ein Fitnesstraining noch Seilspringen, um deine Ausdauer zu fördern, oder du machst eine reine Konditionseinheit mit ausführlichem Seilspringen von mindestens 20 Minuten. Ein einfaches Sprungseil kannst du ab circa 10 EUR erwerben, Profi-Seile kosten deutlich mehr.

• Seilzug/Flexi Max

Bei diesem Gerät, das an der Decke angebracht wird, legst du den Fuß in eine Schlaufe und ziehst ihn dann im Flaschenzug-Prinzip nach oben. Das Gerät ermöglicht einen kontrollierten Zug, wodurch du das Übungsbein vorsichtig bis zu einer Position leichter Dehnspannung bewegen kannst. Mit der anderen Hand stützt du dich dabei ab. Das Bein kann nach vorn, zur Seite oder nach hinten gerichtet sein und somit die Beweglichkeit für hohe Beinbewegungen (z. B. hohe Kampfsport-Kicks, Cheerleading, Turnen und Ballett) gefördert werden. Den Seilzug bekommst du im Kampfsporthandel ab circa 40 Euro.
Es gibt eine einfachere Variante, die gemäß entsprechendem Prinzip funktioniert, wobei ein Türanker über den Türrahmen gehängt wird und darin das Dehnband gehalten wird.

• Dehnmaschine/Spagat-Trainer

Die Dehnmaschine, auch Stretch-Maschine, Spagat-Trainer und mechanischer Beinspreizer genannt, funktioniert so, dass du dich daraufsetzt, mit den Beininnenseiten an den Gerätepolstern. Das Gerät hilft dir, deine Beine kontrolliert nach außen zu bewegen, wobei du dich der seitlichen Spagat-Stellung näherst. Die Dehnmaschine kann für das statische Training ergänzend eingesetzt werden, ist aber nur empfehlenswert, wenn du bequem darauf sitzt und keine Schmerzen an den Innenbänder der Knie verspürst. Meistens sind die Geräte etwas bequemer, bei denen die Polster an den Oberschenkelinnenseiten statt an den Unterschenkeln anliegen.
Es sind Geräte mit einer Drehkurbel erhältlich sowie hochwertige Ausführungen, bei denen das Spreizen der Beine über einen Pump-

oder Drehmechanismus erfolgt. Die unterschiedlichen Modelle werden im Fachhandel für 150–1.000 Euro angeboten.

• Beinspreizer

Hierbei handelt es sich um eine Vorrichtung aus 2 Stangen, die an die Beine gelegt wird, mit den Unterschenkelinnenseiten an kleinen Polstern. Mit einem Ziehgriff in der Mitte wird die Position erweitert. Der Beinspreizer funktioniert ähnlich dem Spagat-Trainer, ist aber weniger komfortabel. Wenn du dabei allerdings Schmerzen spürst, möglicherweise an den Fußgelenken oder Knieinnenseiten, dann musst du auf das Training verzichten. Du erreichst einen entsprechenden Trainingseffekt, wenn du dich im Seitsitz vor eine Wand setzt, die Fußinnenseite an die Wand positionierst und dich dann immer weiter in die seitliche Spagat-Stellung drückst (Seite 106).

Beinspreizer sind im Fachhandel als Stahl- und Aluminium-Konstruktionen erhältlich und werden für circa 25–50 Euro verkauft.

• Trainingsmatte

Eine Trainingsmatte (z. B. Yogamatte) eignet sich für Übungen in Bodenlage sowie im Kniestand. Als Alternative kannst du die Übungen auf einem Teppich oder einem großen Handtuch ausführen.
Wähle eine Matte aus rutschfestem Material, damit du beim Üben auf glattem Boden sicher bist. Eine qualitativ gute Trainingsmatte bekommst du für circa 25–100 EUR. Besonders hochwertig sind die Airex©-Matten.

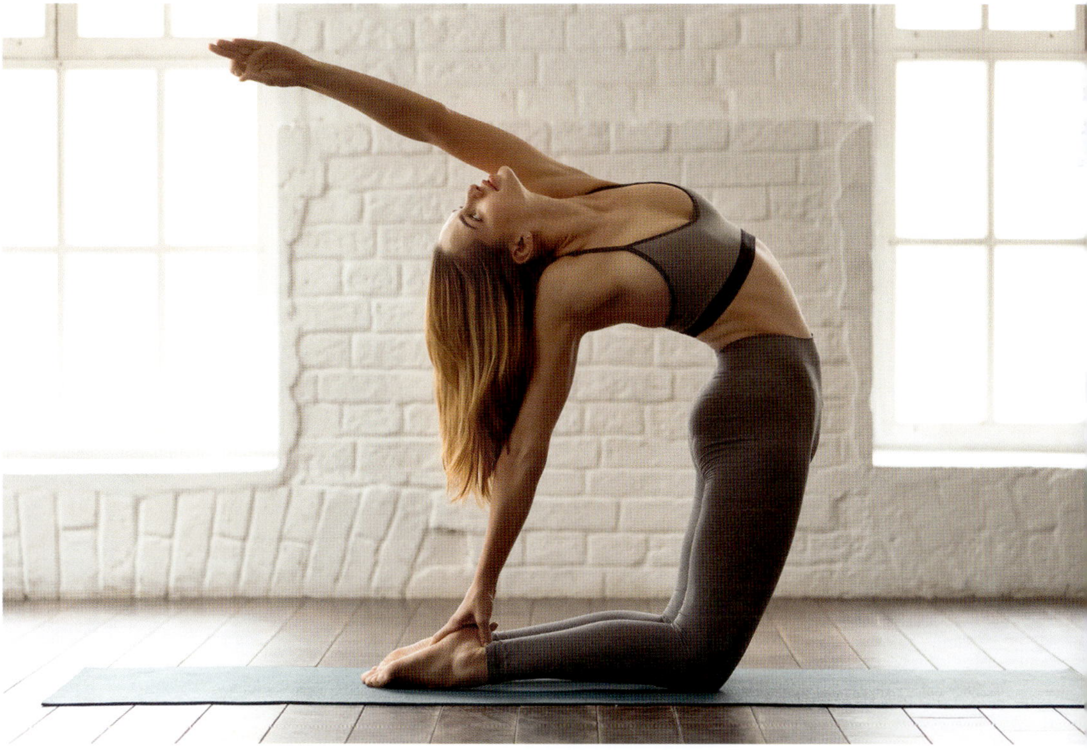

»D 25: Rücklehnen im Kniestand« auf der Yogamatte.

TEIL 2:

Zur Trainingslehre

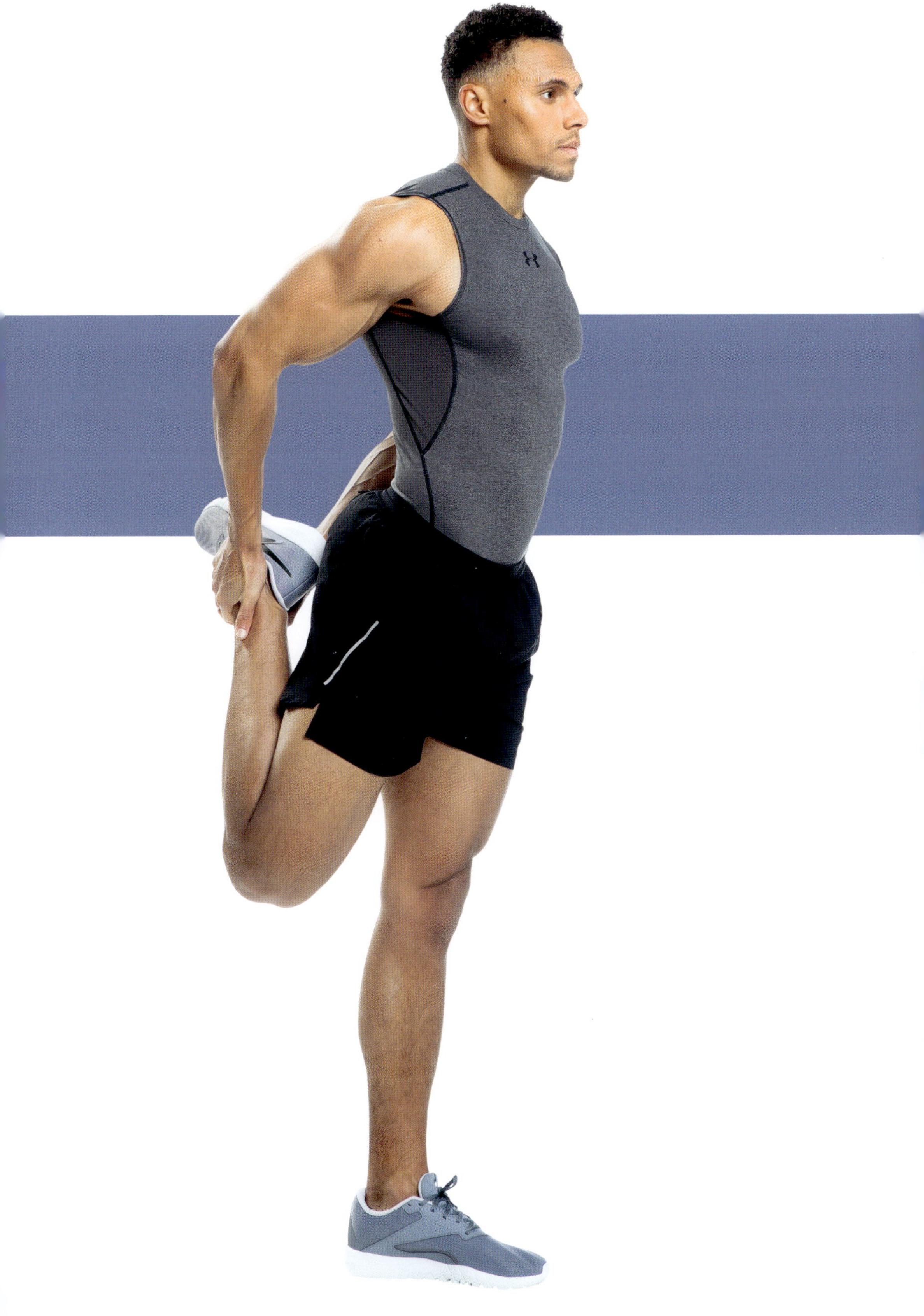

Anwendungsmöglichkeiten

Dehnen kannst du in jeder Sportart vor dem Hauptteil, um deinen Körper vorzubereiten (**Vordehnen**). Zudem empfiehlt es sich nach dem Hauptteil zu dehnen (**Nachdehnen**), um Regenerationsprozesse zu beschleunigen, Muskelverspannungen zu verhindern und sicherzustellen, dass du deine Beweglichkeit bewahrst.

Sind bei dir Muskelgruppen deutlich verkürzt, dann empfehlen sich zusätzliche Trainingseinheiten, in denen du dich ganz dem Dehnen widmest (**Dehntraining**).

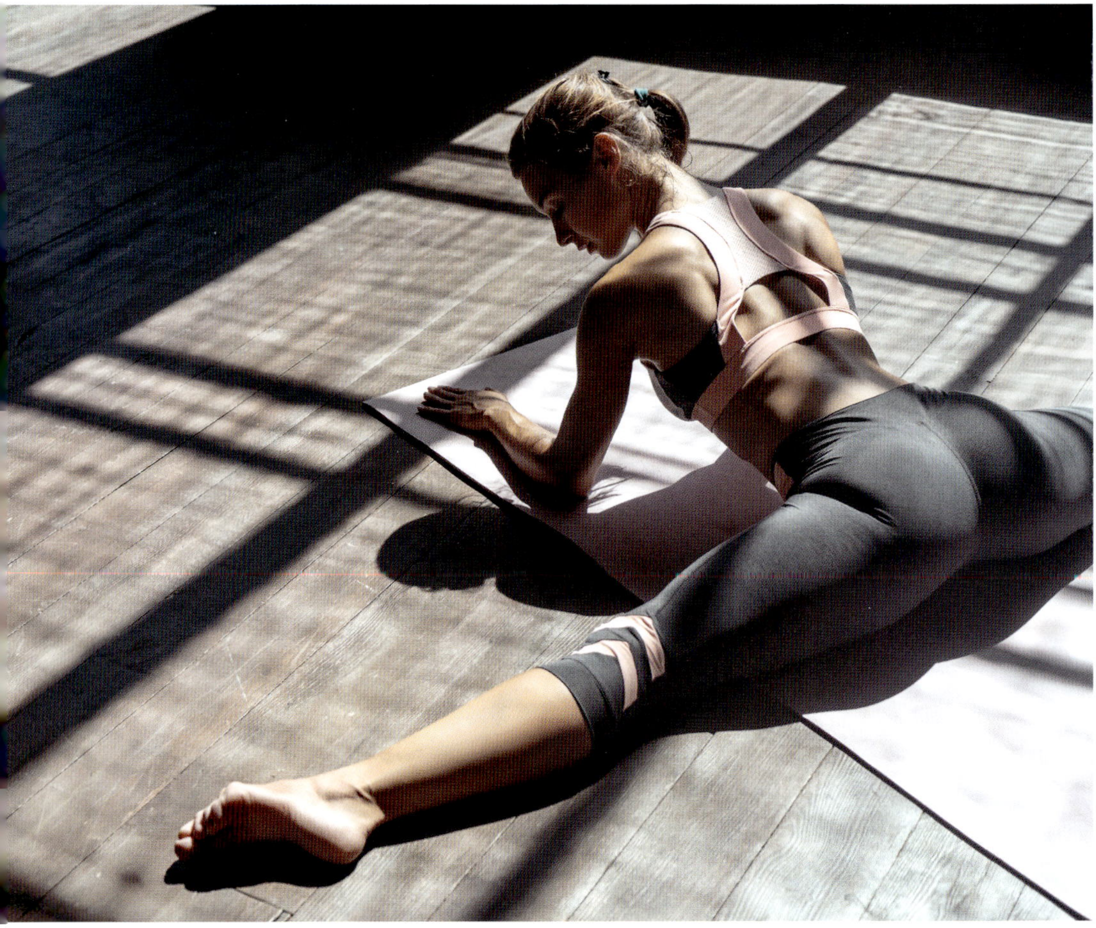

Im Dehntraining kannst du die Positionen lange halten.

Dehnen vor der Sporteinheit (Vordehnen)

Jede Sportart wird mit einem Aufwärmprogramm begonnen, das darauf abzielt, die Durchblutung des Körpers zu verbessern, die Konzentration zu erhöhen und auf die sportliche Belastung vorzubereiten. Dazu kannst du eine Aufwärmübung (z. B. Kniebeugen, langsames Laufen oder lockeres Seilspringen) für 5–10 Minuten mit gemäßigter Intensität machen.
Auch die Faszienrolle kannst du zur Trainingsvorbereitung nutzen. Dazu kannst du mehrfach zügig über verspannte Muskelbereiche rollen. Dies bewirkt eine bessere Durchblutung und löst Verklebungen in Faszien und Verspannungen in Muskelsträngen.
Du kannst Mobility- und Dehnübungen einsetzen, wobei die Übungen und die Methoden abhängig von deiner Sportart und deinen Anforderungen sind.
Außerdem erfordern einige Sportarten, insbesondere vor einem Wettkampf, ein sportartspezifisches Aufwärmen, um die erforderlichen Anforderungen erbringen zu können.

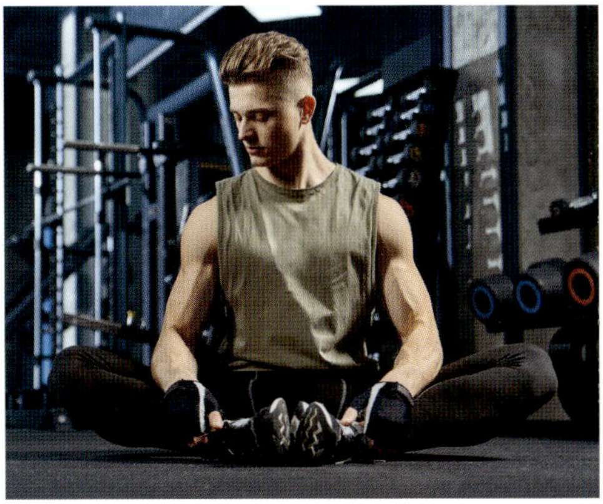

»D 42: Kniesenken im Sitz«.

INFO: Statisch oder dynamisch Dehnen?

In den letzten Jahren war es in vielen Sportarten in der Aufwärmphase üblich, ein Dehnprogramm für den ganzen Körper mit statischen Übungen auszuführen. Das Programm sollte sicherstellen, dass die Anforderungen der Sportart in der optimalen Bewegungsamplitude ausgeführt werden können, und somit sollte die Leistungsfähigkeit erhöht und die Verletzungsgefahr vermindert werden. Es hat sich mittlerweile in Untersuchungen gezeigt, dass ein ausführliches statisches Dehnprogramm vor dem Sport den Tonus der Muskulatur senkt und somit die Leistungsfähigkeit verringert. Es wurde u.a. festgestellt, dass sich die allgemeine Kraftleistungsfähigkeit sowie die Sprungkraft verringern. Einige Sportler sind nun davon überzeugt, dass im Aufwärmen vollständig auf statisches Dehnen zu verzichten ist und stattdessen Mobility- und dynamische Dehnübungen auszuführen sind, wobei allerdings Uneinigkeit bei der Auswahl der Übungen und Methoden besteht.
Es gibt jedoch zahlreiche Sportler, die dem Widersprechen, und sich fragen, warum sie Veränderungen vornehmen sollen, wenn sie sich jahrelang statisch gedehnt haben und damit die gewünschten Ziele an Verletzungsvorbeugung und Beweglichkeit erreicht haben.
Bei der Entscheidung zwischen der Dehnmethode ist zudem zu beachten, dass es zum Teil unterschiedliche Untersuchungsergebnisse gibt und vieles aus dem Beweglichkeitstraining noch nicht hinreichend erforscht ist.
Es ist wichtig, dass du ein Programm zum Aufwärmen nutzen, das die Bewegungen deiner Sportart und deine individuellen Bedürfnisse berücksichtigt. Wenn dieses Aufwärmprogramm statische Dehnübungen beinhaltet, dann achte darauf, dass du in den Dehnpositionen nicht lange verweilst. Zudem empfiehlt es sich, nach den Dehnübungen die Gelenke zu kreisen und einige schnelle Bewegungen auszuführen, um wieder leistungsbereit zu werden.

Wichtige Hinweise zum Vordehnen

Zum Vordehnen gibt es unterschiedliche Vorgehensweisen. Entscheidend dabei ist, was deinen Körper gut auf den Hauptteil der Sporteinheit vorbereitet.

• Leistungsvorbereitung

Das Dehnen in der Aufwärmphase dient vor allem zur Vorbereitung auf die sportliche Anforderung. Du kannst ein Kurzprogramm für die Muskelgruppen machen, die für die Leistungsfähigkeit in deiner Sportart entscheidend sind. Du bereitest dich auf hohe Beinbewegungen (z. B. Kicks im Kampfsport) vor, indem du die innere und die hintere Oberschenkelmuskulatur dehnst. Zudem können Waden- und Hüftdehnung dafür wichtig sein. Teste auch, ob das Abrollen mit der Hartschaumrolle dir bei der Leistungsvorbereitung hilft.

• Möglichst keine Tonussenkung

Wenn du die Dehnübungen in deinem Aufwärmprogramm statisch ausführst, sollten du die Dehnspannung nicht länger als 10 Sekunden halten. Dieses Vorgehen wird als **»Andehnen«** bezeichnet.
Untersuchungen haben gezeigt, dass es bei längerer Zeitdauer zu einer deutlichen Tonussenkung und somit zu Leistungseinbußen kommt. Grundsätzlich ist davon abzuraten, vor einer intensiven Sporteinheit gleich in welcher Sportart, lange in Dehnpositionen zu verbleiben. Nach den Dehnübungen kannst du deine Gelenke kreisen und einige schnelle Bewegungen ausführen, um wieder leistungsbereit zu sein.

• Individuelle Besonderheiten berücksichtigen

Unterschiedliche Dehnerfahrungen resultieren auch daraus, dass die individuellen Voraussetzungen und Bedürfnisse der Sportler verschieden sind.
Einige Sportler machen statische Dehnübungen, um verspannte Muskeln zu lockern. Ansonsten können sie die Sportbewegungen nicht technisch korrekt und im optimalen Bewegungsumfang ausführen. Manche Kampfsportler benötigen statische Dehnübungen für die Beinmuskulatur, bevor sie hohe Tritte machen können. Ansonsten können sie hohe Tritte nicht korrekt ausführen und es besteht Verletzungsgefahr.
Die Dehnung könnte zwar dynamisch erfolgen, einige Sportler haben sich jedoch an das Ausführen statischer Übungen gewöhnt und es fällt ihnen schwer, sich mit dynamischen Bewegungen der optimalen Dehnspannung zu nähern, ohne diese zu überschreiten. Dazu ist auch anzumerken, dass umso langsamer die Bewegungen gemäß der dynamischen Methode ausgeführt werden, desto ähnlicher werden sie der statischen Ausführung.

• Anpassung an Trainingsprogramm

Wenn du deine Beweglichkeit gezielt verbessern willst, dann führe am besten zusätzliche Trainingseinheiten aus, in denen du dich ganz dem Dehnen widmest (Dehntraining). Dies erfordert allerdings, dass du die wöchentliche Anzahl der Trainingseinheiten erhöhst. Wenn du für weitere Einheiten nicht die benötigte Zeit und/oder die Motivation hast, dann kannst du am Ende des Trainings noch einige statisch ausgeführte Dehnübungen ergänzen, wobei du dich auf die Muskelgruppen konzentrierst, bei denen du eine Beweglichkeitsverbesserung anstrebst.

Dehnen nach dem Hauptteil (Nachdehnen)

Beim Nachdehnen wird unterschieden: das Dehnen zur Leistungsverbesserung sowie das Dehnen als Abschluss der Sporteinheit, welches der Förderung der Regeneration und dem Erhalt der Beweglichkeit dient.

• Dehnen zur Leistungsverbesserung

Nach dem Hauptteil der Sportart (z. B. Fußball, Kampfsport und Fitnesstraining) kannst du einige Übungen zur gezielten Verbesserung der Beweglichkeit ausführen. Dehne dich dazu im noch aufgewärmten Zustand, wobei du dich am besten auf 1–2 Muskelgruppen konzentrierst. Dies ist davon abhängig, wie anstrengend du den Hauptteil wahrgenommen hast. Im Vereinstraining werden in diesem Trainingsabschnitt oft Partnerübungen ausgeführt.
Mache die Übungen nach den hier vorgestellten Dehnmethoden. Die Erfahrungen bezüglich der Effektivität der Methoden in dieser Trainingsphase sind unterschiedlich. Teste und nutze die Methode, mit der du die besten Dehnresultate ohne eine Überforderung des Körpers erreichst. Grundsätzlich solltest du nicht sehr lange in der Dehnposition bleiben, da ansonsten negative Effekte für die Durchblutung der Muskulatur und somit für den Abtransport der Stoffwechsel-Endprodukte festzustellen sind.
Nach einem sehr intensiven Hauptteil solltest du allerdings auf das Ausführen von Dehnübungen zur Leistungsverbesserung verzichten. Dies folgt daraus, dass der Körper dann zu Krämpfen neigt und somit Verletzungsgefahr besteht.

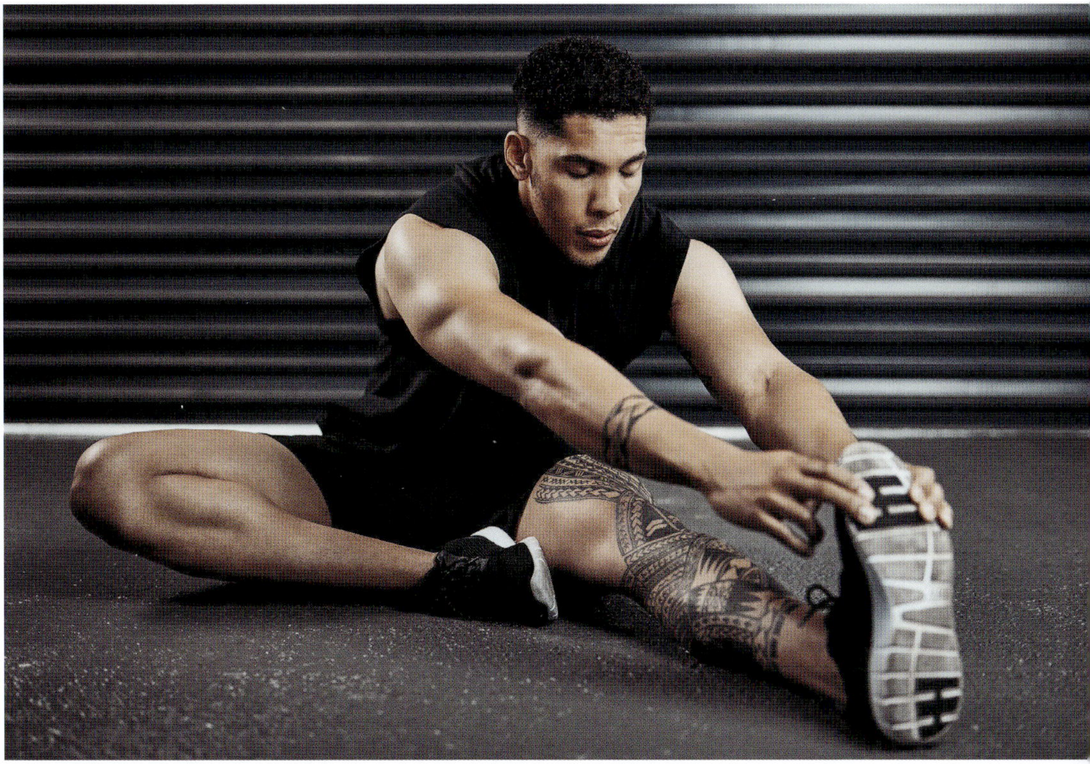

Dehne regelmäßig, um eine gute Beweglichkeit zu entwickeln und zu bewahren.

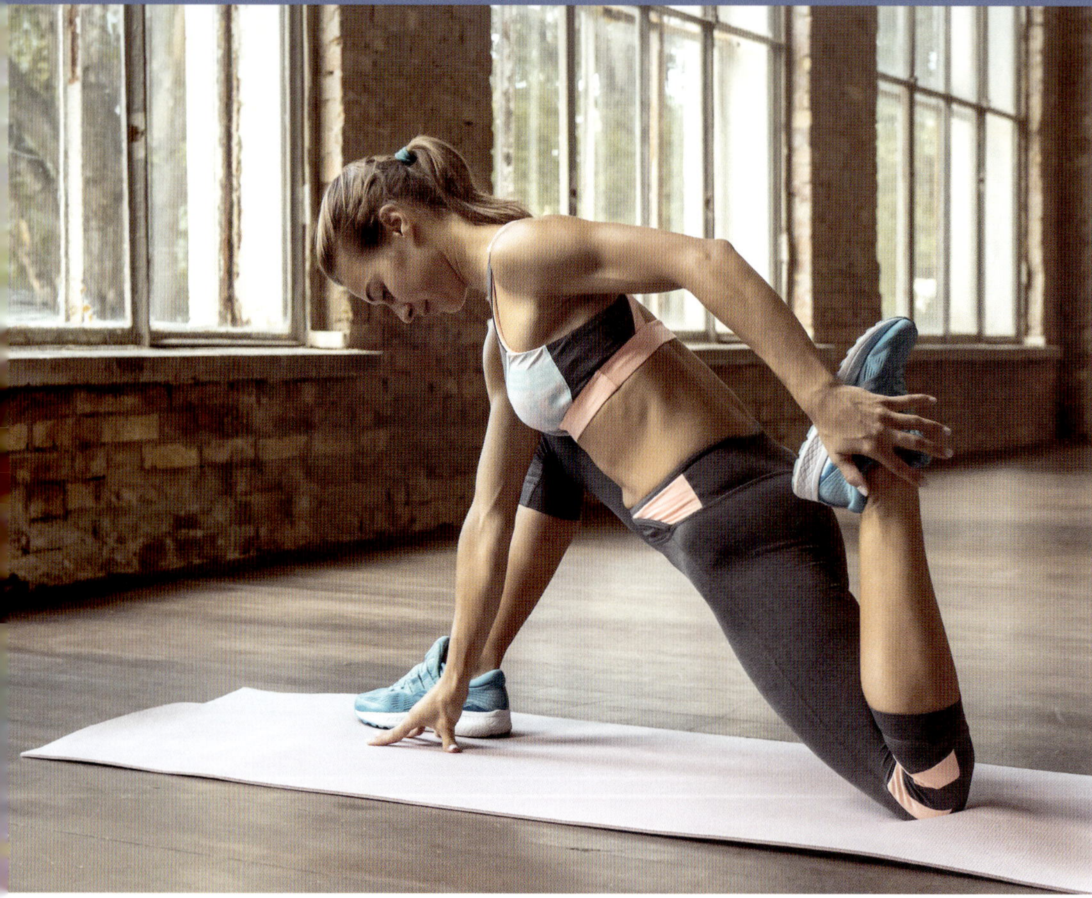

»D 31: Hüftsenken und rückwärtiges Fersenanziehen«.

• Dehnen als Trainingsabschluss

Hast du intensiv trainiert, dann kannst du eine Übung (z. B. langsames Laufen) mit geringer und gleichmäßiger Intensität für circa 5 Minuten durchführen; viele Sportler verzichten jedoch darauf.

Du kannst stark belastete und verspannte Muskeln mit der Hartschaumrolle abrollen, was aber auch nicht zwingend ist. Das Abrollen hilft, die Regenerationsprozesse zu beschleunigen.

Du solltest verspannte sowie zur Verkürzung neigende Muskelgruppen statisch dehnen. Dies verhindert nicht nur, dass sich langfristig Muskelverkürzungen entwickeln können, sondern beschleunigt auch die Regenerationsprozesse.

Viele Sportler berichten, dass sie sich nach Abrollen und Dehnen wohler fühlen und sich die Muskulatur deutlich entspannt.

Vermeide beim abschließenden Dehnen intensive Dehnpositionen ebenso wie sehr langes Halten. Als wichtige Bereiche für das Nachdehnen lassen sich insbesondere die Nacken-, die Brust-, die Schulter-, die Waden- sowie und die vordere, die hintere und die innere Oberschenkelmuskulatur anführen.

Wenn du das Training als sehr intensiv wahrgenommen hast und dich zu müde für das Dehnen fühlst, dann kannst du die Dehnübungen 1–2 Stunden später ausführen; gleiches gilt für das Abrollen.

Dehnen als Haupttrainingszweck (Dehntraining)

Du kannst eigenständige Trainingseinheiten zur gezielten Verbesserung der Beweglichkeit ausführen. Mit dem Dehntraining entwickelst du ein besseres Muskelgefühl und kannst Muskelverkürzungen beseitigen, die sich durch häufig ausgeführte einseitige Tätigkeit und/ oder nach einer Verletzung entwickelt haben. Einige Sportarten erfordern eine gute Beweglichkeit bestimmter Muskelgruppen, auf die du im eigenständigen Dehnen hintrainieren kannst. Du musst jedoch keine extremen Dehnpositionen (z. B. Spagat) einnehmen können, wenn eine solche Position die in deiner Sportart notwendige Beweglichkeit deutlich überschreitet. Es ist zu bedenken, dass eine zu große Beweglichkeit die Verletzungsanfälligkeit sogar erhöhen kann. Auch das spezielle Dehntraining beginnst du mit einer Aufwärmübung, die du für circa 5–10 Minuten mit gemäßigter Intensität ausführst. Mit einem aufgewärmten Körper lassen sich zügig intensive Dehnpositionen einnehmen. Im Hauptteil des Trainings widmest du dich dem Dehnen, wozu du alle Muskelgruppen dehnst, die Schwachstellen beziehungsweise Trainingsschwerpunkte besonders intensiv.
Im Dehntraining kannst du alle Dehnmethoden zur Verwirklichung deiner Trainingsziele einsetzen. Dehne die Muskelgruppen intensiv und halte dazu Dehnpositionen für 20–60 Sekunden, gegebenenfalls auch länger. Vermeide es, im Schmerzbereich zu trainieren. Du erreichst damit deutliche Erfolge, wenn du dich mindestens 2-mal wöchentlich intensiv dehnst.
Du kannst das Dehntraining mit einer Abwärmübung mit geringer Intensität beenden, was aber nicht zwingend ist. Plane für das vollständige Dehntraining einschließlich Auf- und Abwärmphase eine Dauer circa 60–90 Minuten ein.

INFO: Dehntraining

- Nutze im Dehntraining ein Programm, das alle für das Beweglichkeitstraining wichtigen Muskelgruppen umfasst. Widme dich deinen Schwachstellen besonders umfangreich.
- Dehne dich intensiv, denn nur Dehnungen an der persönlichen Dehngrenze führen zu einer besseren Beweglichkeit. Bei Schmerzen musst du allerdings die Dehnposition vorsichtig verlassen.
- Du kannst alle im Buch vorgestellten Methoden beim Dehntraining einsetzen. Variables Training führt zu den besten Ergebnissen.

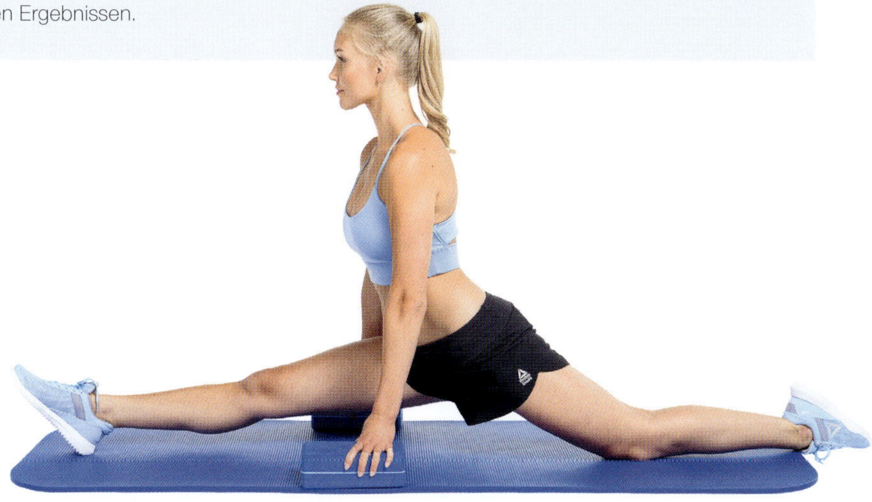

»D 41: Vorwärtsspagat«.

Dehnmethoden

Beim Dehnen wird zwischen statischen und dynamischen Methoden unterschieden. Hier werden 2 statische Dehnmethoden vorgestellt, die sich in Sport und Alltag sehr bewährt haben und von vielen Sportlern erfolgreich genutzt werden.
Einsteiger sollten zuerst nach der Methode »Entspannen – Erweitern« trainieren, da diese einfacher auszuführen ist. Nach einigen Übungswochen können sie auch die Methode »Anspannen – Entspannen – Erweitern« nutzen. Ergänzend können Fortgeschrittene die Methoden »Dynamisches Dehnen« und »Schwungbewegungen« im Training integrieren.

INFO: Auswahl der Dehnmethode

Das Dehnen gehört zu den strittigsten Bereichen im Sport, wobei insbesondere die Effektivität und der Einsatz der Dehnmethoden diskutiert werden. Viele Thesen sind nicht mit Sicherheit belegt und werden es aufgrund der Schwierigkeiten einer Überprüfung voraussichtlich nie sein. Deshalb kannst nur du mit deinem Körpergefühl entscheiden, wie du dich in der jeweiligen Situation am besten dehnst. Manchmal wird die Empfehlung gegeben, keine statischen Dehnungen vor dem Sport und Fitnesstraining auszuführen. Wenn du jedoch bisher erfolgreich statisch in deinem Aufwärmprogramm gedehnt hast und von diesem Vorgehen überzeugt bist, dann hat eine Änderung wenig Sinn. Ist beispielsweise ein Kampfsportler davon überzeugt, dass er bei einem hohen Tritt ohne vorheriges statisches Dehnen der Beinmuskulatur eine Verletzung riskiert, dann ist es nicht sinnvoll, dass er sein Dehnen in der Aufwärmphase verändert.
Du musst von den ausgeführten Übungen und Methoden überzeugt sein. Teste die anderen Dehnmethoden hin und wieder und integriere diese, wenn du positive Effekte für dein Dehnen feststellst.

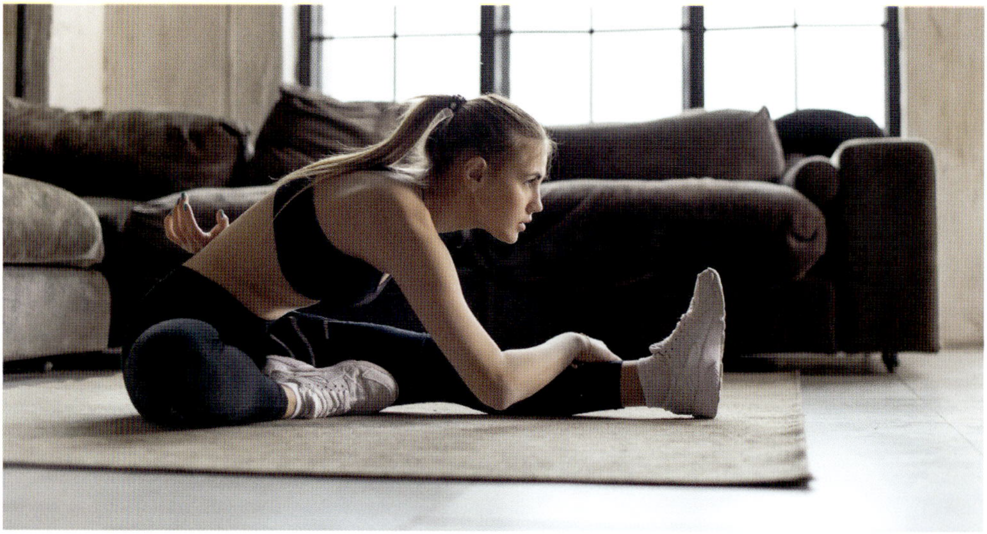

Konzentriere dich auf die Dehnung und entspanne den Zielbereich.

Statisches Dehnen

Unter statischem Dehnen wird das Halten einer Dehnposition über eine bestimmte Zeitspanne hinweg verstanden. Diese Form des Dehnens ist vor allem unter dem Begriff »Stretching« bekannt. Die heute übliche Ausprägungsform des Stretchings wird in diesem Buch unter dem Namen »Entspannen – Erweitern« vorgestellt. Bei dieser Dehnmethode bringst du deinen Körper in eine Position, in der du einen leichten Dehnreiz spürst. In der Position bleibst du dann einige Sekunden, wodurch sich der Dehnreiz verringert und du anschließend die Position erweitern kannst. Mit dem statischen Dehnen beseitigst du Bewegungseinschränkungen, die durch Muskelverspannungen hervorgerufen werden und erweiterst mittelfristig deinen möglichen Bewegungsumfang (Seite 33).

»Anspannen – Entspannen – Erweitern« (AEE) als Sonderform

Die PNF-Methode (propriodeptive neuromuscular facilitation) ist eine Sonderform des statischen Dehnens, da das Stretching mit einer vorherigen Anspannung kombiniert wird. Von dieser Methode bestehen zahlreiche unterschiedliche Ausprägungsformen. Eine besonders effektive Variante wird in diesem Buch unter dem Namen »Anspannen – Entspannen – Erweitern« vorgestellt. Mit dieser Dehnmethode lassen sich besonders gut Verkürzungen und Verspannungen von Muskeln beseitigen. Sportler nutzen die Methode häufig zur gezielten Beweglichkeitsverbesserung.
Auch bei dieser Methode nimmst du eine Position ein, in der du einen leichten Dehnreiz spürst. Nun spannst du die Muskelgruppe entgegen der Bewegungsrichtung einige Sekunden an, dann entspannst du sie und erweiterst schließlich die Position (Seite 34–35).

Dynamisches Dehnen

Das dynamische Dehnen stellt das behutsame, rhythmische Bewegen (Federn) bis in eine Position mit spürbarer Dehnspannung dar, die dann sofort wieder verlassen wird.
Du bereitest dadurch deinen Körper vor, Bewegungen in großem Bewegungsumfang durchzuführen. Du solltest vor dem Ausführen des dynamischen Dehnens den Körper erwärmen, da die Methode mit dem Risiko verbunden ist, über den Dehnreiz hinaus zu trainieren und sich somit zu verletzen. Die Methode wird eher von Fortgeschrittenen genutzt, die bereits eine gute Körperwahrnehmung entwickelt haben.
Beim dynamischen Dehnen führst du eine Übung so aus, dass du erst eine leichte Vorspannung einnimmst und aus dieser Position heraus das Federn 5–10-mal wiederholst, wobei du den Bewegungsumfang bei den Wiederholungen behutsam vergrößerst. Im Anschluss daran lockerst du die aktivierte Muskulatur (Seite 36–37).
Bei einer Variante des dynamischen Dehnens werden Schwungübungen ausgeführt. Diese Schwünge werden jeweils üblicherweise 5–10-mal durchgeführt. Du schwingst beispielsweise ein Bein gestreckt nach oben, wobei du bei jeder Wiederholung das Bein etwas höher führst. Zudem kannst du die Geschwindigkeit der Schwünge kontinuierlich erhöhen (Seite 38–40).

Vergleich der Dehnmethoden

Das statische Dehnen nach der Methode »Entspannen – Erweitern« ist einfach zu erlernen und wird deshalb zumeist von Einsteigern genutzt. Fortgeschrittene wenden diese Methode vorrangig zum Entspannen an. Das statische Dehnen führt zu einer eingeschränkten Muskeldurchblutung, weshalb es sich im Aufwärmprogramm nur als kurzes »Andehnen« eignet. Für das Abwärmen und im Dehntraining ist das statische Dehnen umfangreich einsetzbar.

Das Dehnen gemäß der Methode »Anspannen – Entspannen – Erweitern« ist für das Aufwärmen besser geeignet als das statische Dehnen ohne Anspannen, da die Muskeldurchblutung weniger stark unterbrochen wird. Stellt das Dehnen den Trainingshauptteil dar, dann führt diese Dehnmethode sogar zu den besten Ergebnissen. Allerdings setzt diese Methode zumindest etwas Dehnerfahrung voraus sowie vollständige Konzentration auf die gedehnte Muskulatur.

»Dynamisches Dehnen« führt zu einer verbesserten Durchblutung der gedehnten Muskulatur, weshalb sich die Methode gut für das Aufwärmen eignet. Diese Methode erfordert ein gut entwickeltes Körpergefühl, um die optimale Dehnposition nicht zu überschreiten. Sie wird deshalb üblicherweise von Fortgeschrittenen eingesetzt.

Die Dehnposition wird beim dynamischen Dehnen nur kurzzeitig eingenommen, sodass nur eine kurzzeitige Reizsetzung erfolgt. Im gezielten Beweglichkeitstraining sind längere Reizsetzungen notwendig, weshalb dabei vorrangig die beiden statischen Methoden genutzt werden und die dynamische Dehnmethode ergänzend eingesetzt wird.

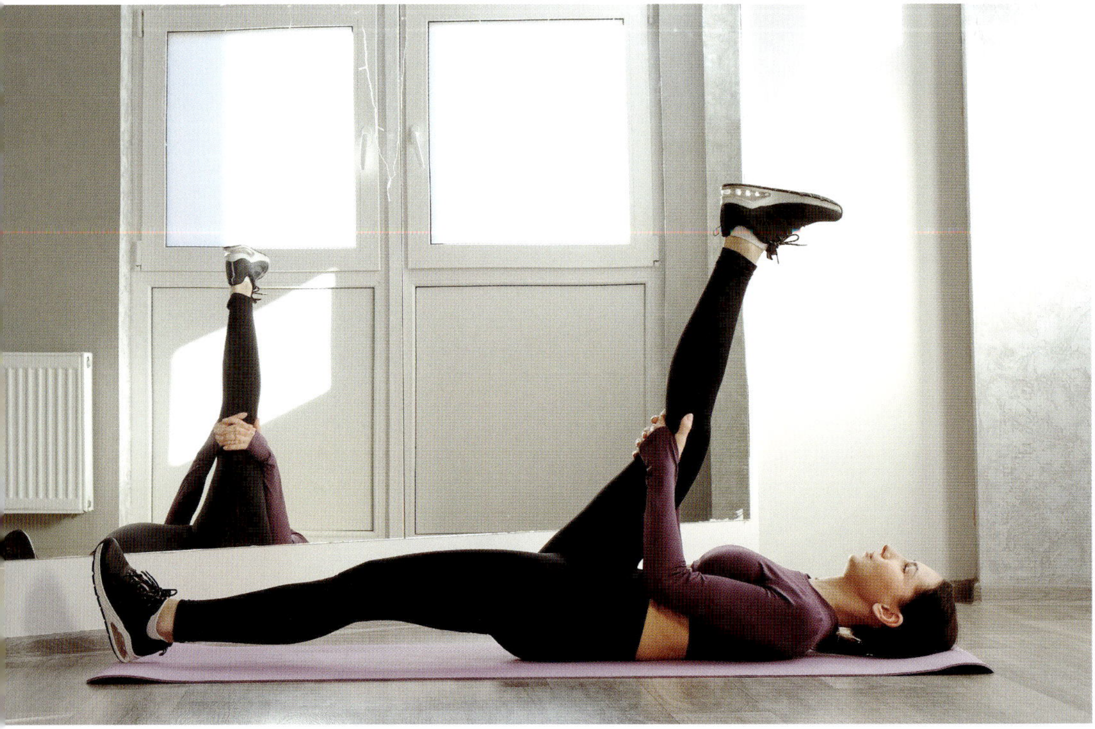

Die Übung »D 35: Gestrecktes Beinanziehen in der Rückenlage« lässt sich mit allen Dehnmethoden wirkungsvoll ausführen.

METHODE 1
»Entspannen – Erweitern«

(Leichtes und fortschreitendes Dehnen)

In der **ersten Dehnphase** nimmst du vorsichtig eine Position ein, in der du den Dehnreiz leicht spürst. Halte diese Position, entspanne bewusst die Muskeln und atme gleichmäßig weiter. Halte diese Stellung etwa 20 Sekunden, wobei du lautlos auf 7 Atemzüge zählen kannst. Mit fortschreitender Dehnerfahrung orientierst du dich an dem eigenen Körperempfinden und nicht mehr an der Zeitdauer. Die Dehnspannung sollte nach kurzer Zeit etwas nachlassen. Auch wenn du das nicht spürst, solltest du dich in der Position wohlfühlen und entspannen können. Ist dies nicht der Fall, dann musst du etwas nachgeben und die Spannung verringern.
In der **zweiten Dehnphase** erweiterst du die Position, bis du einen erneuten Dehnreiz spürst. Halte diese Position für etwa 20 Sekunden. Auch die erweitere Position musst du als angenehm empfinden, ansonsten musst du sie verringern. Du kannst dieses Vorgehen wiederholen, die mögliche Dehnerweiterung wird dabei immer geringer, bis nahezu keine mehr erkennbar ist. Nach der Dehnung bewegst du dich vorsichtig aus der Dehnposition heraus. Dehnst du dich allerdings beim **Aufwärmen**, dann halte die Dehnposition nur etwa 10 Sekunden/3 Atemzüge (»Andehnen«) und erweitere die Position nicht mehr, um eine Verringerung des Muskeltonus und somit eine Reduktion der Leistungsfähigkeit zu vermeiden.

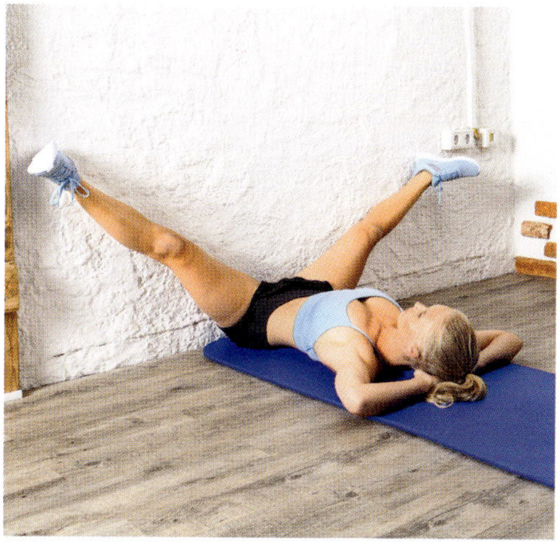

Entspanne dich und atme gleichmäßig, während du dich in der Dehnposition befindest.

So geht's

Für einen Atemzug wird eine Dauer von etwa 3 Sekunden angenommen.

- Bringe den Muskel langsam in eine Position, in der du einen leichten Dehnreiz spürst.
- Halte ihn circa 20 Sekunden (7 Atemzüge) in dieser Stellung (**erste Dehnphase**).
  Beim Aufwärmen (»Andehnen«) erfolgt die Dehnung maximal 10 Sekunden.
- Erweitere die Dehnposition, bis du eine erneute Spannung spürst. Halte diese Position circa 20 Sekunden (**zweite Dehnphase**).
  Beim Aufwärmen kann auf die zweite Dehnphase verzichtet werden.
- Löse dich vorsichtig aus der Dehnung.

»Andehnen«

Wenn du dich in der Aufwärmphase statisch dehnst, solltest du die Dehnposition nicht länger als 10 Sekunden halten (3 Atemzüge), was als »Andehnen« bezeichnet wird. Zudem ist es dann nicht notwendig, eine zweite Dehnphase auszuführen.

METHODE 2 »Anspannen – Entspannen – Erweitern«

In der **ersten Dehnphase** bewegst du dich langsam in eine Position, in der du einen leichten Dehnreiz spürst. Dann spannst du die zu dehnende Muskulatur mit mittlerer Intensität gegen einen Widerstand, ohne dabei die Position zu verändern. Als Widerstand kannst du eine Wand, eine Stange, den Boden oder den Trainingspartner nutzen. Du kannst die Spannung alternativ gegen einen imaginären Widerstand aufbauen. Halte die Spannung mit mittlerer Intensität für etwa 6 Sekunden (2 Atemzüge). Von kürzeren Anspannungen mit voller Intensität ist abzuraten, da daraus eine erhöhte Verletzungsgefahr resultiert. Nun entspannst du die aktivierte Muskulatur für etwa 3 Sekunden (1 Atemzug), ohne die Position zu verlassen.
In der **zweiten Dehnphase** intensivierst du die Position, bis du wieder einen leichten Dehnreiz spürst, und wiederholst das »Anspannen, Entspannen und Erweitern«. Halte kurz diese Stellung, bevor du den Muskel wieder anspannst und entspannst und schließlich die Position erweiterst.
Beim Aufwärmen kannst du die Dehnposition einmal intensivieren, in der Abwärmphase sowie im Dehntraining kannst du das mehrfach ausführen. Du wirst feststellen, dass bei jedem Durchgang die mögliche Erweiterung der Position geringer wird.
Grundsätzlich wird angenommen, dass umso intensiver und länger die Dehnspannung erfolgt, desto größer die Entspannung und effektiver die nachfolgende Dehnung ist.

So geht's

Für einen Atemzug wird eine Dauer von etwa 3 Sekunden angenommen.

- Bringe den Muskel langsam in eine Position, in der du einen leichten Dehnreiz spürst.
- Spanne den zu dehnenden Muskel etwa 6 Sekunden (2 Atemzüge) mit mittlerer Intensität gegen einen realen oder imaginären Widerstand, ohne die Gelenkstellung zu verändern (**erste Dehnphase**).
- Entspanne den Muskel für etwa 3 Sekunden (1 Atemzug), ohne die Position zu verlassen.
- Erweitere die Dehnposition, bis du einen erneuten Reiz spürst und halte diese Position für wenige Sekunden (**zweite Dehnphase**).
- Führe erneut die erste Dehnphase aus.
- Löse dich vorsichtig aus der Dehnung.

Anspannen der Muskelgruppe
Fühle genau, wo genau der Dehnreiz erfolgt. Nun spannst du die gereizte Muskelgruppe an. Überlege dir, wie du die gedehnte Muskelgruppe erreichst. Oft gelingt dies entgegen der Richtung, in welcher du deinen Körper bewegst. Eine tatsächliche Bewegung des Gelenks erfolgt nicht. Wenn du stattdessen beim Anspannen den Körper in die Richtung der Ausgangsposition zurückbewegst, ist es anschließend nicht möglich, eine Erweiterung der Dehnposition vorzunehmen.

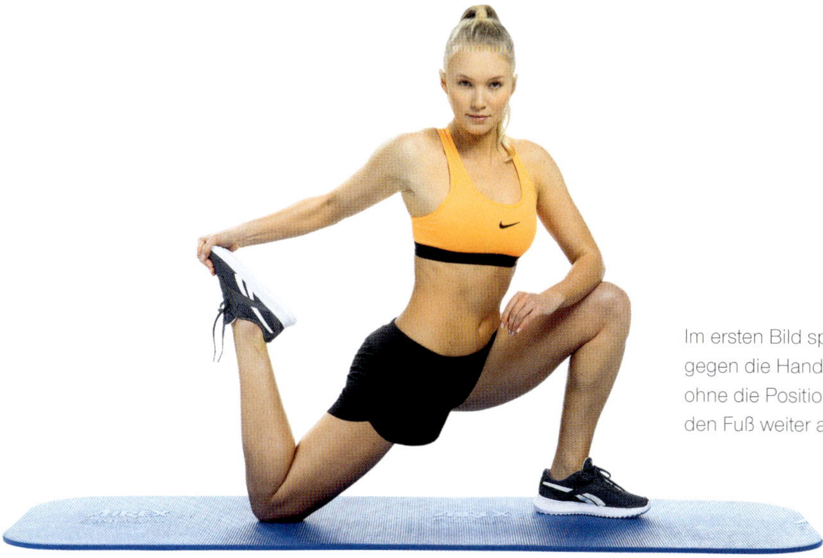

Im ersten Bild spannst du den Unterschenkel gegen die Hand. Dann entspannst du kurz, ohne die Position zu verlassen. Nun ziehst du den Fuß weiter an.

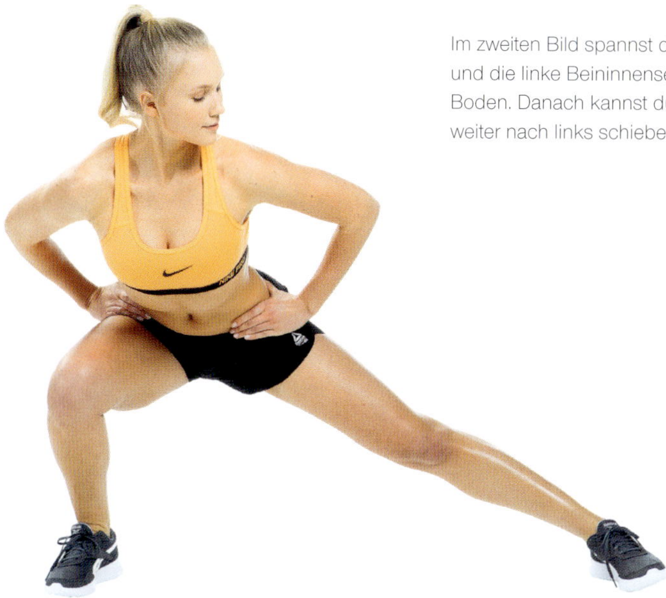

Im zweiten Bild spannst du den linken Fuß und die linke Beininnenseite in Richtung Boden. Danach kannst du den linken Fuß weiter nach links schieben.

INFO: Für Fortgeschrittene

Wenn du bereits seit einiger Zeit diese Dehnmethode nutzt und dich in einem Leistungsplateau befinden solltest oder wenn du deine Dehnfortschritte forcieren willst, dann kannst du die Anspannungsphase intensivieren. Dazu spannst du den Muskel mit voller Intensität 10–20 Sekunden an. Beachte, dass du die vollständige Spannung über einige Sekunden hinweg aufbauen musst, um das Verletzungsrisiko minimal zu halten. Bei dieser Variante kannst du die Entspannungsphase auf 3–5 Sekunden verlängern. Danach erfolgt die Positionserweiterung.

METHODE 3
»Dynamisches Dehnen«

Alternativ zu den vorherigen Methoden können Fortgeschrittene auch einige der im Buch vorgestellten Dehnübungen mit der Methode »Dynamisches Dehnen« ausführen. Nutze das dynamische Dehnen, um deinen Körper auf Bewegungen mit großer Amplitude vorzubereiten. Du solltest vor dem Ausführen von dynamischen Dehnungen deinen Körper zuerst erwärmen, da die Methode mit dem Risiko verbunden ist, über einen leichten Dehnreiz hinaus zu federn und sich somit zu verletzen. Die Methode wird deshalb vorwiegend von Fortgeschrittenen genutzt, die bereits eine gute Körperwahrnehmung entwickelt haben.

Nimm zuerst eine Position mit geringer Vorspannung ein. Führe behutsame rhythmische Bewegungen bis in eine Position mit spürbarer Dehnspannung aus, die du sofort wieder verlässt. Das Federn wiederholst du 5–10-mal, wobei du den Bewegungsumfang behutsam vergrößerst. Im Anschluss daran lockerst du die aktivierte Muskulatur. Manche Sportler führen dieses rhythmische Federn mit so kleinem Umfang aus, dass die Bewegungen kaum zu erkennen sind.

So geht's

- Beginnend aus einer leichten Vorspannung vollziehst du kleine federnde Bewegungen in eine tiefere Dehnposition hinein und wieder in die Anfangsposition zurück.
- Führe 5–10 federnde Bewegungen aus, wobei du versuchst, die Dehnposition zu erweitern, bis du deinen möglichen Bewegungsumfang erreicht hast.
- Löse dich vorsichtig aus der Dehnung.

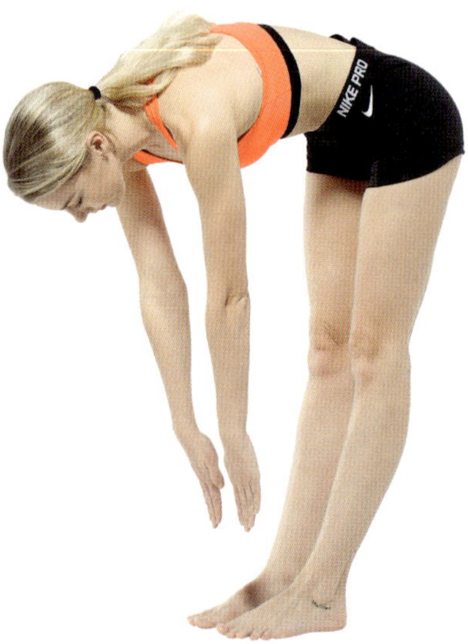

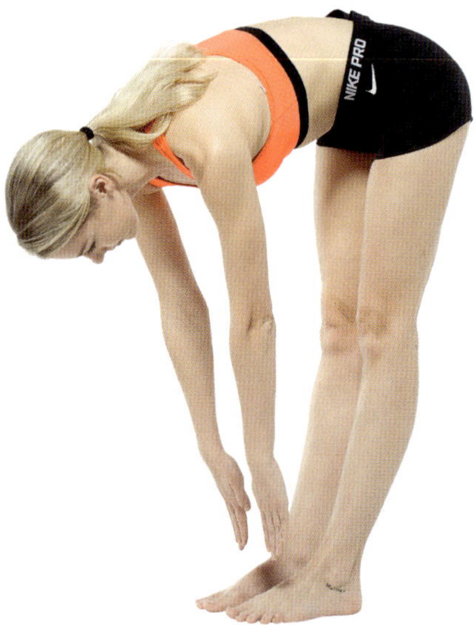

Aus der Anfangsposition mit leichter Vorspannung federst du vorsichtig in eine tiefere Dehnposition hinein.

Variante für isolierte dynamische Dehnung

Als Trainingsvariante kannst du für manche Muskelgruppen, die sich einseitig dehnen lassen, eine isolierte dynamische Dehnung ausführen. Gut funktioniert es für große Muskelgruppen, wenn du dich vollständig auf den Muskel konzentrieren kannst, wozu eine stabile Körperposition benötigt wird.
Diese Variante ist auch mit einem Partner möglich, vorausgesetzt, dass er erfahren ist, behutsam vorgeht und umgehend auf deine Stoppsignale reagiert.

Die Dehnmethode eignet sich z. B. für folgende Übungen gut:
»D 37: Gestrecktes Beinanziehen in Rückenlage«. Befestige ein Seil, Band oder Gürtel um den Fuß. Ziehe das Bein gerade hoch.
»D 12: Armschieben hinter dem Kopf nach unten« oder Arm hinter dem Rücken von unten hochziehen. Nimm ein Seil/Tuch in die Hände und ziehe daran.
»D 30: Rückwärtiges Fersenanziehen in Bauchlage«. Befestige Seil/Tuch um den Fuß und ziehe den Fuß heran.

So geht's

- Nimm eine stabile Ausgangsposition ein, in der du den Muskel entspannen kannst, der Gegenmuskel wird aktiviert. Sichere die Position z. B. mit Seil, Band oder Yoga-Gürtel.
- Atme aus und ziehe das Körperteil in die Dehnung hinein, der gedehnte Muskel bleibt entspannt. Über die Dauer der Ausatmung bleibst du in der Dehnung.
- Beim Einatmen bewegst du dich in die Anfangsposition zurück, und beim folgenden Ausatmen bewegst du dich wieder in die Dehnung hinein, und zwar in eine etwas tiefere Position. Fahre so lange entsprechend fort, bis du keinen Fortschritt mehr erkennen kannst.

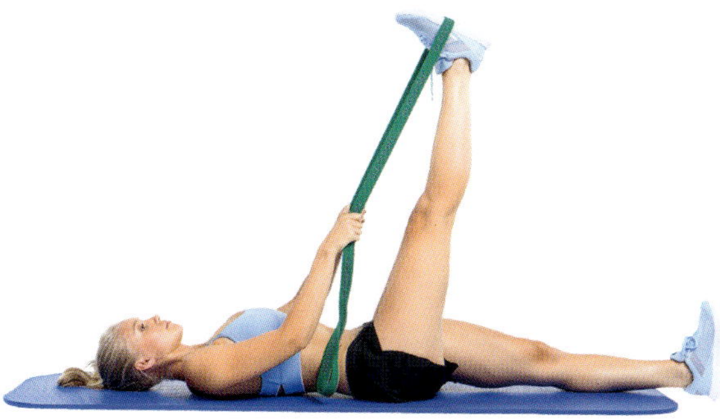

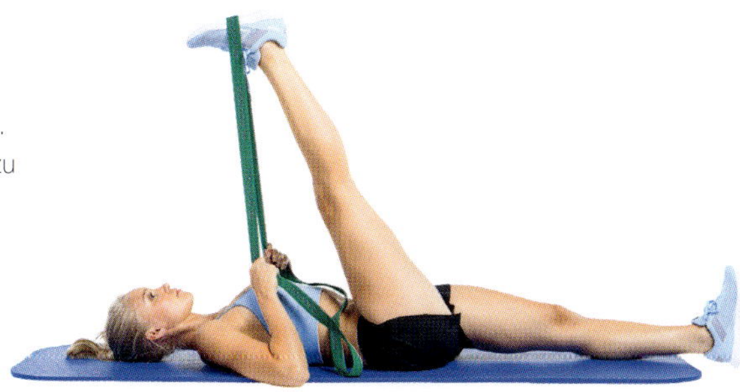

»D 37: Gestrecktes Beinanziehen in Rückenlage«. Versuche die Position bei den Wiederholungen zu steigern.

METHODE 4
»Schwungbewegungen«

Als Variante des dynamischen Dehnens werden von einigen Sportlern Schwungbewegungen in das Aufwärmprogramm integriert. Manche Sportler führen nach dem Erwärmen des Körpers ausschließlich Schwungbewegungen aus. Einsteiger sollten jedoch zuvor andere Dehnübungen ausführen, da die Gefahr besteht, die Schwungbewegung mit zu großem Radius auszuführen und sich dabei zu verletzen.

Die Schwungübungen können mit den Armen und den Beinen durchgeführt werden. Du schwingst beispielsweise das gestreckt gehaltene Bein vom Boden nach oben, die Muskulatur ist dabei möglichst locker. Wiederhole die Schwünge 5–10-mal, wobei du die Höhe und die Geschwindigkeit erhöhst. Sobald du dein Bewegungsmaximum erreichst, kannst du zur nächsten Übung übergehen.

So geht's

- Schwinge ein Körperteil in eine leichte Dehnspannung hinein.
- Führe 5–10 Wiederholungen aus, wobei du versuchst, den Bewegungsumfang kontinuierlich zu erweitern, bis du deine maximale Spannweite erreicht hast.
- Gehe zur nächsten Schwungübung über.

Schwungbewegungen für den Oberkörper

Du kannst **Armschwünge** seitlich nach außen, sowie nach oben und unten ausführen. Auch kannst du seitliche Armschwünge mit Rumpfdrehung und/oder Kniebeuge verbinden. Hier sind beispielhaft Schwungbewegung gezeigt. Nutze aus den Möglichkeiten, was sich für dein Training eignet.

• Armschwünge seitlich

Im aufrechten Stand streckst du die Arme seitlich nach außen. Bewege die Arme erst gleichzeitig nach vorn und schwinge sie dann nach außen zurück. Die Arme bleiben dabei etwa in horizontaler Position.

Du kannst die Arme auch diagonal nach oben und unten schwingen.

• Körperdrehen diagonal

Aus dem aufrechten Stand streckst du die Arme nach vorn, die Hände können sich dabei fassen. Bewege den Oberkörper nach links unten und von dort nach rechts oben und dann wieder nach links unten zurück, wobei du die Arme locker mitschwingst. Führe jede Wiederholung mit etwas größerem Umfang aus.

Nachdem du einige Wiederholungen vollzogen hast, machst du Körperdrehungen von rechts unten nach links oben.

• Armschwingen mit Körperstrecken

Aus dem aufrechten Stand (A) gehst du in die Kniebeuge und schwingst dabei die Arme nach hinten mit (B). Dann schwingst du die Arme nach oben und streckst dabei den Körper hoch (C). Danach bewegst du dich wieder nach unten, um die Übung zu wiederholen.

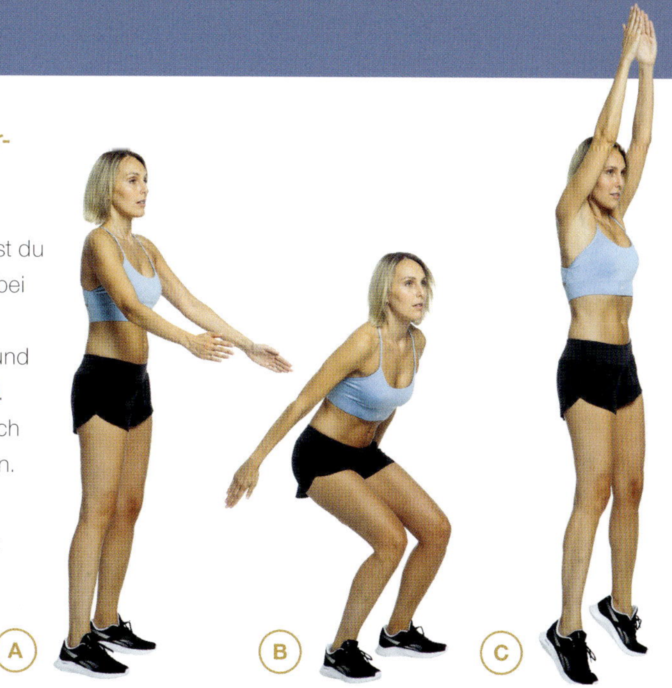

Armschwingen mit Körperstrecken

Schwungbewegungen für die Beine

Du kannst die **Beinschwünge** nach vorn, zur Seite und nach hinten ausführen. Dabei kannst du dich an einer Stuhllehne festhalten, um das Gleichgewicht besser halten zu können, was aber nicht zwingend ist. Zudem kannst du Kreisbewegungen mit dem Bein von innen nach außen sowie von außen nach innen ausführen. Wähle aus den folgenden Übungen solche, die sich für dein Training eignen.

• Gestrecktes Beinschwingen nach vorn

Aus dem aufrechten Stand stellst du einen Fuß vor und schwingst das gestreckt gehaltene Übungsbein von hinten nach vorn oben. Du kannst dabei einen Arm als Ziel vorhalten (A)–(B). Du kannst kurz hinten mit dem Fuß auftippen, was aber nicht zwingend ist. Wiederhole mehrfach den Schwung, wobei du die Höhe steigerst. Anschließend übst du mit dem anderen Bein.

Beinschwingen nach vorn.

A

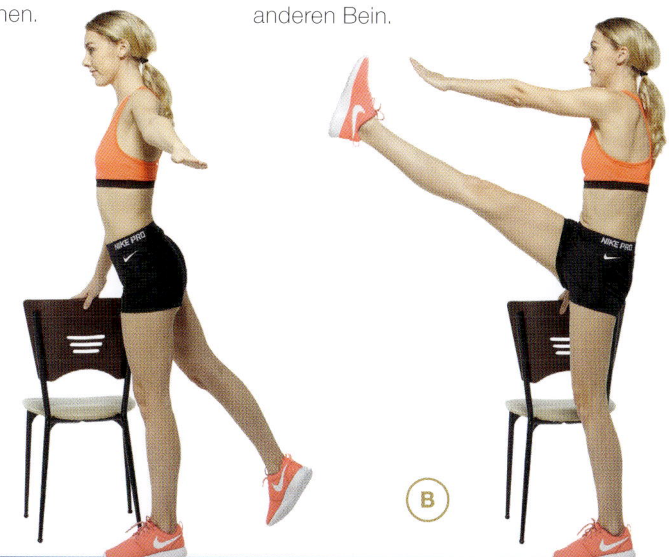

• Gestrecktes Beinschwingen zur Seite

Du kannst dies mit Abstützen (A) oder ohne Abstützen üben, auf dem Stepper oder am Boden. Aus dem aufrechten Stand schwingst du das gestreckt gehaltene Bein seitlich hoch. Der Fuß wird parallel zum Boden gehalten (B). Du kannst das Übungsbein kurz auftippen, was aber nicht zwingend ist, bevor du erneut schwingst. Mache dies mehrfach, wobei du Höhe steigerst. Anschließend übst du mit dem anderen Bein.

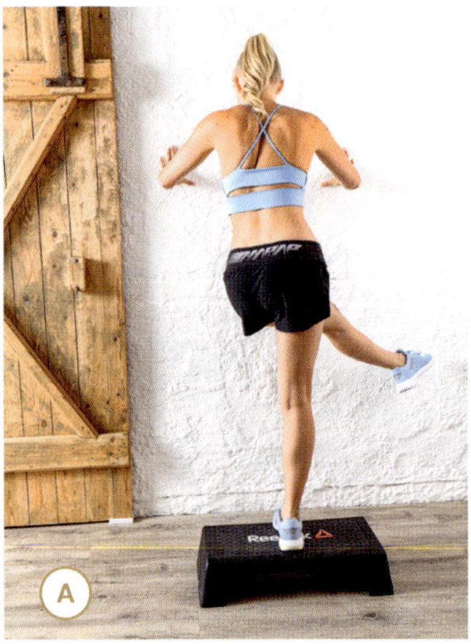

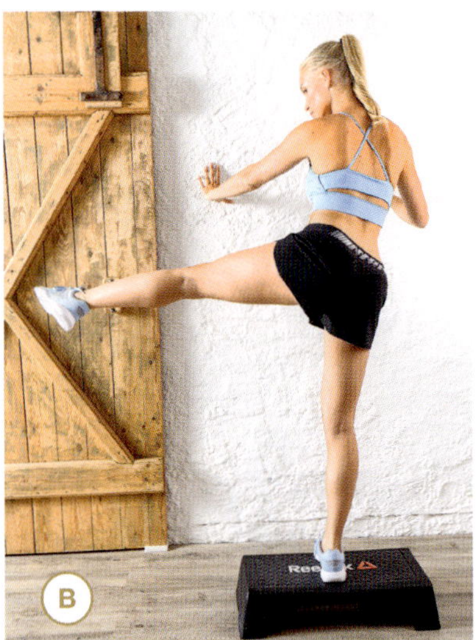

Beinschwingen zur Seite.

• Gestrecktes Beinschwingen nach hinten

Beuge den Oberkörper nach vorn. Du kannst dich an einem Stuhl abstützen oder frei üben. Schwinge das gestreckt gehaltene Übungsbein nach hinten. Du kannst kurz den Fuß auf den Boden tippen, was aber nicht zwingend ist, bevor du den Schwung wiederholst. Mache das mehrfach, wobei du Höhe und das Tempo nach Möglichkeit steigerst. Anschließend übst du mit dem anderen Bein.

• Beinkreisen von innen nach außen

Aus dem aufrechten Stand stellst du einen Fuß vor und schwingst das gestreckt gehaltene Übungsbein von hinten kreisförmig von innen nach außen. Tippe das angehobene Bein kurz hinten auf, bevor du es wieder vorschwingst. Mache mehrere Schwünge, wobei du versuchst, die Höhe und das Tempo zu steigern. Anschließend übst du mit dem anderen Bein.

• Beinkreisen von außen nach innen

Aus dem aufrechten Stand stellst du einen Fuß vor und schwingst das gestreckt gehaltene Übungsbein von hinten kreisförmig von außen nach innen. Tippe das angehobene Bein kurz hinten ab, bevor du die Übung wiederholst. Mache dies mehrfach und übe danach mit dem anderen Bein.

Gelenkkreisen

Nach den Dehnübungen kannst du Gelenkkreisen ausführen, um den Körper zu lockern. Du kannst beispielsweise Kopf, Handgelenke (A)–(B), Schultergelenke (C)–(D), Hüften, Knie- und Fußgelenke kreisen. Überlege dir, was für dich und deine Sportart wichtig ist. Grundsätzlich ist es sinnvoll, wenn du deine Gelenke hin und wieder im vollständig möglichen Bewegungsumfang kreist. Kreise 5–10-mal in eine Richtung und dann 5–10-mal in die andere Richtung.

So geht's

- Nimm eine aufrechte Körperhaltung ein.
- Führe je 5–10 Kreise in beide Richtungen aus.
- Beginne mit der nächsten Übung.

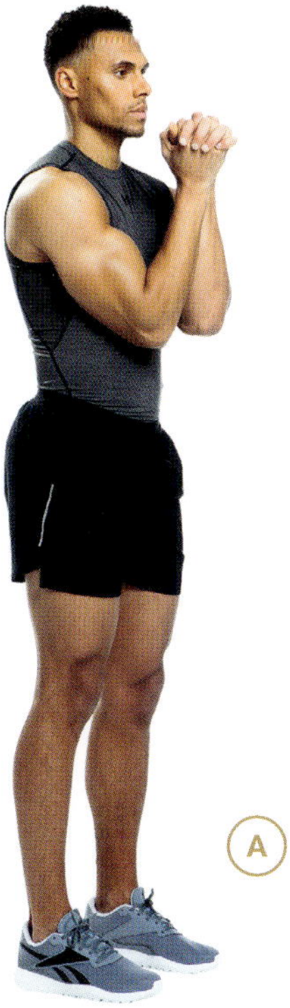

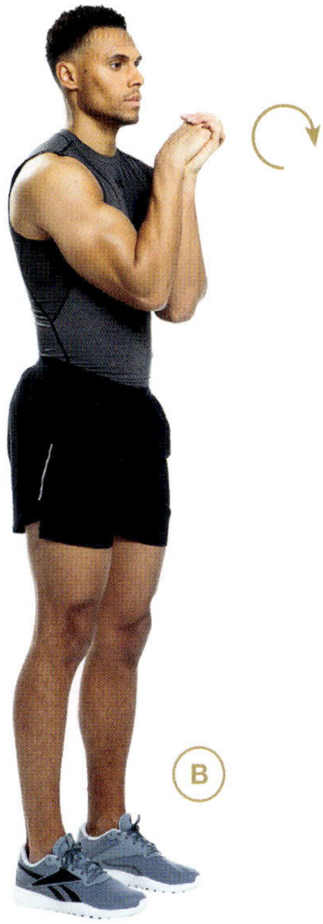

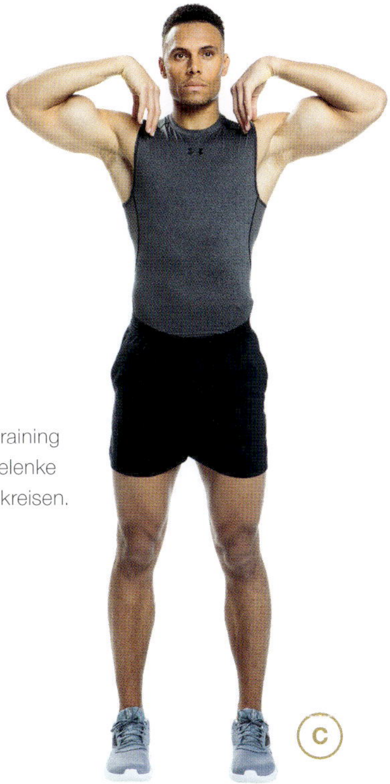

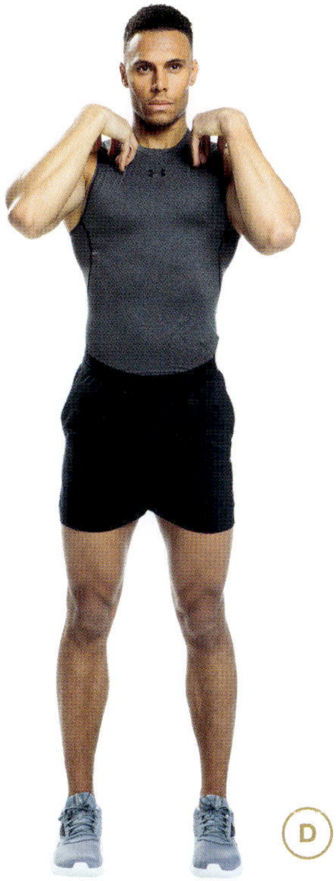

Vor dem Oberkörpertraining kannst du die Handgelenke und Schultergelenke kreisen.

Massage mit der Faszienrolle

Andauernde einseitige Belastungen wie langes Sitzen am Schreibtisch und intensive körperliche Belastungen in Sport und Alltag verursachen, dass unser Körper verspannt und sich Faszien zusammenziehen und verkleben. Diese Problematiken treten vermehrt auf, wenn der Körper mehr als sonst belastet wird z. B. bei gesteigerter Trainingsintensität sowie mit fortschreitendem Alter. Ein verspannter Körper fühlt sich nicht nur unangenehm an und schmerzt, sondern verringert auch die Leistungsfähigkeit und erhöht das Verletzungsrisiko, denn optimale Bewegungsausführungen werden verhindert. Ebenso konnten negative Effekte auf das allgemeine Wohlbefinden nachgewiesen werden.

Mit einer Rollmassage, wozu eine Faszienrolle oder ein Faszienball eingesetzt wird, lassen sich hervorragende Ergebnisse beim Behandeln des Körpergewebes und der Muskulatur erzielen. Die Rollmassage bewirkt Druck auf das Bindegewebe wie bei einer herkömmlichen Massage. Dies lässt sich wie »Teigausrollen« vorstellen. Unebene und verklebe Stellen werden gerollt, damit sie glatt werden. Ziel ist es verklebte und verspannte Strukturen aufzulösen, um bessere Gleitfähigkeit und Elastizität zu erreichen. Die tiefe Druckeinwirkung setzt einen Nervenreiz, der auch den Muskel entspannen lässt.

Der Rollmassage werden zahlreiche positive Effekte zugeschrieben. Die Durchblutung verbessert sich, Verklebung und Verspannungen werden gelöst, Schmerzen werden abgebaut und die allgemeine Körperwahrnehmung verbessert sich. Auch ermöglicht die Massage schnell zu regenerieren. Zudem sind auf andere Körperstellen positive Effekte erkennbar, was damit zusammenhängt, dass ein miteinander verbundenes Fasziennetz besteht. Diese Form der Selbstmassage ist deshalb eine gute Ergänzung zu den Dehnübungen, die dem Verbessern der Beweglichkeit dienen.

Teste die Rollmassage vorsichtig. Die Übungen sind einfach zu erlernen, und du wirst bereits nach wenigen Anwendungen deutliche Verbesserungen spüren. Auch eine starke Verspannung, die sich über lange Zeit entwickelt hat, wirst du nach einigen Massagen lösen können. Bei den ersten Anwendungen wirst du möglicherweise spüren, dass sich eine Körperseite deutlich verspannter als die andere Seite darstellt. Ist beispielsweise die rechte Oberkörperseite sehr verspannt, kann dies zu Stechen im rechten Arm führen und das Auftreten einer Ellbogenentzündung fördern. Mache dort die Massage langsam und vorsichtig, und achte auf die Reaktion deines Körpers. Nach einigen Tagen kannst du die nächste Massage durchführen und du wirst schon eine leichte Verbesserung feststellen.

Du kannst die Massage so oft einsetzen, wie du das Bedürfnis dazu hast. Wichtig ist, dass du nicht mit »Gewalt« vorgehst, sondern du musst auf die Signale deines Körpers achten.

Es gilt zu unterscheiden, ob du die Massage vor einer Trainingseinheit zur Vorbereitung einsetzt oder nach dem Sport zur Förderung der Regenation. Als weitere Option kannst du eine Einheit zur gezielten Schmerzbehandlung durchführen.

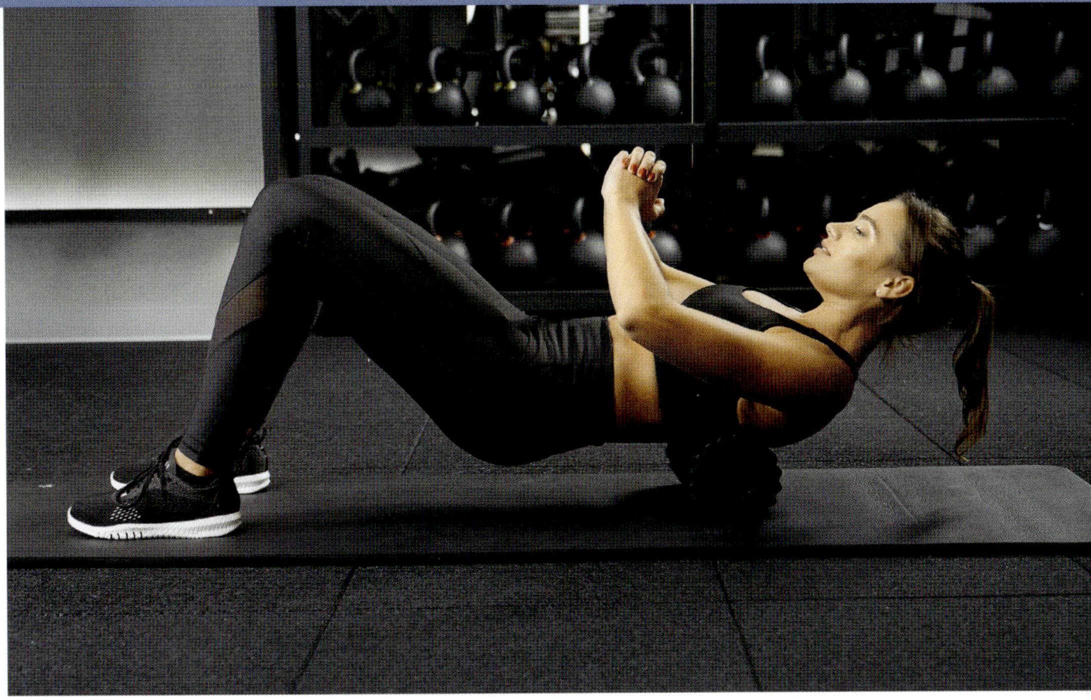

Das Faszienrollen hat sich im Sport etabliert.

Hinweise

Achte auf die folgenden Hinweise, damit sich die positiven Effekte einstellen. Du wirst viele schmerzendende Körperstellen vorfinden, bereits nach wenigen Behandlungseinheiten wird sich deren Zustand deutlich bessern. Hier wird davon ausgegangen, dass du das Abrollen einsetzt, um Verspannungen und Verklebungen zu lösen. Liegt jedoch eine ernsthafte Verletzung vor, dann musst du dich vor dem Abrollen mit einem Orthopäden absprechen.

- Wähle eine Rolle, die deinem Muskelzustand entspricht, meistens ist die mittelharte Rolle eine gute Wahl. Nutze nicht die härteste verfügbare Rolle.
- Mache die Rollmassage, solange es dir guttut. Empfehlenswert sind zumindest 5–10 Rollbewegungen pro Körperpartie, etwa für eine Dauer von 30–60 Sekunden. Beginne an einem Muskelansatz und rolle zum Ende des Muskels, und wieder zurück. Manche Muskelgruppen wie die Rumpfseite musst du in mehreren Schritten abrollen und dazu die Rolle etwas umlegen. Rolle immer über beide Körperseiten.
- Vermeide es möglichst, über Knochen und Gelenke zu rollen. Rolle beispielsweise nicht über Kniegelenke und über die Wirbelsäule von links nach rechts.
- Halte den Rumpf durchgehend in Spannung. Der Rücken muss gerade sein und darf beim Rollen nicht in ein Hohlkreuz durchhängen. Spanne immer wieder die Bauch- und die Gesäßmuskulatur bewusst nach.
- Die Druckintensität variierst du, indem du Stützpositionen der Arme oder Beine veränderst und Gewicht verlagerst beziehungsweise im Sitz oder Stand übst. Gewöhne dich langsam an die Härte sowie die Tiefenwirkung der Massage, rolle hingegen nicht mit großen Schmerzen. Lass dem Körper genügend Zeit sich an die Rollmassage zu gewöhnen.

- Erreichst du eine verspannte Stelle, dann verlagere das Gewicht davon etwas weg und rolle langsam weiter. Wenn du in der Abwärmphase oder in einer eigenständigen Einheit rollst, dann kannst du bis zu 30–60 Sekunden auf dieser Stelle verbleiben und dabei den Druck vorsichtig erhöhen. Danach rollst du wieder großflächig über die ganze Region. In der Aufwärmphase ist aber von einer solchen Schmerzbehandlung abzusehen, da es zu einer Schwellung kommen könnte.
- Vor einer Sportart beziehungsweise vor dem Fitnesstraining ist das Ziel einer Rollmassage, leichte Verklebungen und Verspannungen zu lösen und die Durchblutung zu steigern. Rolle dazu gleichmäßig, nicht zu langsam und nicht druckintensiv. In der Abwärmphase oder einer eigenständigen Rolleinheit kannst du intensiv und langsam rollen.
- Wenn du die Abrollübungen und die Dehnübungen in einer Trainingseinheit ausführst, z. B. in der Aufwärmphase, dann rolle vor dem Dehnen, da das Rollen bewirkt, dass die Muskeln weicher werden und dann besser gedehnt werden können.
- Um gegen deutliche schmerzende Körperstellen vorzugehen, kannst du diese Stellen täglich abrollen, vorausgesetzt, es entsteht keine Schwellung; ansonsten musst du warten, bis diese abgeklungen ist, was meistens 2–3 Tage dauert.

Häufig verspannte Körperpartien

Hier wird das Abrollen von häufig verspannten und verklebten Körperpartien beschrieben. Wenn du dich noch umfangreicher über Abrollübungen für alle Körperpartien informieren willst, findest du dies im Buch »Beweglichkeit durch Dehnen, Faszienmassage und Mobility-Training (2020).«

Zur Übersichtlichkeit sind die Rollübungen am Körper von oben nach unten eingeteilt. Dies bedeutet jedoch nicht, dass du dein Abrollen in dieser Reihenfolge vornehmen musst.

Auf der Seite 134 findest du ein Rollprogramm, dass du zum Einstieg nutzen kannst und an deine Bedürfnisse anpassen kannst.

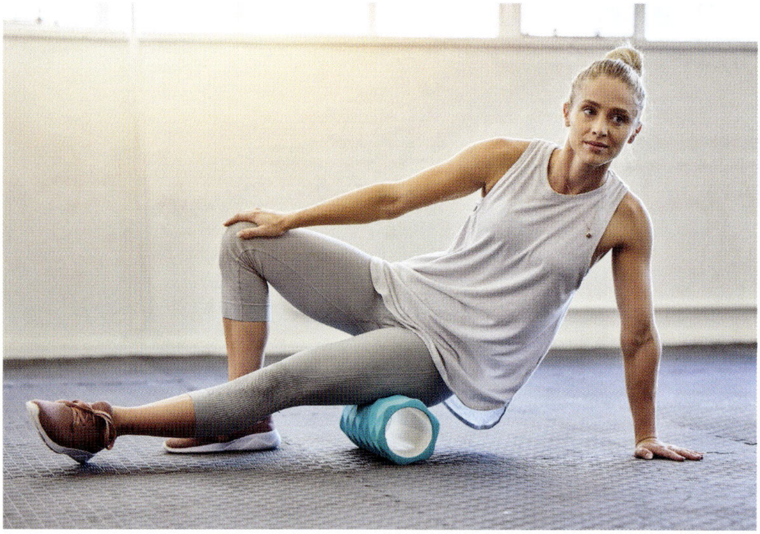

Nutze die Rollmassage, um Verklebungen und Verspannungen zu lösen.

R 1 Behandeln des Nackens

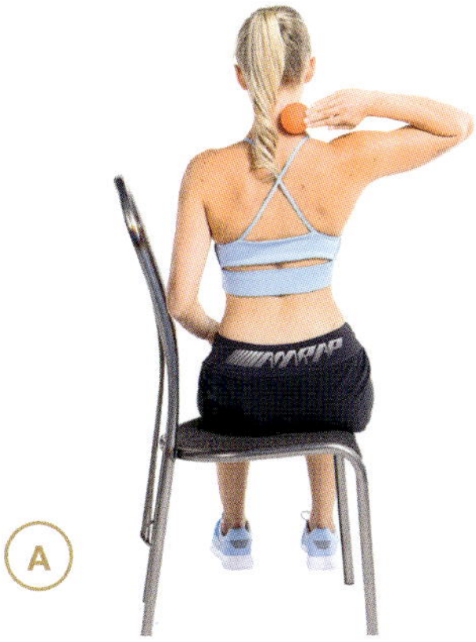

Das Behandeln des Nackens im Sitz.

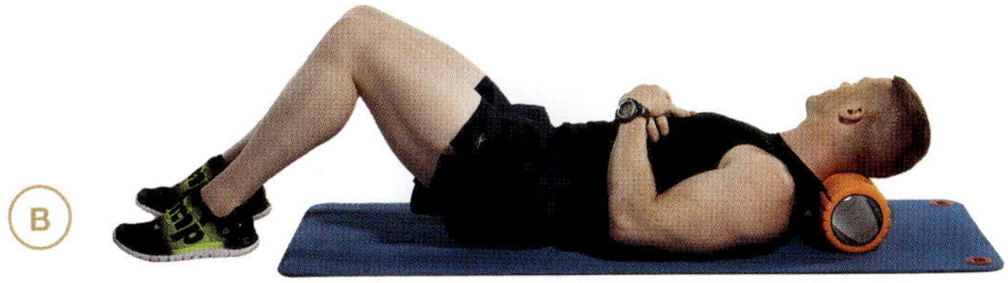

Das Behandeln des Nackens im Liegen.

Wenn du gut beweglich bist, dann kannst du den Nacken mit einem Faszienball in der Hand abrollen (A).

Alternativ legst du dich mit dem Muskelansatz der verspannten Körperpartie auf eine Rolle (B) oder einen Doppelball und behandelst mit langsamen Nick- und Drehbewegungen.

R 2 Behandeln des Trapezius

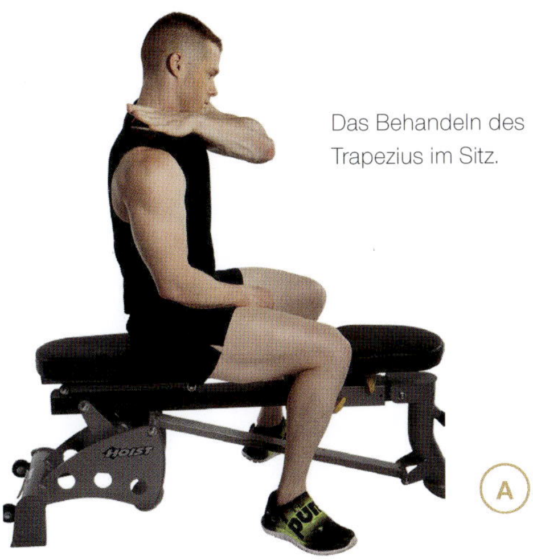

Das Behandeln des Trapezius im Sitz.

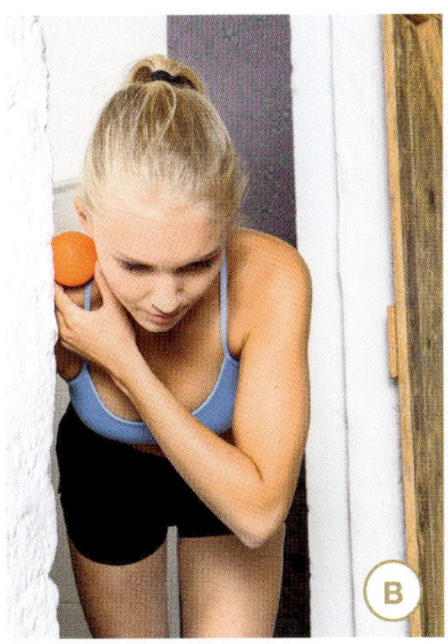

Das Behandeln am Türrahmen.

Den Trapezius kannst du im Sitz behandeln, indem du mit der Hand einen Faszienball von oben auf diesen Körperbereich drückst (A). Mache kleine Rollbewegungen.

Alternativ kannst du den Oberkörper waagrecht vorlehnen und den Ball am Türrahmen positionieren. Klemme ihn zwischen Türrahmen und Körper (B) ein und drücke dich vor, sodass du den gewünschten Druck erzielst. Die andere Hand kann den Ball stützen, damit er nicht wegrutscht.

R 3 Behandeln der Schulter

Das Abrollen an der Wand.

Das Abrollen des seitlichen Schulterbereichs am Boden.

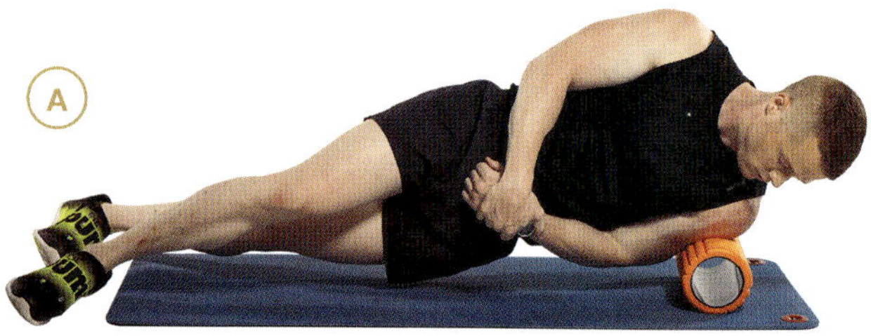

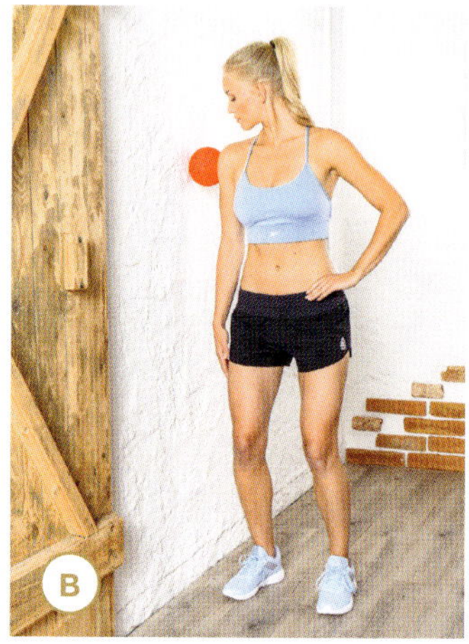

Du kannst die Schultermuskulatur von vorn, von der Seite (A) und von hinten mit Rolle oder Ball behandeln. Am Boden gelingt dies intensiv, indem du die gewünschte Körperstelle auf einem Faszienball positionierst.

Wenn du weniger Druck willst, dann bringe den Ball an die Wand und drücke die Körperstelle dagegen (B). Als weitere Option rollst du die Schulter im Sitz ab, die hintere Schulter erreichst du so aber nur mit guter Beweglichkeit.

R 4 Behandeln der Brust

Das Behandeln der Brust im Sitz.

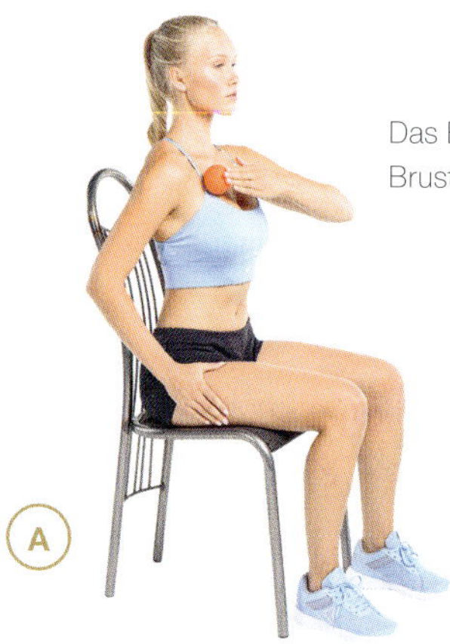

Das Abrollen in Bauchlage.

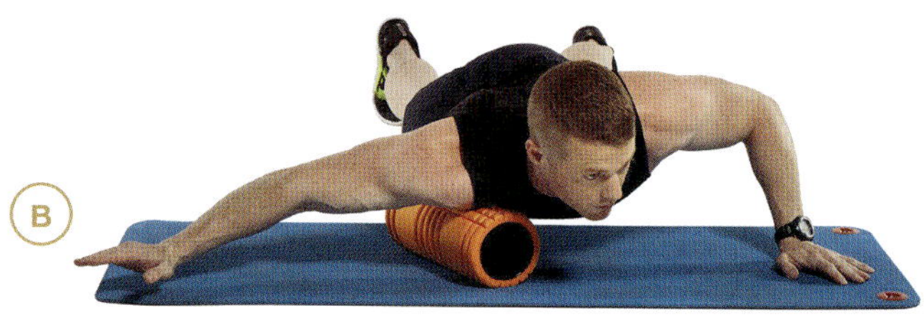

Du kannst die Brustmuskulatur im Sitz abrollen. Halte den Arm der Übungsseite entspannt. Drücke mit der freien Hand einen Faszienball gegen die Muskulatur und mache kleine rollende Bewegungen (A).

Alternativ kannst du das Rollen gegen eine Wand machen. Intensiver wird es, wenn du dies in Bauchlage auf dem Boden machst, der Arm wird seitlich abgespreizt (B).

R 5 Behandeln des oberen Rückens

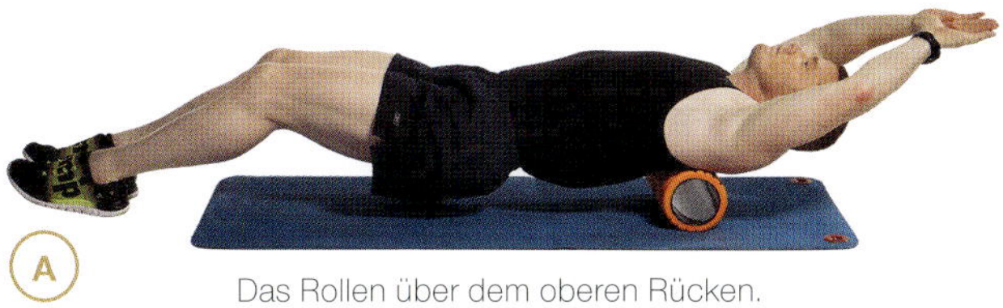

Das Rollen über dem oberen Rücken.

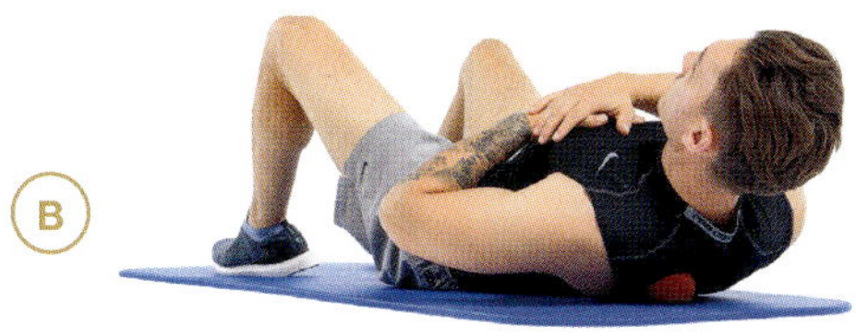

Die Behandlung um den Rand des Schulterblatts.

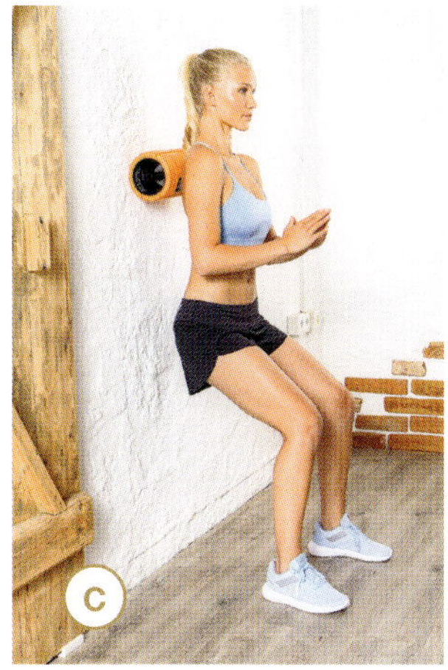

Das Abrollen an der Wand.

Du kannst den oberen Rücken mit der großen Rolle in Rückenlage (A) abrollen. Abhängig davon wie viel Druck du wünscht, stützt du dich mit den Händen am Boden ab oder hast sie in der Luft.

Du kannst intensiver behandeln, wenn du einen 6–8-cm-Doppelball einsetzt. Du kannst auch einen einzelnen Ball nutzen (B), um intensiv den Bereich um das Schulterblatt herum zu behandeln.

Ist dir der Druck zu intensiv, dann stelle dich mit dem Rücken an eine Wand, mit der großen Rolle zwischen dir und Rücken (C). Durch Beinbeugen und -stecken bewegst du den Rücken an der Rolle entlang.

R 6 Behandeln der oberen Oberkörperseiten (Latissimus)

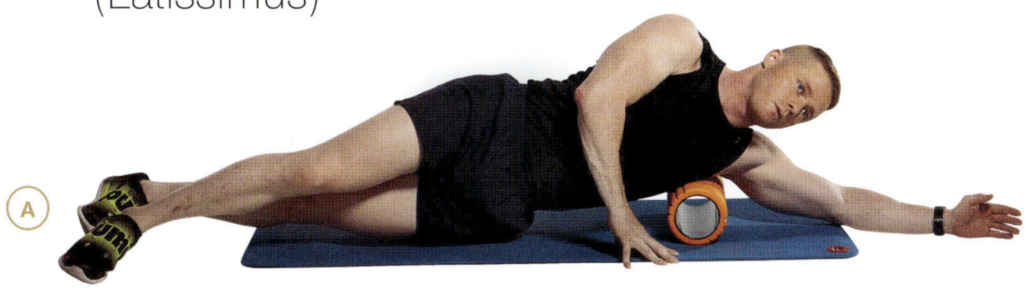

Das Abrollen über den Latissimus.

Bei vielen Fitnessportlern ist dieser Bereich stark verspannt. Du behandelst ihn in Seitenlage mit Rolle oder großem Faszienball (A).

Ist der Druck im Liegen zu stark, dann kannst du den Bereich im seitlichen Stand mit Ball oder Rolle an der Wand behandeln.

R 7 Behandeln der vorderen Oberarme

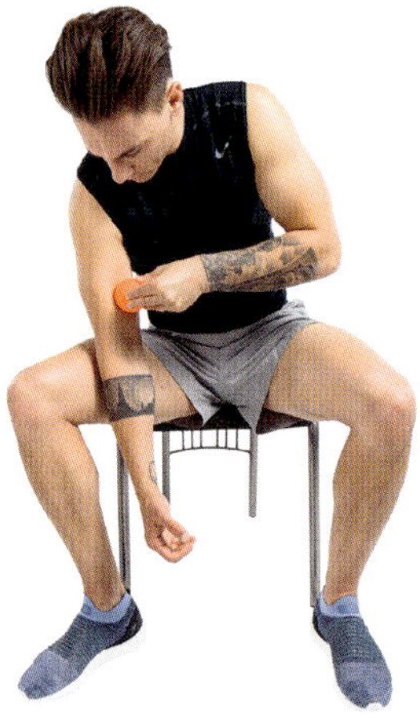

(A) Das Behandeln im Sitz.

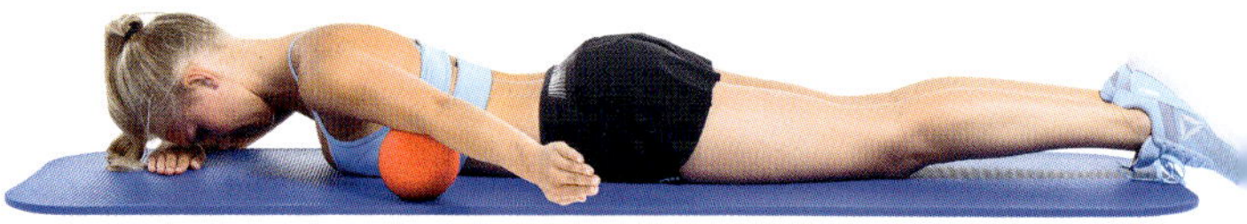

(B) Das Behandeln im Liegen.

Den Bizeps kannst du gut im Sitz mit einer einem Faszienball abrollen (A).

Alternativ übst du in Bauchlage und positionierst den Arm auf Rolle oder Faszienball (B).

R 8 Behandeln der hinteren Oberarme

Das Behandeln im vorgebeugten Stand.

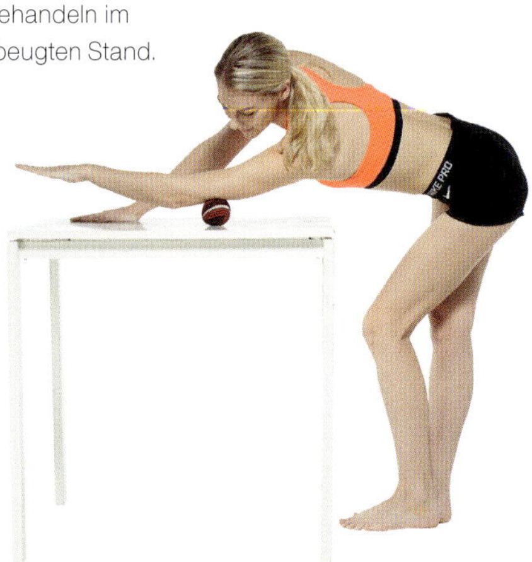

(A)

Das Behandeln im Sitz.

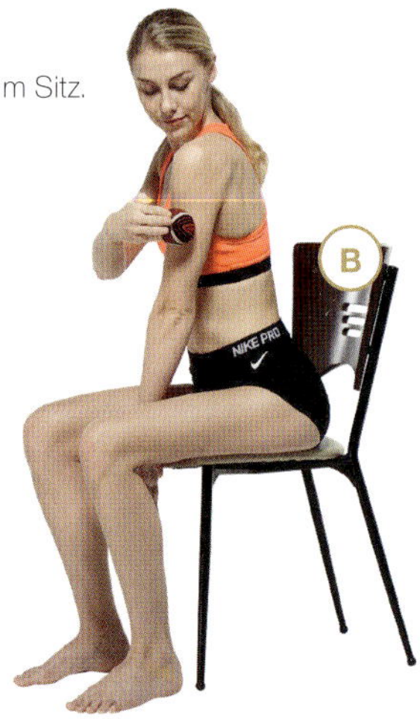

(B)

Den Trizeps kannst du abrollen, wenn du den Arm auf einen Tisch legst (A).
In Rückenlage kannst du behandeln, indem du den hinteren Oberarm auf dem Faszienball positionierst.

Auch im Sitz ist das Rollen möglich, wobei du den Übungsarm entspannt zwischen den Beinen hängen lässt und ihn etwas nach innen drehst (B).

R 9 Behandeln der Unterarme

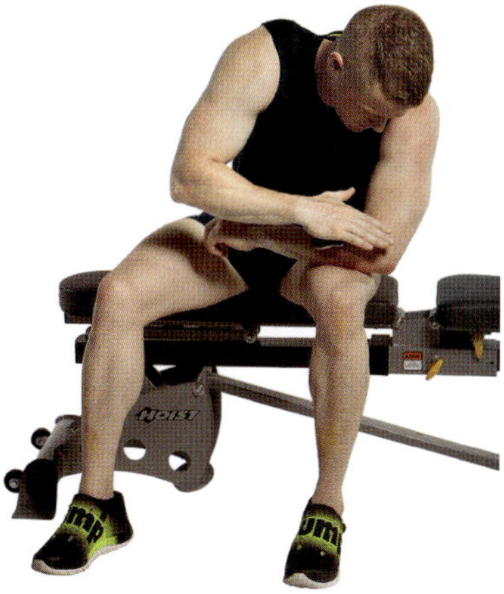

A

Das Rollen im Sitz.

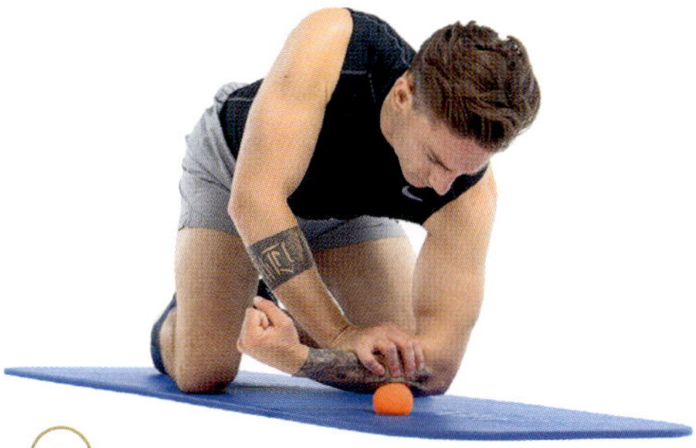

B

Das Behandeln am Boden.

Den Unterarm kannst du gut im Sitz abrollen (A). Drehe den Arm, sodass du den Zielbereich gut erreichst und dabei den Arm entspannen kannst.

Alternativ kannst du im Vierfüßlerstand intensiv behandeln, indem du den Arm auf einem Ball positionierst und Druck von oben ausübst (B).

R 10 Behandeln des unteren Rückens

Das Behandeln an der Wand.

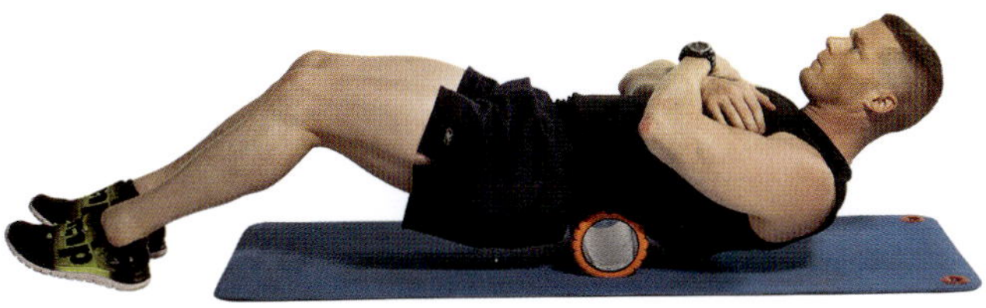

A

Das Behandeln des unteren Rückens mit der großen Rolle.

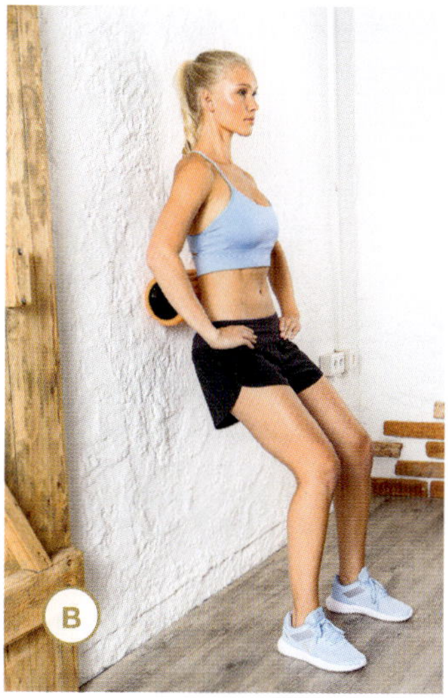

B

Du legst dich mit dem unteren Rücken auf die große Rolle (A). Die Füße sind aufgestellt und das Gesäß ist in der Luft. Du kannst dich mit den Händen auf dem Boden abstützen oder, wenn du mehr Druck möchtest, die Hände vor dem Oberkörper verschränken.

Du kannst auch den mittelgroßen Doppelball nutzen, um die Muskelstränge abzurollen. Stütze dich mit den Händen ab und lasse sich beim Ausatmen auf das Tool sinken.
Ist der Druck am Boden zu stark, dann kannst du an der Wand üben (B).

R 11 Behandeln des Bauches

(A)

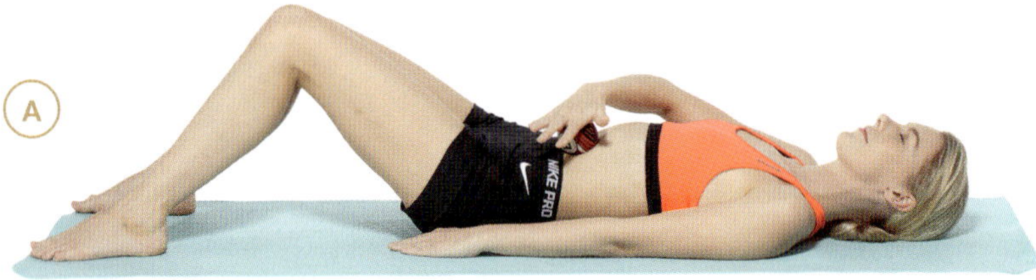

Das Abrollen des Bauches in Rückenlage.

(B)

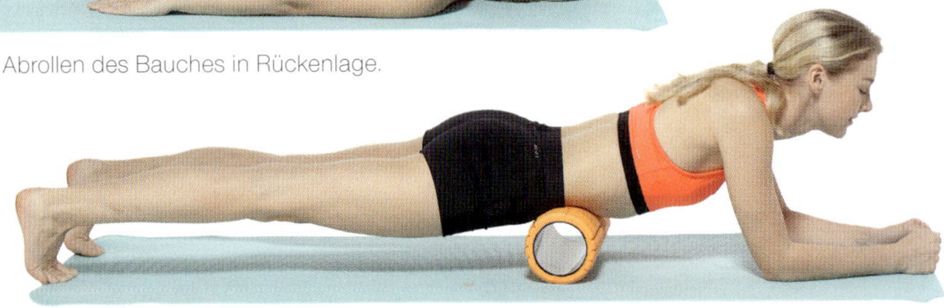

Das Abrollen im Unterarmstütz.

Du kannst den Bauch mit einem kleinen Faszienball (A) oder einem Tennisball abrollen. Dazu legst du dich entspannt auf den Rücken. Mache langsame kreisende Bewegungen mit wenig Druck.

Du kannst den Bauchbereich auch im Unterarmstütz behandeln, indem du dich auf einen mittelgroßen Gummiball legst. Intensiver wird es, wenn du mit Faszienrolle (B) übst; mache das nur, wenn dir der Druck nicht unangenehm ist.

R 12 Behandeln des Gesäßes

(A)

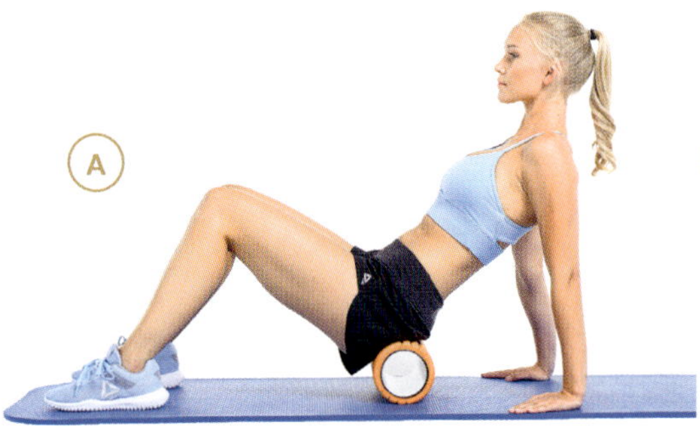

Das Abrollen des Gesäßes mit der Rolle.

(B)

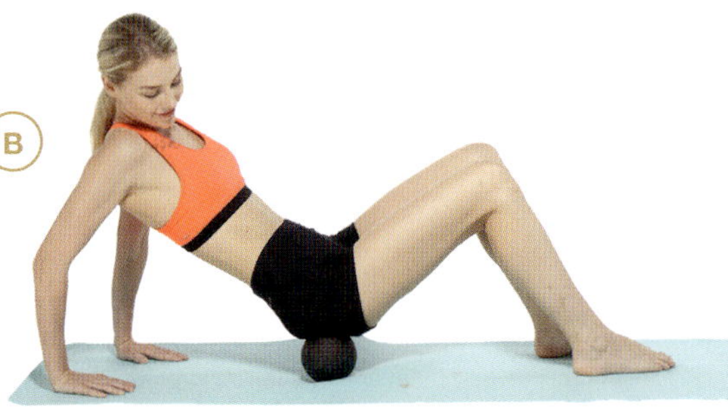

Das einseitige Behandeln mit dem großen Faszienball.

Setze sich mit dem Gesäß auf die große Rolle (A) und stütze dich mit den Händen auf dem Boden ab. Rolle über die gesamte Muskulatur.

Du kannst einseitig behandeln und so intensiveren Druck aufbauen. Dazu kannst du gut den großen Fazienball (B) einsetzen.

R 13 Behandeln der Rückseiten der Oberschenkel

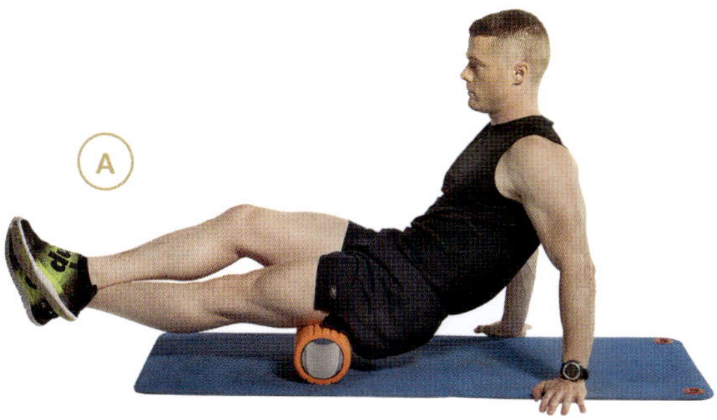

Das Behandeln des Oberschenkelrückseite.

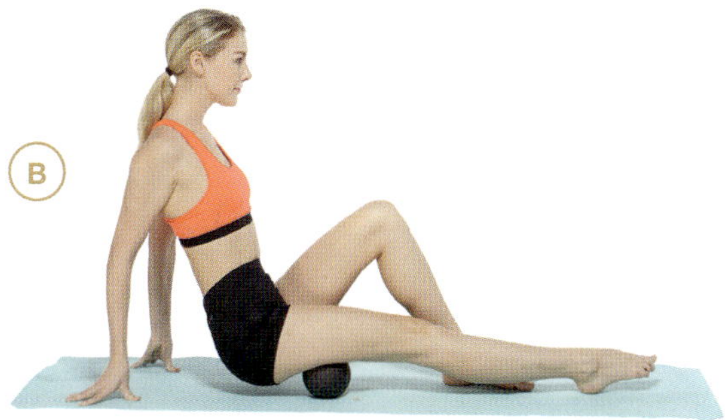

Das Behandeln mit Faszienball.

Du bist auf dem Boden mit gestreckten Übungsbeinen, mit einer oder beiden Oberschenkelrückseiten auf der großen Rolle (A) oder dem großen Faszienball (B). Mit den Händen stützt dich hinter dem Gesäß ab. Ist dir so der Druck zu intensiv, dann stelle einen Fuß auf, um das Gewicht auf der Rolle zu verringern.

R 14 Behandeln der Außenseiten der Oberschenkel

Das Abrollen des Oberschenkel-außenseite.

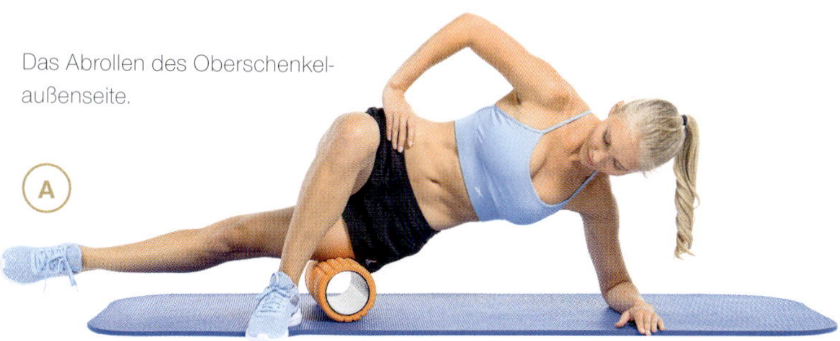

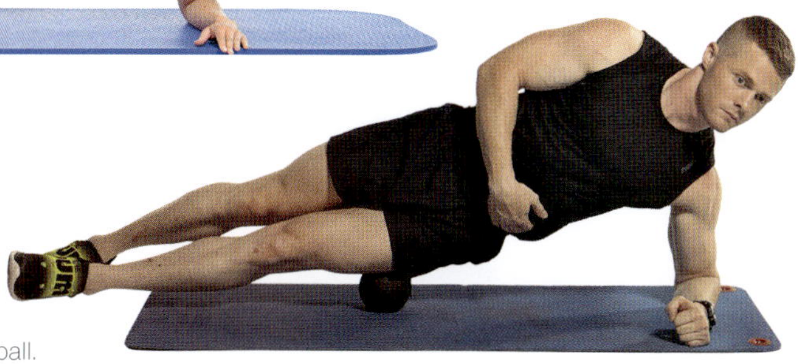

Die Intensivierung mit dem großen Faszienball.

Du nimmst die Seitenlage ein, mit gestrecktem unterem Bein auf der großen Rolle (A). Mit dem oberen Fuß stützt du dich vor dem Körper ab. Durch Körperverschieben rollst du von dem Bereich oberhalb des Knies bis zum Hüftansatz. Ist dir der Druck nicht intensiv genug, dann kannst du beide Beine übereinander in der Luft halten und/oder einen großen Fazienball nutzen (B).

R 15 Behandeln der Vorderseiten der Oberschenkel

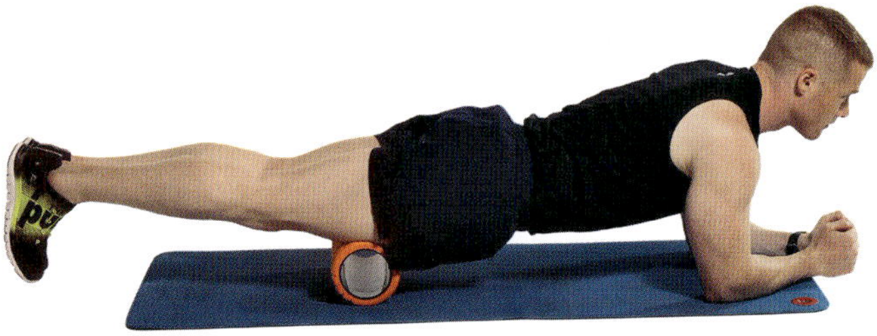

(A) Das beidbeinige Abrollen mit der großen Rolle.

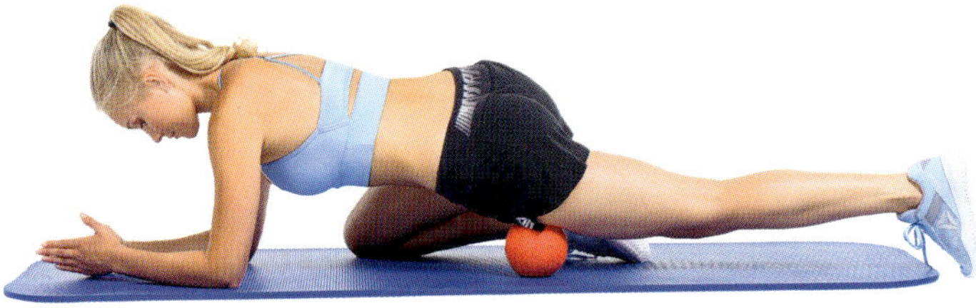

(B) Das punktuelle Behandeln mit dem Faszienball.

Im Unterarmstütz positionierst du die Oberschenkel auf der großen Rolle (A). Ist dir dies zu intensiv, dann kannst du ein Knie auf dem Boden abstützen.
Schmerzende Stellen kannst du gut mit einem großen Faszienball (B) behandeln. Wenn du dabei beide Beine in der Luft hast, wird es sehr intensiv.

R 16 Behandeln der Innenseiten der Oberschenkel

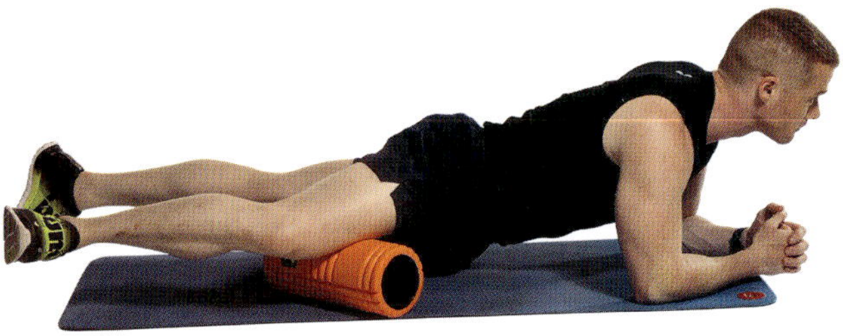

(A) Das Behandeln mit der großen Rolle.

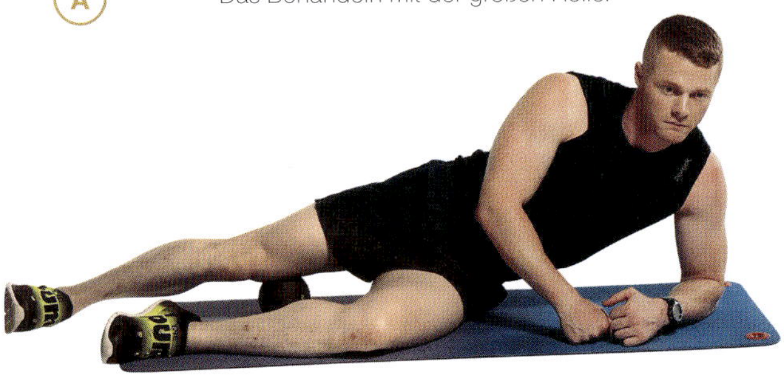

(B) Das Behandeln in Seitenlage.

Du bist in der Bauchlage und stützt dich mit den Unterarmen ab. Das Übungsbein ist seitlich abgespreizt mit der Innenseite auf der großen Rolle (A) oder dem Faszienball. Rolle von Hüftansatz bis zum Knie.
Du kannst alternativ in Seitenlage üben, indem du das untere Bein gebeugt vor dem Körper hast und die Innenseite des oberen Beins abrollst (B).

R 17 Behandeln der Waden

Du sitzt auf dem Boden mit gestreckten Beinen und hast die Unterschenkel auf der großen Rolle platziert (A). Rolle über die ganze Muskulatur. Ist der Druck zu intensiv, dann stellst du ein Bein auf. Möchtest du den Druck jedoch intensivieren, dann behandele einseitig und lege das freie Bein über das Übungsbein. Auch mit einem großen Faszienball (B) kannst du den Druck intensivieren.

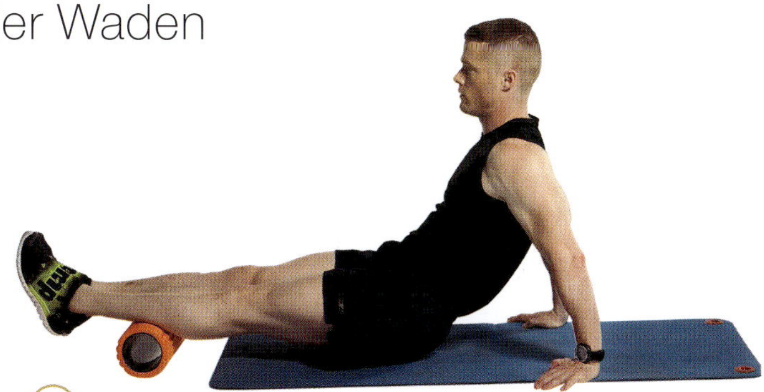

A

Das Abrollen der Wade.

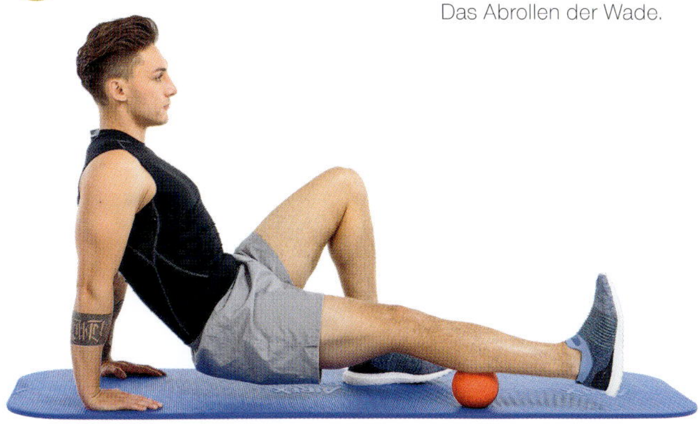

B

Das Rollen mit dem großen Faszienball.

R 18 Behandeln der Füße

Du kannst die Fußsohlen im Sitz (A) oder Stand (B) abrollen. Gut eignen sich ein Golfball, ein kleiner Faszienball oder eine kleine Faszienrolle. Am besten übst du ohne Socken, was aber nicht zwingend ist. Rolle auch über Innenseite und Außenseite des Fußes.

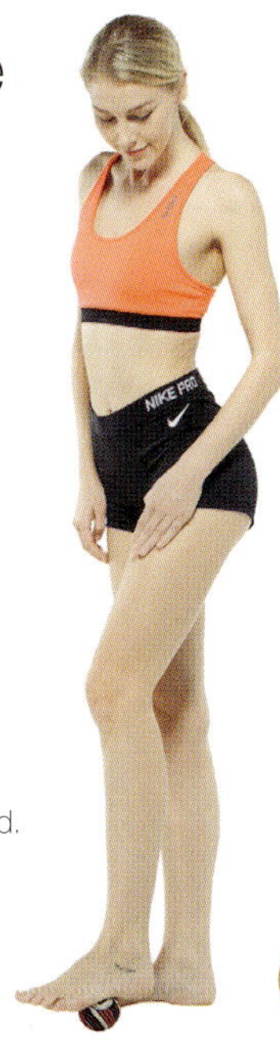

Das Abrollen im Stand.

A

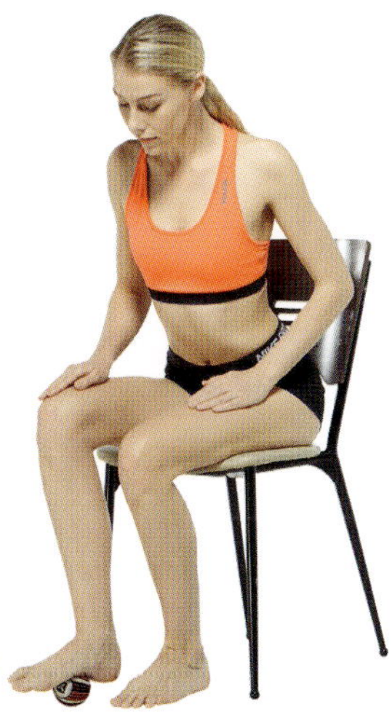

Das Abrollen im Sitz.

B

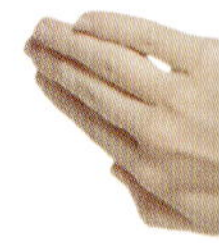

TEIL 3:
Die Dehnübungen

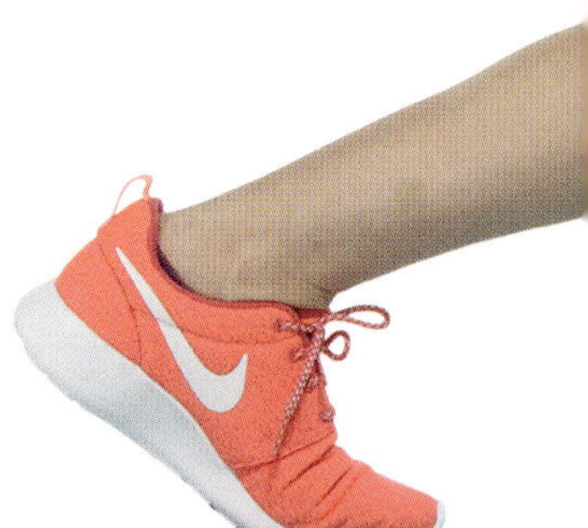

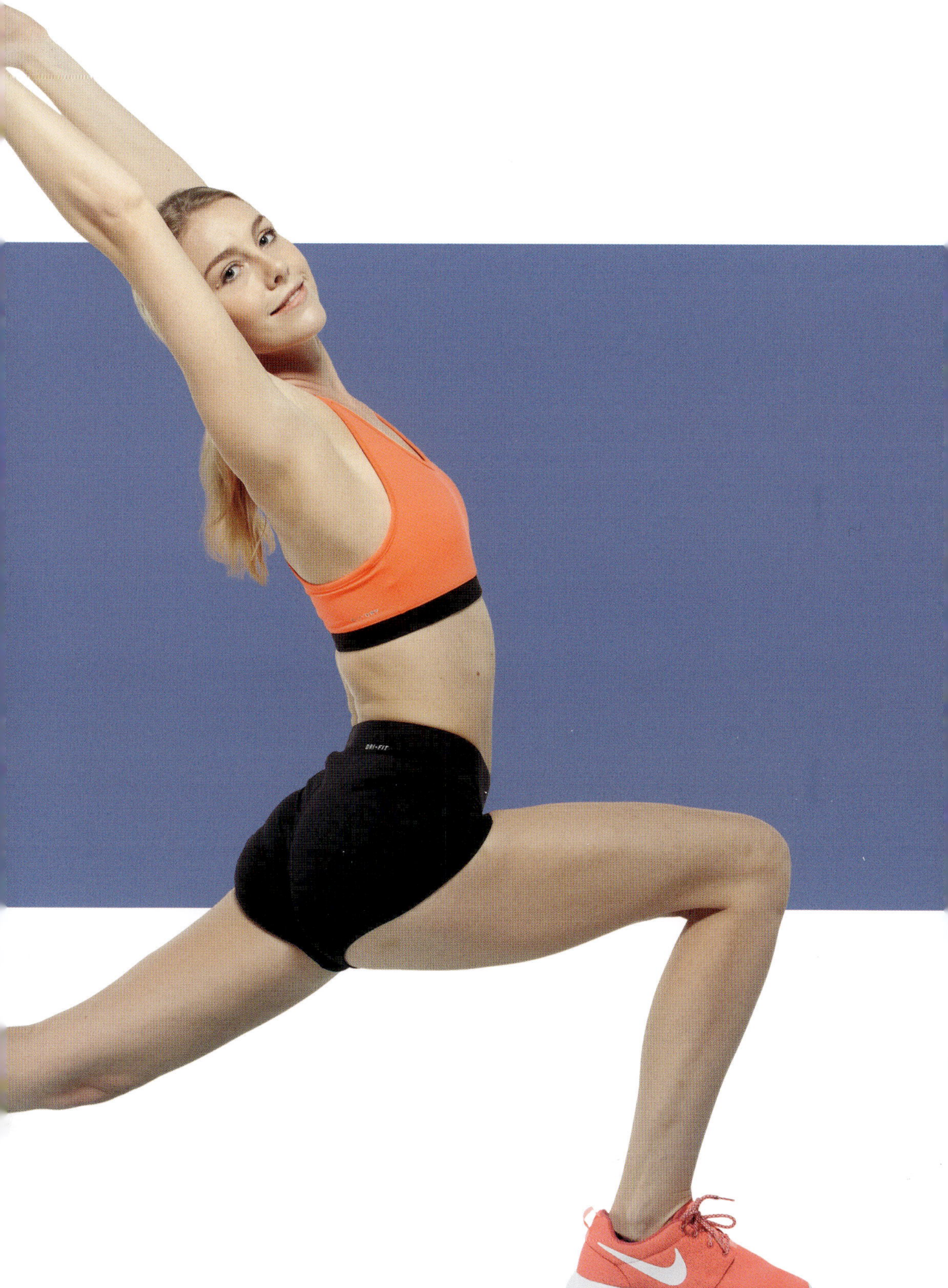

So führst du die Übungen aus

Das regelmäßige Ausführen von Dehnübungen ist wichtig, um deine körperliche Beweglichkeit zu fördern und langfristig zu bewahren. Auch verbessern die Dehnübungen die Körperhaltung und fördern die Entspannung. Du lernst deine Muskulatur besser wahrzunehmen und kannst Körpersignale wie Überlastungsanzeichen frühzeitig erkennen. Deshalb gehören Dehnübungen zum Programm, gleich in welcher Trainingsphase du sie einsetzt.

Auf den folgenden Seiten lernst du die Grundlagen zum Dehnen, die Grundübungen sowie zahlreiche **Varianten** kennen. Wähle immer eine solche Übungsausführung, bei der du die Dehnposition als stabil empfindest und dich auf die Dehnung der Zielmuskulatur konzentrieren kannst.

Du kannst dein Dehnprogramm mit der Hals- und Nackenmuskulatur beginnen, was aber nicht zwingend ist. Manche Fitnesssportler empfehlen mit großen Muskeln (z. B. hintere Beinmuskulatur) zu starten; viele Sportler finden es jedoch einfacher, sich auf das Dehnprogramm zu konzentrieren, wenn sie zuerst die Verspannung der Hals- und Nackenmuskulatur lösen. Von Zeit zu Zeit solltest du dein Programm variieren und darin Übungen verändern. Generell wird jeder Fortgeschrittene sich im Laufe der Zeit ein eigenes Programm zusammenstellen, das seinen individuellen Bedürfnissen ent-

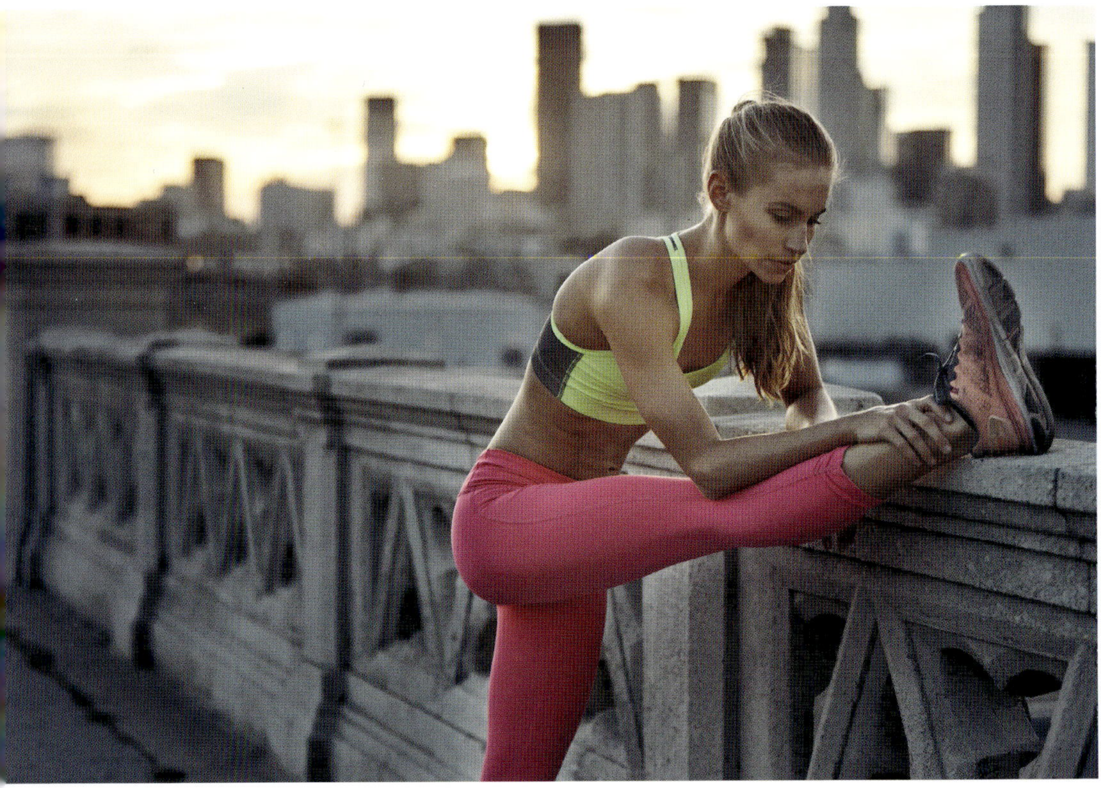

Wähle eine Position, in der du eine leichte Dehnspannung spürst.

spricht. Wichtig ist, dass darin alle wichtigen Muskelgruppen integriert sind. Zudem ist zu beachten, dass viele Dehnübungen mehrere Muskelgruppen gleichzeitig dehnen. Deshalb solltest du eine isolierte Dehnübung vor einer komplexen Dehnübung ausführen und zudem deine Schwachstellen zuerst dehnen. Dehne beispielsweise zuerst die Wadenmuskulatur, wenn dafür eine Übung in deinem Programm vorgesehen ist, bevor du eine Komplexübung für die rückwärtige Beinmuskulatur machst. So vermeidest du, dass die Wadenmuskulatur die Beweglichkeit einschränkt.

Dehnen ist kein sportlicher Wettkampf. Du musst dich dabei wohlfühlen und entspannen können. Führe regelmäßig Dehnübungen aus, um deine Beweglichkeit langfristig zu erhalten beziehungsweise zu verbessern. Nur mit regelmäßigem Dehnen verbessert sich die Beweglichkeit. Wird hingegen eine zu lange Pause zwischen 2 Trainingseinheiten gelassen, dann nimmt die Beweglichkeit des Körpers wieder ab.

In diesem Abschnitt bekommst du die wichtigsten Dehnübungen vorgestellt. Den Bereich, den die Übungen vorrangig dehnen, findest du in der »**Dehnung**«-Angabe bei der Übungsbeschreibung. Die Reihenfolge der Übungen dient der Übersichtlichkeit, du musst nicht in dieser Reihenfolge vorgehen.

Führe dein Training nach den folgenden Prinzipien aus.

INFO: Korrekter Stand

Es ist wichtig, dass du jede Übung aus einer korrekten Anfangsposition heraus ausführst. Für eine Übung im Stand stellst du dich aufrecht hin. Die Füße sind parallel und hüftbreit auseinander, die Knie sind leicht gebeugt. Spanne das Gesäß und den Bauch an. Das Brustbein ist nach vorn oben gestreckt und die Schultern sind etwas nach hinten unten gezogen. Lege die Arme locker an die Oberschenkel und richte den Kopf gerade nach vorn. Vermeide ein Hohlkreuz und achte darauf, dass sich die Schultern auf gleicher Höhe befinden.

• Stabile Anfangsposition und langsame Bewegungen

Beginne in einer stabilen Anfangsposition, damit du dich vollständig auf die Dehnung konzentrieren kannst. Besonders bei einer hohen Dehnintensität kann ein unsicherer Stand dazu führen, dass du die optimale Position überschreitest und dich verletzt.

Bewege dich langsam in die Dehnposition hinein, um die richtige Position zu finden. Ruckartige Bewegungen können zu Verletzungen führen. Löse dich anschließend ebenso vorsichtig wieder aus der Dehnung.

• Korrekte Dehnposition, keine Schmerzen

Dein momentanes Leistungsvermögen entscheidet über die Dehnposition. Versuche nicht, die gleiche Position wie die Darsteller auf den Bildern einzunehmen, denn jeder hat andere körperliche Voraussetzungen.

Du wirst zudem feststellen, dass sich deine Muskelspannung tagtäglich etwas unterschiedlich darstellt; so kann es sein, dass du in einer vorherigen Trainingseinheit bereits eine intensivere Position erreicht hast. Nutze die für dich momentan geeignete Dehnposition.

Vermeide es, eine Dehnposition mit Gewalt erreichen zu wollen. Bei Schmerzen musst du umgehend die Dehnposition verringern, da sich Muskeln und Gewebe ansonsten verhärten. Deine Beweglichkeit verbessert sich, indem du den entspannten Muskel langsam an die neue Position gewöhnst und dies regelmäßig übst.

• Entspannen und gleichmäßig Atmen

Nachdem du die richtige Dehnposition gefunden hast, ist es für den Erfolg des statischen Dehnens wichtig, dass du dich auf den zu dehnenden Muskel konzentrierst. Atme gleichmäßig und entspanne den gedehnten Muskelbereich beim Ausatmen. Nimm wahr, wie die Muskelspannung nachlässt.
Bei der Methode »Anspannen – Entspannen – Erweitern« spannst du den Muskel zuerst an, bevor du ihn entspannst.
Die Erweiterung der Dehnposition nimmst du bei einer Ausatmung vor.

• Bewusst und konzentriert Dehnen

Spüre in deinen Körper hinein und nimm Dehnung und Entspannung bewusst wahr. Achte darauf an welcher Körperpartie du die Dehnung spürst. Teste, wie dein Körper auf statische und wie auf dynamisch federnde Dehnungen reagiert. Prüfe kleine Positionsänderungen, indem du z.B. Fuß oder Hand leicht drehst, und mache dir bewusst, wie du die Dehnung nun wahrnimmst.
Du darfst dich nicht unter dem Einfluss von starken Medikamenten, Drogen oder Alkohol befinden, da die eingeschränkte Wahrnehmung zu Fehleinschätzungen in der Dehnposition und dadurch zu Verletzungen führen kann.
Du kannst entspannende Musik einsetzen, wenn dir dies hilft, dich zu konzentrieren und zu entspannen.

• Wichtige Muskelgruppen und beidseitig dehnen

Beim Dehnen für eine Sportart oder ein Fitnesstraining konzentriere dich auf die Muskelgruppen, die intensiv belastet werden und für dich persönlich wichtig sind.
Ist es jedoch dein Ziel, eine isolierte Verspannung zu vermindern, z.B. während der Arbeit am Computer, dann genügt, dass du die entsprechende Muskelgruppe dehnst. Dehnübungen sind immer für beide Körperseiten auszuführen. Wenn eine Körperseite weniger beweglich als die andere ist, dann dehne die »schlechtere« Seite zuerst. Zudem kannst du einen zusätzlichen Durchgang für die weniger bewegliche Muskulatur machen.

• Regelmäßig dehnen

Führe regelmäßig Dehnübungen aus, um deine Beweglichkeit langfristig zu erhalten beziehungsweise zu verbessern. Freizeitsportler sollten mindestens 2-mal pro Woche dehnen, um sich zu verbessern. Leistungssportler dehnen nach Bedarf täglich. Durch regelmäßiges Dehnen verbessert sich die Beweglichkeit des Körpers kontinuierlich. Wird hingegen eine zu lange Pause zwischen 2 Trainingseinheiten gelassen, dann nimmt die Beweglichkeit des Körpers wieder ab.

INFO: Übungsdurchführung

Auf den folgenden Seiten findest du wichtige Übungen für das Dehnen. Du kannst einzelne Übungen nutzen, um eine Verspannung zu beseitigen, oder du führst ein Programm für den ganzen Körper aus.

- In der Anfangsposition nimmst du die Position ein, in der du einen leichten Dehnreiz spürst. Die Pfeile auf den Übungsbildern zeigen die Bewegungsrichtung.
- Bei den Übungen ist die Dehnmethode »Entspannen – Erweitern« zuerst beschrieben und dann die Anpassung für die Methode »Anspannen – Entspannen – Erweitern«. Wenn auch »Dynamisches Dehnen« bei der jeweiligen Übung sinnvoll ist, dann wird dies bei der Variante genannt.
- Bei der Methode »Anspannen – Entspannen – Erweitern« wird die Anspannung der Muskulatur entgegen der Bewegungsrichtung ausgeführt.
- Bei »Dynamische Dehnen« nimmst du die Ausgangsposition ein und federst dann leicht und vorsichtig vor und zurück.
- Erweitere Positionen erst, wenn die Muskulatur dazu bereit ist. Du musst die Positionen immer stabilisieren können und dabei die Muskulatur entspannen können.
- Auch wenn die Übung nur für eine Körperseite beschrieben ist, musst du immer beide Körperseiten dehnen.
- Die Zeichen (++) und (+) verdeutlichen, ob die Übung einen Muskelbereich vorrangig dehnt oder mitdehnt.

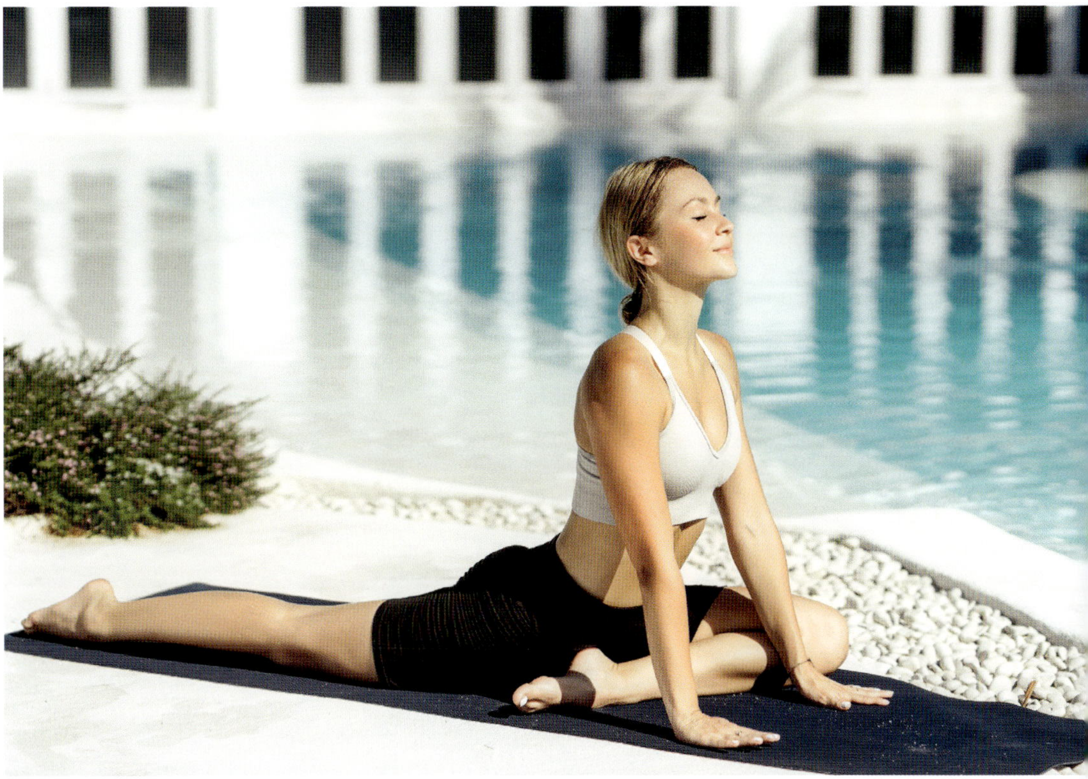

Entspanne und atme gleichmäßig, während du dich in der Dehnposition befindest.

Hals und Nacken

D 1 Kopfneigen zur Seite

DEHNUNG
++ Hals- und Nacken-
muskulatur

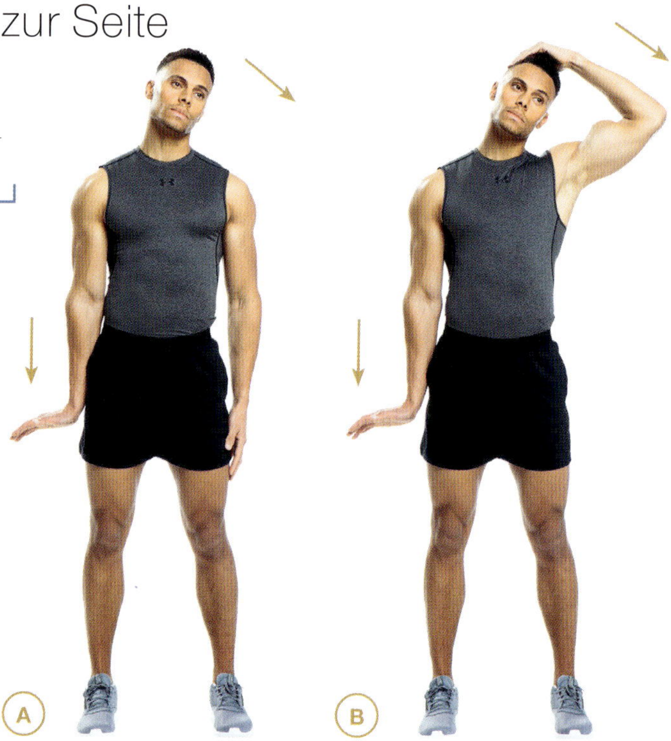

Kopfneigen nach links.

SO GEHT »ENTSPANNEN-ERWEITERN«

- Du stehst aufrecht, mit dem Kopf zur linken Seite geneigt.
- Ziehe langsam den rechten Arm nach unten (A), bis du einen leichten Dehnreiz in der rechten Nackenseite spürst. Vermeide es dabei, die rechte Schulter hochzuziehen.
- Halte die Position, entspanne die Muskulatur und atme gleichmäßig (Dehnmethode 1, Seite 33).
- Wenn die Dehnspannung nach einigen Sekunden (langsamen Atemzügen) nachlässt, greifst du mit dem linken Arm über den Kopf und ziehst ihn weiter seitlich nach unten (B).

A-E-E-METHODE

Beim »Anspannen – Entspannen – Erweitern« (Dehnmethode 2, Seite 34) nimmst du die obige Anfangsposition ein und greifst mit der linken Hand über den Kopf. Spanne die rechte Kopfseite gegen die Handfläche, ohne dabei die Kopfstellung zu verändern. Dann entspannst du kurz die aktivierte Muskulatur, wobei du die Position bewahrst. Schließlich ziehst du den Kopf weiter nach unten (B).

VARIANTEN

Du kannst das Kopfneigen vorsichtig wippend ausführen (Dehnmethode 3, Seite 36).
Du kannst den Arm gebeugt hinter dem Rücken entlang ziehen. Dazu kannst du am Handgelenk fassen und den Arm schräg nach unten ziehen.
Als weitere Option kannst du den Kopf seitlich nach hinten oben ziehen. Ist der Kopf nach links geneigt, dann wird mit der linken Hand nach links oben gezogen.

D2 Kopfschieben nach vorn unten

DEHNUNG
++ Hals- und Nackenmuskulatur

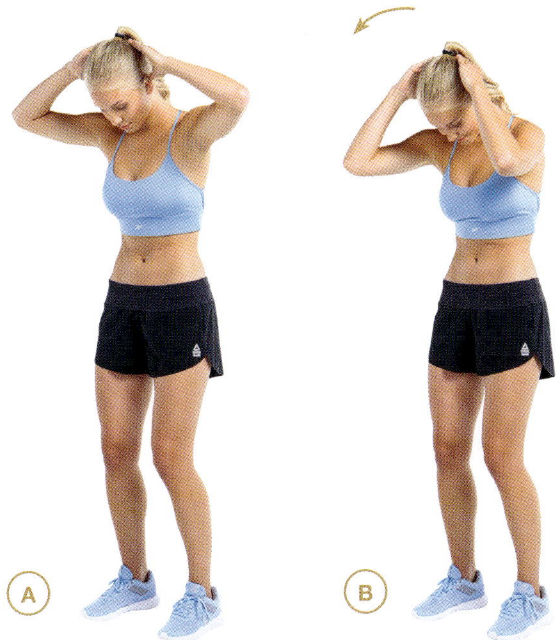

Der Bewegungsablauf.

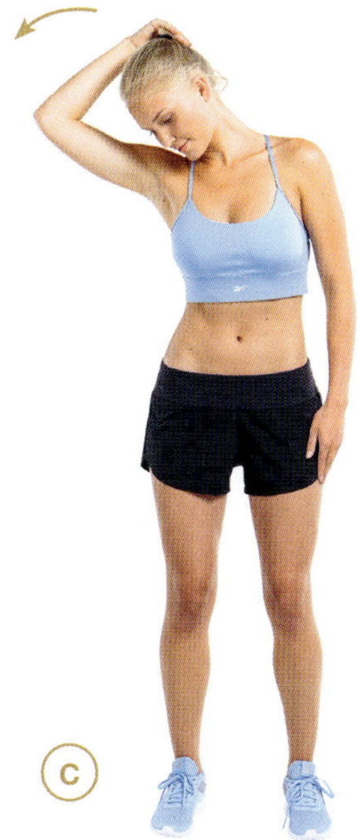

Der Zug nach rechts unten.

SO GEHT »ENTSPANNEN-ERWEITERN«

- Du stehst aufrecht und hast die Hände auf den Hinterkopf gelegt.
- Beuge langsam den Kopf nach vorn (A), bis du einen leichten Dehnreiz in der Nackenmuskulatur spürst. Achte darauf, dass die Schultern hinten unten bleiben.
- Halte die Position, entspanne die Muskulatur und atme gleichmäßig.
- Wenn die Dehnspannung nach einigen Sekunden nachlässt, ziehst du vorsichtig mit den Händen den Hinterkopf weiter nach vorn unten (B).

A-E-E-METHODE

Beim »Anspannen – Entspannen – Erweitern« nimmst du die Dehnung ein und spannst deinen Hinterkopf gegen die Handflächen, ohne die Kopfposition zu verändern. Dann entspannst du kurz die aktivierte Muskulatur, wobei du die Position bewahrst. Schließlich ziehst du den Kopf weiter nach vorn unten (B).

VARIANTEN

Du kannst die Kopfbewegung vorsichtig federnd ausführen (Dehnmethode 3, Seite 36).
Du kannst die Übung mit Drehung kombinieren. Bewege das Kinn diagonal nach unten, greife auf den Hinterkopf und ziehe den Kopf vorsichtig weiter nach unten (C).
Die Übung lässt sich auch aufrecht auf einem Stuhl sitzend üben – als kurze Pause von der Arbeit am Schreibtisch.

D3 Kopfschieben nach hinten oben

DEHNUNG
++ Hals- und Nackenmuskulatur

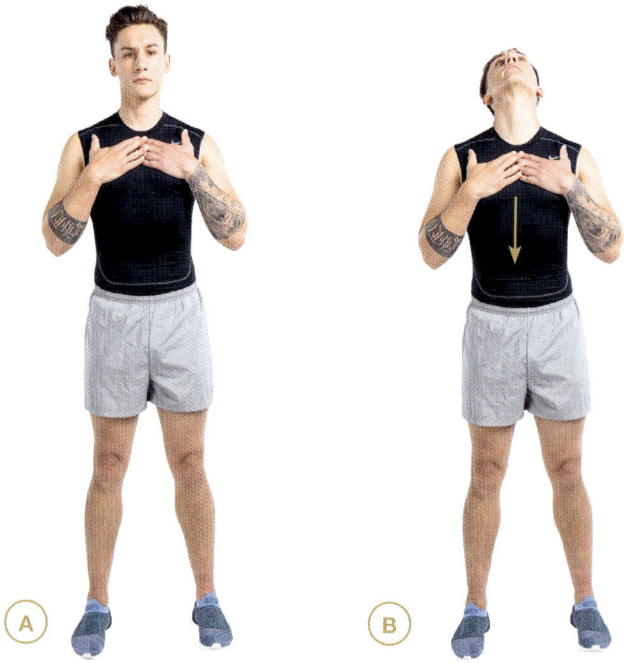

Der Bewegungsablauf.

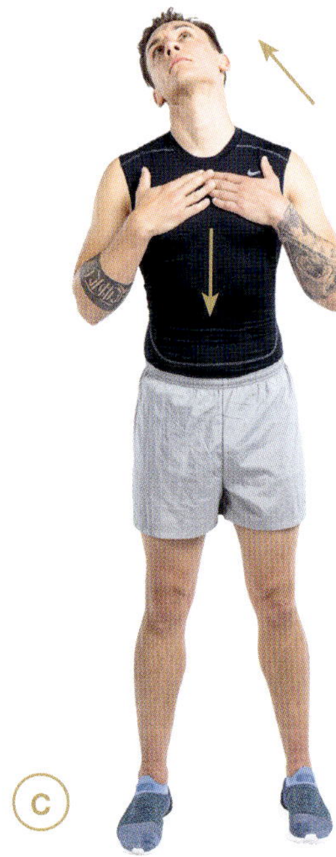

Die Variante schräg nach oben.

SO GEHT »ENTSPANNEN-ERWEITERN«

- Du stehst aufrecht, die Schultern sind nach hinten unten gespannt. Mit den Händen spannst du die Brust nach unten.
- Hebe langsam das Kinn an und schiebe dabei den Hinterkopf nach hinten oben (A), bis du einen leichten Dehnreiz in der vorderen Halsmuskulatur spürst.
- Halte die Position, entspanne die Muskulatur und atme gleichmäßig.
- Wenn die Dehnspannung nachlässt, hebst du das Kinn und schiebst den Hinterkopf weiter hoch (B).

A-E-E-METHODE

Beim »Anspannen – Entspannen – Erweitern« drückst du dein Kinn leicht gegen einen Daumen, ohne die Kopfposition zu verändern. Die andere Hand spannt weiter den Brustkorb nach unten. Dann entspannst du kurz die aktivierte Muskulatur, ohne die Position zu verlassen. Schließlich schiebst du das Kinn und den Hinterkopf vorsichtig weiter hoch (B).

VARIANTE

Gehe vorsichtig vor und achte darauf, dass du den Kopf nicht nach hinten abknickst, sondern ihn nach hinten oben bewegst.
Alternativ kannst du den Kopf seitlich hoch bewegen (C), um die Muskulatur einseitig intensiver zu erreichen.

Unterarme

D4 Handanziehen mit vorzeigender Handfläche

DEHNUNG

++ Handgelenk- und Fingerbeugemuskulatur

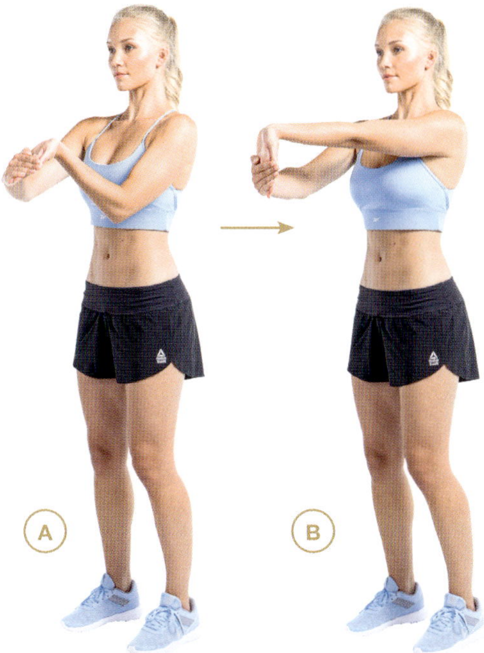

Der Bewegungsablauf.

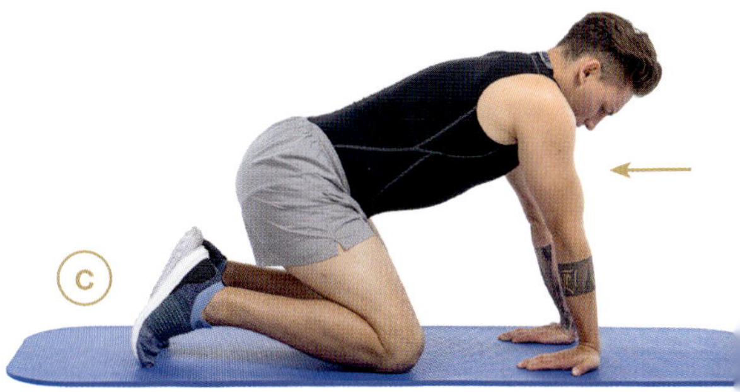

Die Variante am Boden.

SO GEHT »ENTSPANNEN-ERWEITERN«

- Du stehst aufrecht und hebst einen Arm gebeugt vor dem Oberkörper. Die Handfläche ist nach vorn und die Finger sind nach unten gerichtet. Die andere Hand legst du auf die Fingerspitzen (A).
- Drücke den Arm nach vorn durch. Ziehe dabei die gestreckten Finger nach hinten (B), bis du einen leichten Dehnreiz spürst.
- Halte die Position, entspanne die Muskulatur und atme gleichmäßig (Dehnmethode 1, Seite 33).
- Wenn die Dehnspannung nach einigen Sekunden nachlässt, ziehst du die Finger weiter an, bis du einen erneuten Reiz spürst.

A-E-E-METHODE

Beim »Anspannen – Entspannen – Erweitern« (Dehnmethode 2, Seite 34) spannst du mit den Fingerspitzen gegen die Handfläche der anderen Hand (B), ohne erkennbare Bewegung. Dann entspannst du kurz die aktivierte Muskulatur, ohne die Handposition zu verändern. Schließlich ziehst du die Finger weiter an.

VARIANTEN

Falls du sehr beweglich bist, dann vermeide es die Finger zu überstrecken.

Du kannst vorsichtig federnd üben (Dehnmethode 3, Seite 36).

Als Option kannst du an Boden (C) oder Wand einseitig oder beidseitig üben. Suche vorsichtig durch Handdrehung die Position mit der geeignete Dehnspannung.

D5 Handanziehen mit rückzeigender Handfläche

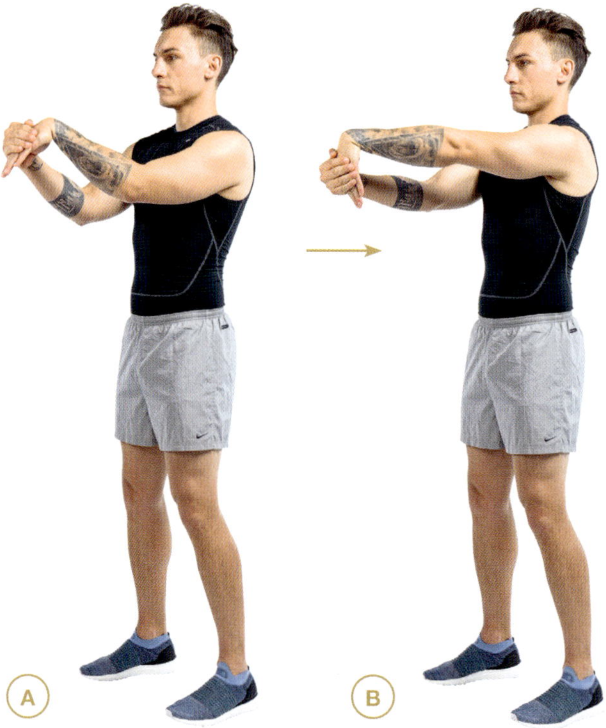

Der Bewegungsablauf.

DEHNUNG

++ Handgelenk- und Fingerstreckmuskulatur

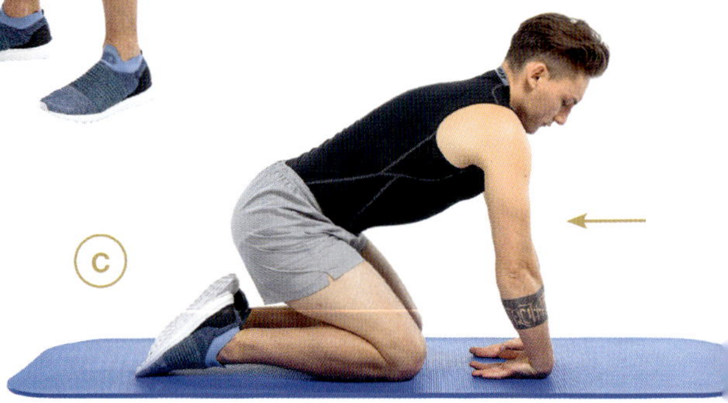

Die Variante am Boden.

SO GEHT »ENTSPANNEN-ERWEITERN«

- Du stehst aufrecht und hebst einen Arm gebeugt vor dem Oberkörper. Umfasse mit der anderen Hand die Fingerknöchel (A).
- Strecke den Arm nach vorn. Ziehe dabei vorsichtig die Übungshand heran (B), bis du einen leichten Dehnreiz spürst.
- Halte die Position, entspanne die Muskulatur und atme gleichmäßig.
- Wenn die Dehnspannung nachlässt, ziehst du die Hand weiter heran.

A-E-E-METHODE

Beim »Anspannen – Entspannen – Erweitern« spannst du den Handrücken gegen die Handfläche (B). Dann entspannst du die aktivierte Muskulatur, wobei du die Position bewahrst. Schließlich ziehst du die Hand weiter heran.

VARIANTEN

Du kannst vorsichtig federnd üben (Dehnmethode 3).

Du kannst Handdrehungen nach links und rechts ergänzen.

Als Option kannst du am Boden (C) üben. Beginne mit den Händen nah an den Knien. Fortgeschrittene können die Distanz etwas vergrößern. Verlagere leicht dein Gewicht nach hinten. Teste die Variante vorsichtig; für manche Sportler ist sie zu intensiv.

Brust, vordere Schultern und vordere Oberarme

D 6 Brustvorschieben

DEHNUNG
++ Brustmuskulatur
+ vordere Schultermuskulatur

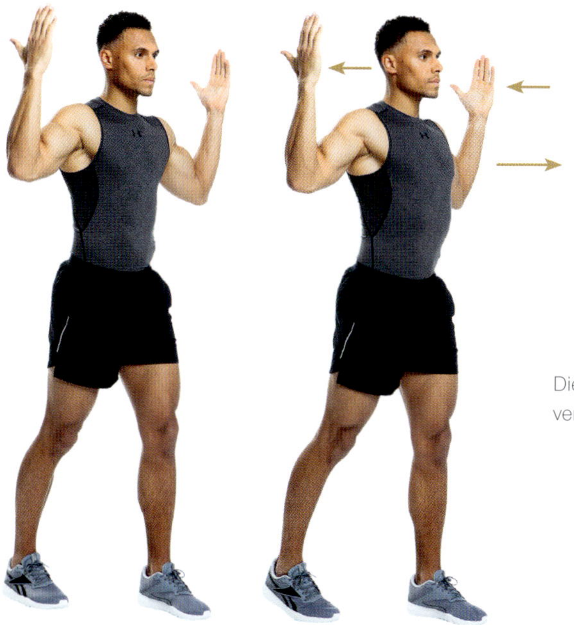

(A) Die Anfangs- und die Endposition. (B)

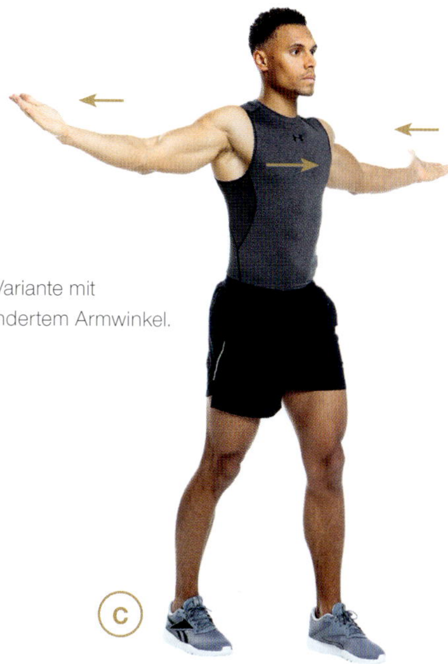

Die Variante mit verändertem Armwinkel.

(C)

SO GEHT »ENTSPANNEN-ERWEITERN«

- Du stehst im beginnenden Ausfallschritt. Die Arme sind u-förmig angehoben (A).
- Schiebe den Brustkorb vor und bewege gleichzeitig die Arme nach hinten (B), bis du einen leichten Dehnreiz spürst.
- Halte die Position, entspanne die Muskulatur und atme gleichmäßig (Dehnmethode 1, Seite 33).
- Wenn die Dehnspannung nach einigen Sekunden nachlässt, schiebst du den Brustkorb weiter vor, bis du einen erneuten Reiz spürst.

A-E-E-METHODE

Beim »Anspannen – Entspannen – Erweitern« (Dehnmethode 2, Seite 34) spannst du die Arme gegen einen imaginären Widerstand nach vorn (B), ohne jedoch dabei die Arme vorzubewegen. Dann entspannst du kurz die aktivierte Muskulatur, wobei du die Position bewahrst. Schließlich schiebst du den Brustkorb weiter vor.

VARIANTEN

Du kannst das Brustvorschieben federnd ausführen (Dehnmethode 3, Seite 36).
Du erreichst etwas unterschiedliche Anteile der Brustmuskulatur, indem du die Position und die Höhe der Arme variierst (C). Teste verschiedene Position und achte darauf, wie du deine Zielmuskulatur am besten erreichst.
Wenn du auch die vordere Oberarmmuskulatur intensiv dehnen willst, dann halte die Arme gestreckt.

D 7 Gestreckten Arm anlegen

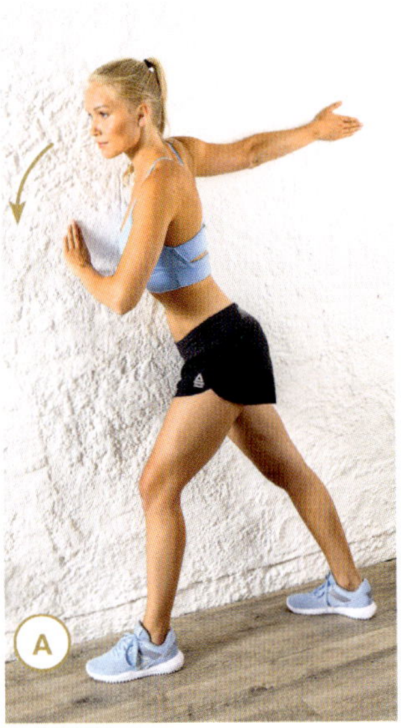

Die Dehnposition mit rechts.

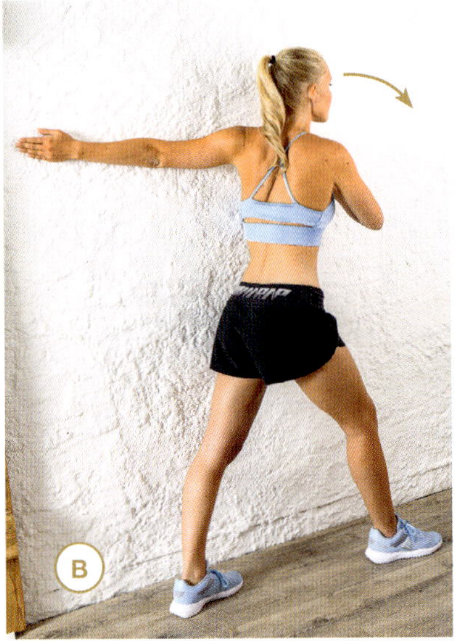

Die Dehnposition mit links.

DEHNUNG
++ vordere Oberarm-, Brust- und vordere Schultermuskulatur

SO GEHT »ENTSPANNEN-ERWEITERN«

- Du stehst gerade und hast den gestreckten Arm seitlich an einer Wand oder einem hohen Gegenstand positioniert. Die Hand befindet sich etwas höher als die Schulter.
- Du kannst die Hand mit der Handfläche, Innenseite oder Handrücken anlegen. Mit dem Handrücken erreichst du mehr den Bizeps und weniger die Brust. Teste, wie du am besten die geeignete Dehnwirkung erreichst.
- Drehe den Oberkörper leicht von der Hand weg (A), bis du einen leichten Dehnreiz in spürst.
- Halte die Position, entspanne die Muskulatur und atme gleichmäßig weiter.
- Wenn die Dehnspannung nach einigen Sekunden nachlässt, drehst du den Oberkörper etwas weiter, bis du einen erneuten Reiz spürst.

A-E-E-METHODE

Beim »Anspannen – Entspannen – Erweitern« spannst du die Hand gegen den Widerstand (A), ohne die Armposition zu verändern. Dann entspannst du kurz die aktivierte Muskulatur, wobei du die Position bewahrst. Schließlich erweiterst du die Drehung.

VARIANTEN

Du kannst die Körperdrehung vorsichtig federnd ausführen (Dehnmethode 3).
Willst du die Brustmuskulatur mehr mitdehnen, dann drehe dich von Arm weg, d.h. hast du den rechten Arm an der Wand, dann rotiere nach links.
Wenn du hingegen zu mehr Brustdehnung übergehen willst, dann halte den angelegten Arm gebeugt und rotiere zudem deutlich weg vom angelegten Arm. So wird die Bizeps-Dehnung herausgenommen.
Wenn keine Wand oder Gegenstand verfügbar ist, dann kannst du den Arm in die Luft halten und so die Drehung machen. Du kannst die Übung auch am Boden machen und den Arm dazu zur Seite ablegen.

D 8 Gestreckte Arme vorn auflegen

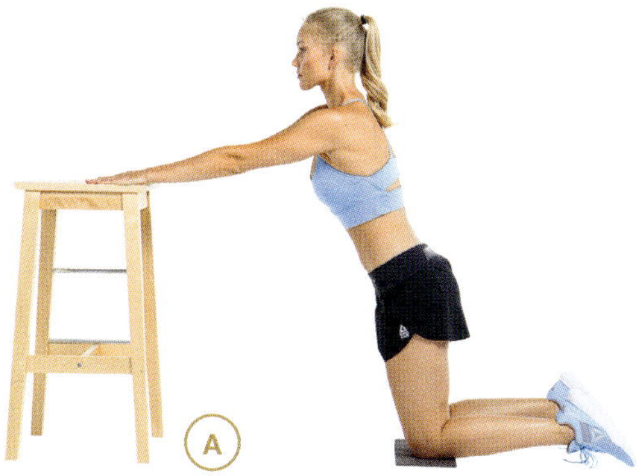

DEHNUNG

++ Brustmuskulatur, vordere und hintere Oberarm-, Schulter- und Rückenmuskulatur

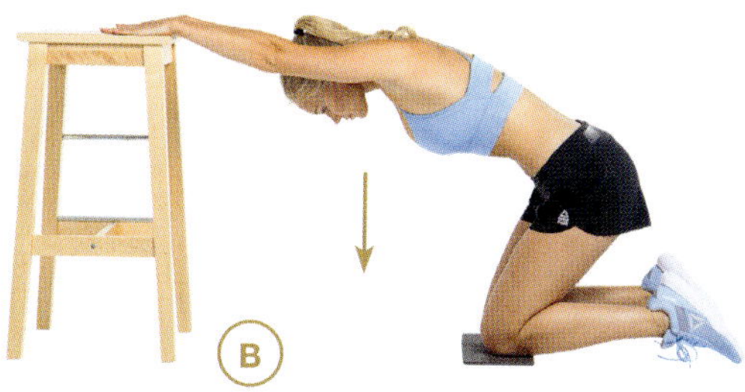

Der Bewegungsablauf.

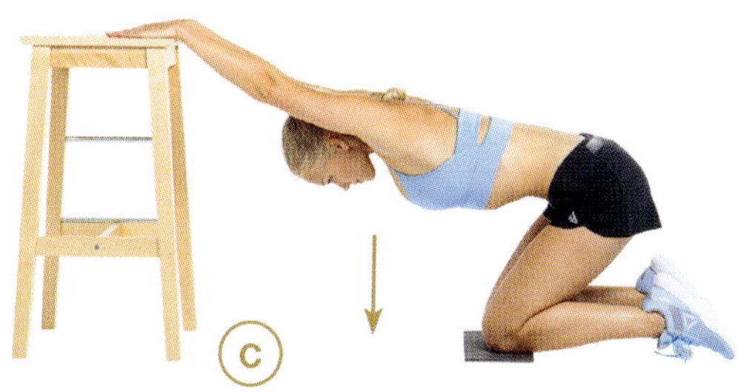

Die tiefe Position für Fortgeschrittene. Du kannst einen tieferen Gegenstand nutzen und dann die Unterarme gerade halten.

SO GEHT »ENTSPANNEN-ERWEITERN«

- Du bist im Kniestand, die Arme sind nach vorn gestreckt und liegen mit den Handflächen auf einem Stuhl (A).
- Konzentriere dich auf die Entspannung der Brustmuskulatur und senke den Oberkörper nach unten (B)–(C), bis du einen leichten Dehnreiz spürst. Das Gesäß kannst du zurückschieben, um die Dehnung zu intensivieren.
- Halte die Position, entspanne die Muskulatur und atme gleichmäßig weiter.
- Wenn die Dehnspannung nach einigen Sekunden nachlässt, senkst du den Oberkörper tiefer und schiebst das Gesäß weiter zurück, bis du einen erneuten Reiz spürst.

A-E-E-METHODE

Beim »Anspannen – Entspannen – Erweitern« spannst du die Hände gegen den Stuhl (B). Dann entspannst du kurz die aktivierte Muskulatur, wobei du in der Position bleibst. Schließlich bewegst du dich in die tiefere Position.

VARIANTEN

Du kannst die Oberkörperbewegung federnd ausführen (Dehnmethode 3).
Du kannst alternativ stehend üben und die Hände auf einem Tisch auflegen, oder du stützt sie an die Wand.

D 9 Arme hinten auflegen und strecken

DEHNUNG

++ Brustmuskulatur, vordere Oberarm- und Schultermuskulatur

\+ Rumpfmuskulatur

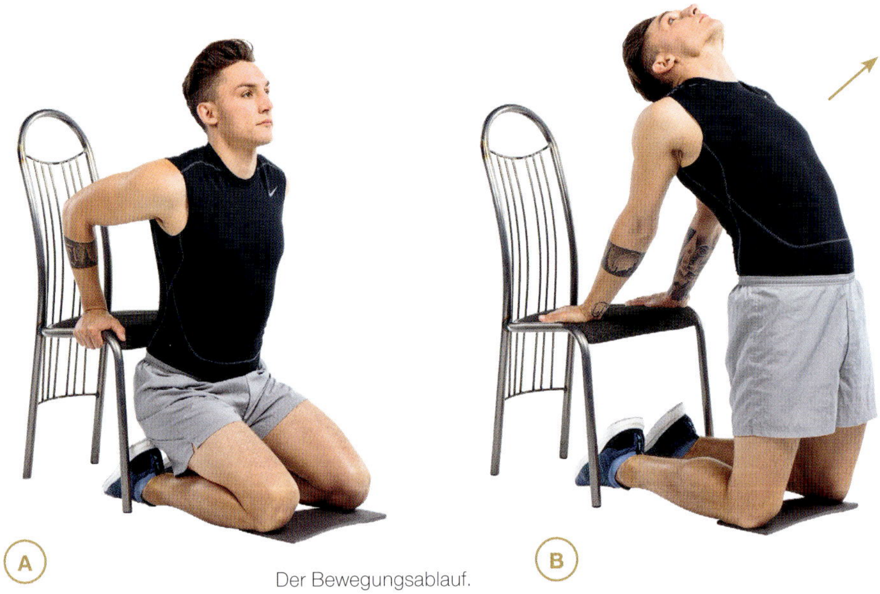

Der Bewegungsablauf.

SO GEHT »ENTSPANNEN-ERWEITERN«

- Du befindest dich im Fersensitz, die gebeugten Arme sind nach hinten gerichtet und die Hände liegen auf einem Gegenstand z. B. Stuhl (A).
- Richte die Finger nach hinten. Dann hebe das Gesäß, strecke deine Arme und schiebe das Brustbein vor (B), bis du einen leichten Dehnreiz spürst.
- Halte die Position, entspanne die Muskulatur und atme gleichmäßig weiter.
- Wenn die Dehnspannung nach einigen Sekunden nachlässt, schiebst du den Oberkörper weiter vor, bis du einen erneuten Reiz spürst.

A-E-E-METHODE

Beim »Anspannen – Entspannen – Erweitern« spannst du die Hände gegen den Gegenstand. Dann entspannst du kurz die aktivierte Muskulatur, wobei du in der Position bleibst. Schließlich schiebst du den Oberkörper weiter vor (B).

VARIANTEN

Du kannst die Streckbewegung vorsichtig federnd ausführen (Dehnmethode 3). Fortgeschrittene bringen die Hände näher zusammen.

Du kannst alternativ im Stand üben und die Hände auf einen mindestens hüfthohen Gegenstand auflegen. Zur Intensivierung wählst du einen höheren Gegenstand.

Schultern, hintere Oberarme und oberer Rücken

D 10 Armschieben seitlich vor dem Körper

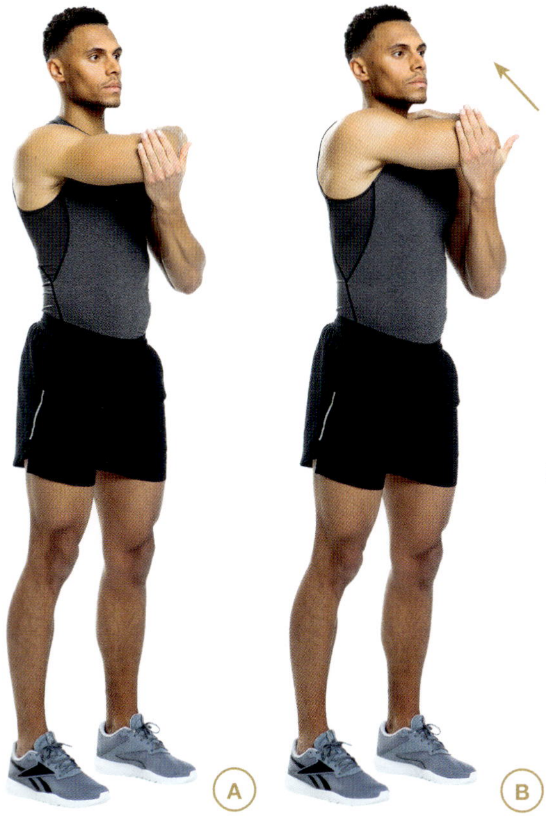

DEHNUNG

++ seitliche und hintere Schultermuskulatur

+ hintere Oberarm- und obere Rückenmuskulatur

Die Anfangs- und die Endposition.

SO GEHT »ENTSPANNEN-ERWEITERN«

- Du stehst aufrecht und hast den Übungsarm in Schulterhöhe vor dem Körper. Mit der anderen Hand fasst du oberhalb des Ellbogens (A).
- Schiebe den Übungsarm am Kopf vorbei seitlich nach hinten (B), bis du einen leichten Dehnreiz spürst.
- Halte die Position, entspanne die Muskulatur und atme gleichmäßig (Dehnmethode 1, Seite 33).
- Wenn die Dehnspannung nach einigen Sekunden nachlässt, schiebst du den Übungsarm weiter, bis du einen erneuten Reiz spürst.

A-E-E-METHODE

Beim »Anspannen – Entspannen – Erweitern« (Dehnmethode 2, Seite 34) spannst du den Ellbogen in die schiebende Hand (B). Dann entspannst du kurz die aktivierte Muskulatur, wobei du in der Position bleibst. Schließlich bewegst du den Übungsarm weiter.

VARIANTE

Du kannst das Armschieben federnd ausführen (Dehnmethode 3, Seite 36).

D 11 Greifen der Schulterblätter

DEHNUNG
++ Schulter- und obere Rückenmuskulatur
+ hintere Oberarmmuskulatur

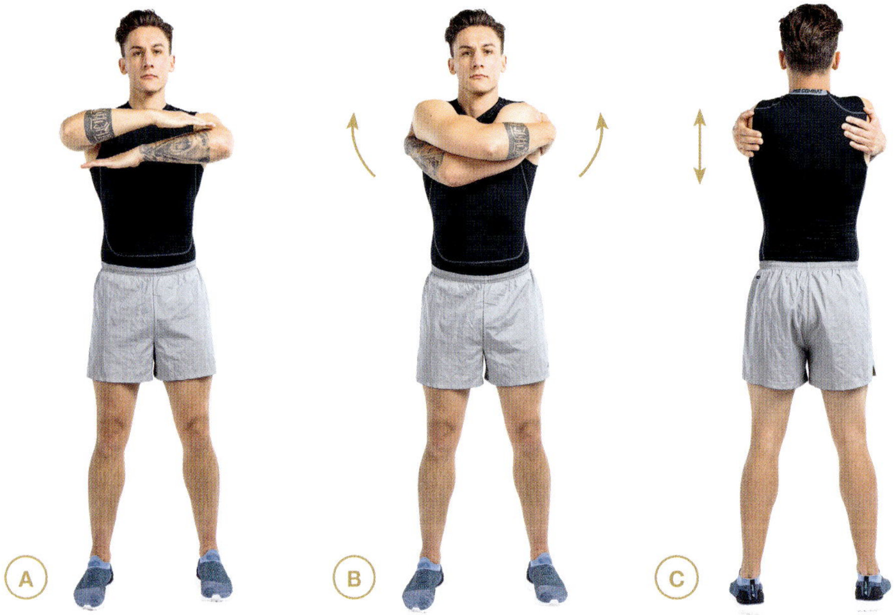

Der Übungsverlauf.

Das Bewegen an den Schulterblatträndern entlang.

SO GEHT »ENTSPANNEN-ERWEITERN«

- Du stehst aufrecht und führst die Hände gekreuzt in Richtung der Schulterblätter (A), bis du einen leichten Dehnreiz spürst.
- Die Oberarme bleiben dabei in waagrechter Position. Fortgeschrittene halten sich an den Schulterblatträndern fest (B).
- Halte die Position, entspanne die Muskulatur und atme gleichmäßig weiter.
- Wenn die Dehnspannung nach einigen Sekunden nachlässt, bewege die Hände weiter, bis du einen erneuten Reiz spürst.

A-E-E-METHODE

Beim »Anspannen – Entspannen – Erweitern« spannst du die Schulterblätter auseinander (B), ohne dabei die Armposition zu verändern. Dann entspannst du kurz die aktivierte Muskulatur, wobei du in der Position bleibst. Schließlich bewegst du die Hände weiter.

VARIANTEN

Du kannst die Handbewegung nach hinten federnd machen (Dehnmethode 3). Fortgeschrittene bewegen die Finger an den Schulterblatträndern entlang nach oben oder unten (C). Die Übung wird zudem intensiviert, wenn du den Schultergürtel etwas nach vorn unten ziehst.

D 12 Armschieben hinter dem Kopf nach unten

DEHNUNG

++ hintere Oberarm- und Schultermuskulatur

\+ obere Rückenmuskulatur

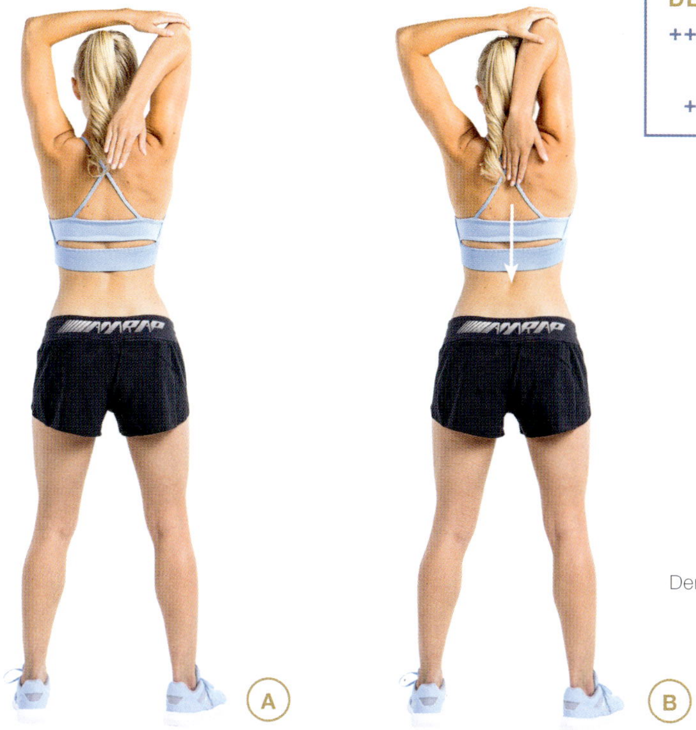

Der Bewegungsablauf.

SO GEHT »ENTSPANNEN-ERWEITERN«

- Du stehst aufrecht, der rechte Unterarm hängt hinter dem Kopf nach unten, wobei sich der Oberarm etwa in waagrechter Position befindet. Lege die linke Hand auf den rechten Ellbogen (A).
- Schiebe den Arm gerade nach unten (B), bis du einen leichten Dehnreiz spürst.
- Halte die Position, entspanne die Muskulatur und atme gleichmäßig weiter.
- Wenn die Dehnspannung nach einigen Sekunden nachlässt, schiebst du den Ellbogen weiter nach unten, bis du einen erneuten Reiz spürst.

A-E-E-METHODE

Beim »Anspannen – Entspannen – Erweitern« spannst du den rechten Ellbogen in die linke Handfläche (B), ohne dabei die Armposition zu verändern. Dann entspannst du kurz die aktivierte Muskulatur, wobei du in der Position bleibst. Schließlich schiebst du den Ellbogen weiter nach unten.

VARIANTEN

Du kannst das Armschieben federnd ausführen (Dehnmethode 3).

Wenn du den Arm nicht gerade nach unten, sondern diagonal zur linken Seite bewegst und gleichzeitig den Oberkörper in dieselbe Richtung mitbewegst, intensivierst du die Dehnung der oberen Rückenmuskulatur.

D 13 Diagonales Handgreifen hinter dem Rücken

DEHNUNG
++ Schulter-, Brust- und Armmuskulatur
+ obere Rückenmuskulatur

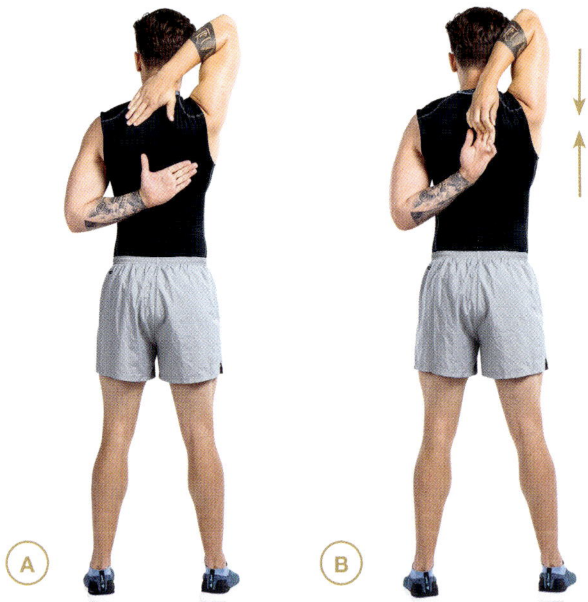

Der Bewegungsablauf.

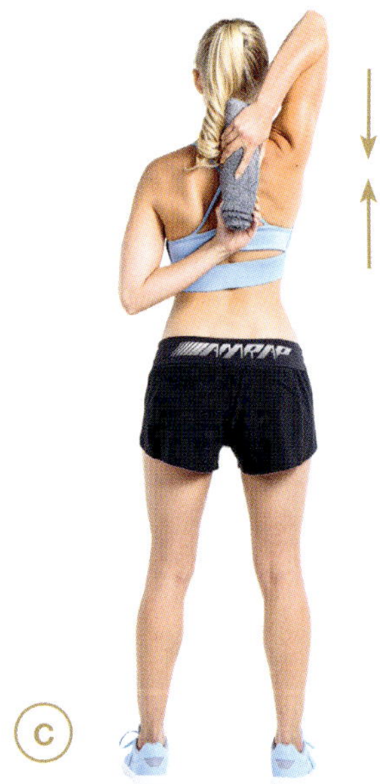

Die Vereinfachung mit einem Handtuch.

SO GEHT »ENTSPANNEN-ERWEITERN«

- Du stehst aufrecht, der rechte Unterarm hängt hinter dem Kopf nach unten (A), wobei der Oberarm etwa in waagrechter Position ist.
- Führe langsam den linken Unterarm hinter dem Rücken von unten nach oben, bis sich beide Hände greifen können (B).
- Halte die Position, entspanne die Muskulatur und atme gleichmäßig weiter.
- Wenn die Dehnspannung nach einigen Sekunden nachlässt, bewegst du die Hände weiter aufeinander zu, bis du einen erneuten Reiz spürst.

A-E-E-METHODE

Beim »Anspannen – Entspannen – Erweitern« spannst du die Arme auseinander, ohne dabei die Armposition zu verändern (B). Dann entspannst du kurz die aktivierte Muskulatur, wobei du in der Position bleibst. Schließlich bewegst du die Hände weiter aufeinander zu.

VARIANTEN

Du kannst das Bewegen der Hände aufeinander zu vorsichtig federnd machen (Dehnmethode 3). Fühlst du bereits vorher einen Dehnreiz, dann vereinfache die Übung mit einem Handtuch (C). Bewege die Hände am Handtuch entlang aufeinander zu, sodass sich der Abstand immer weiter verkürzt, bis du die gewünschte Dehnposition erreicht hast.

D 14 Seitliches Armbewegen hinter dem Rücken

DEHNUNG
++ Schulter- und Brustmuskulatur
+ obere Rückenmuskulatur

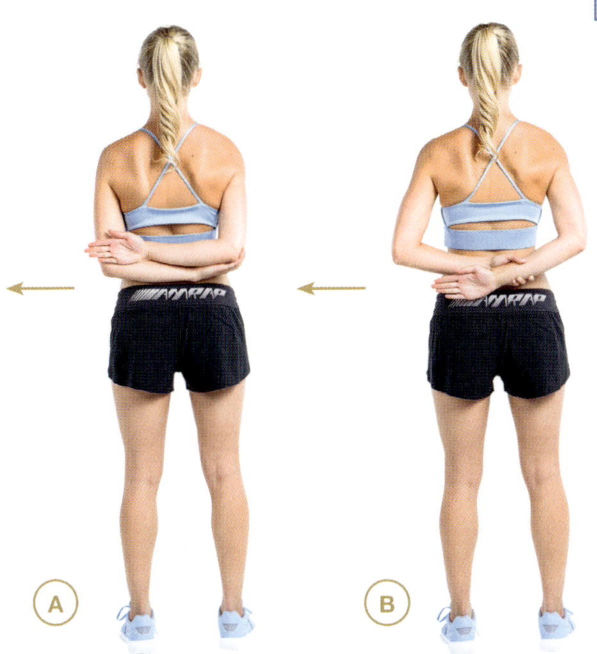

Der Bewegungsablauf nach links.

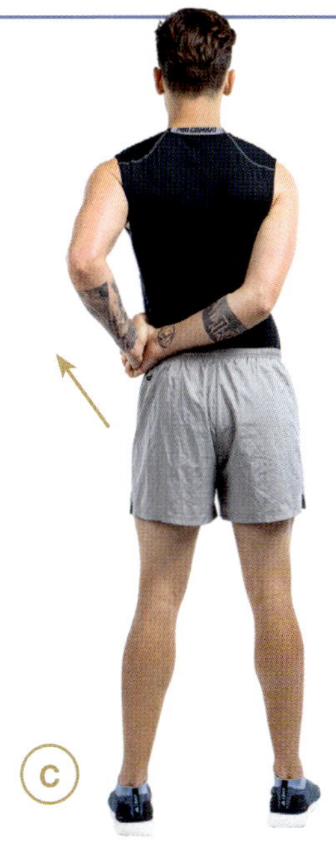

Die Variante mit Bewegung nach links.

SO GEHT »ENTSPANNEN-ERWEITERN«

- Du stehst aufrecht, der rechte Arm befindet sich hinter dem Rücken, der Unterarm ist waagrecht (A). Fasse den rechten Ellbogen mit der linken Hand. Gelingt dies noch nicht, dann greife den Unterarm oder das Handgelenk (B).
- Ziehe den Arm nach links, bis du einen leichten Dehnreiz spürst. Wichtig ist, dass du die rechte Schulter nicht nach vorn absenkst.
- Halte die Position, entspanne die Muskulatur und atme gleichmäßig weiter.
- Wenn die Dehnspannung nach einigen Sekunden nachlässt, bewegst du den Übungsarm weiter zur linken Seite, bis du einen erneuten Reiz spürst.

A-E-E-METHODE

Beim »Anspannen – Entspannen – Erweitern« spannst du den rechten Ellbogen gegen die linke Hand (B) beziehungsweise spanne bei anderer Haltung die Arme auseinander. Dann entspannst du kurz die aktivierte Muskulatur, wobei du in der Position bleibst. Schließlich bewegst du den rechten Arm weiter nach links.

VARIANTEN

Du kannst vorsichtig federnd den Übungsarm bewegen (Dehnmethode 3).
Als Option greifst du mit den Händen ineinander hinter dem Rücken. Bringe die Hände an der Rumpfseite entlang nach vorn (C), bis du die Dehnung spürst.

D 15 Hohes Ellbogenstützen und Vorlehnen

DEHNUNG
++ hintere Oberarmmuskulatur
+ obere Rücken und Schultermuskulatur

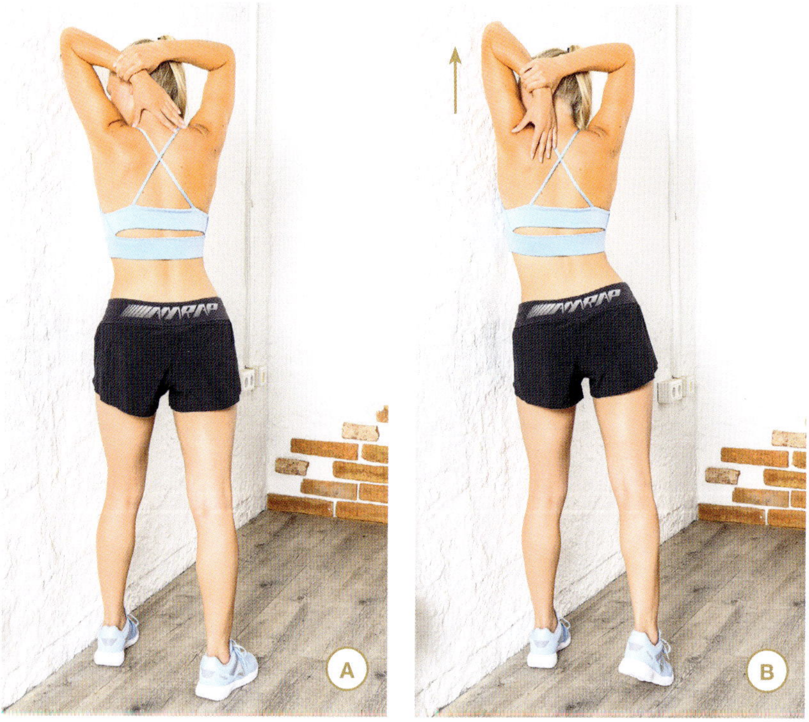

Der Bewegungsablauf.

SO GEHT »ENTSPANNEN-ERWEITERN«

- Du stehst im leichten Ausfallschritt vor einem Türrahmen oder einer Wand. Positioniere den hinteren Teil des Ellbogens in hoher Position. Mit der anderen Hand drückst du den Unterarm nach unten (A).
- Lehne den Oberkörper vor und rutsche mit dem Ellbogen höher (B), bis du den leichten Dehnreiz spürst. Der Übungsarm bleibt gebeugt.
- Halte die Position, entspanne die Muskulatur und atme gleichmäßig weiter.
- Wenn die Dehnspannung nach einigen Sekunden nachlässt, bewegst du dich etwas weiter, bis du einen erneuten Reiz spürst.

A-E-E-METHODE

Beim »Anspannen – Entspannen – Erweitern« drückst du den Ellbogen gegen die Wand (B). Dann entspannst du kurz die aktivierte Muskulatur, wobei du in der Position bleibst. Schließlich verlagerst du den Oberkörper weiter vor.

VARIANTE

Du kannst das Vorlehnen vorsichtig federnd ausführen (Dehnmethode 3).

D 16 Ellbogenauflegen über Kopf

DEHNUNG
++ Schulter-, hintere Oberarm- und obere Rückenmuskulatur

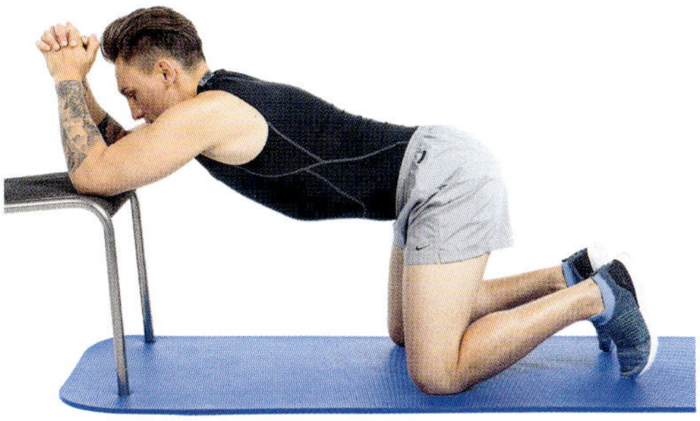

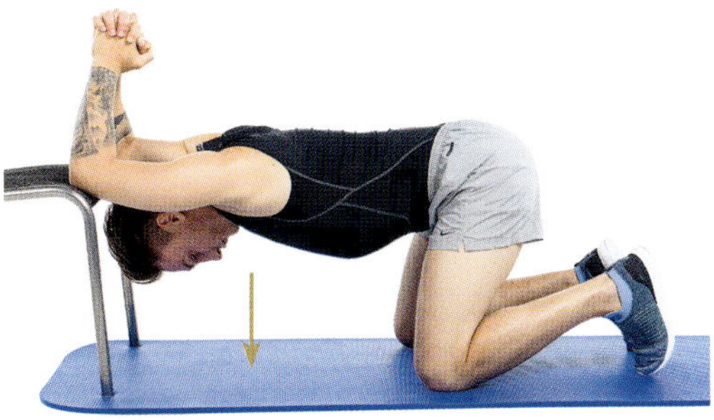

Ⓐ Ⓑ Der Bewegungsablauf.

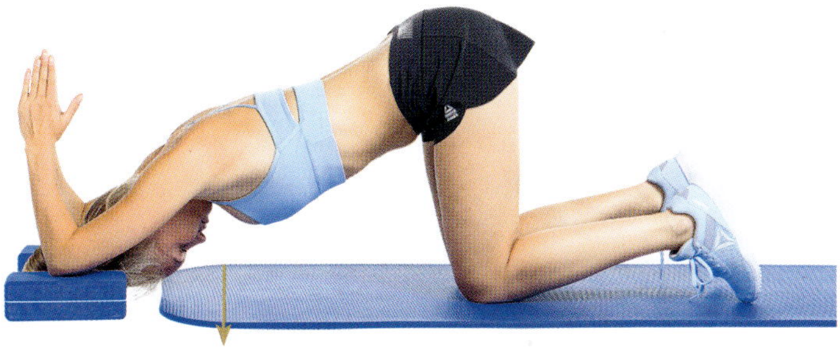

Ⓒ Die Übung mit Yoga-Blöcken am Boden.

SO GEHT »ENTSPANNEN-ERWEITERN«

- Du kniest dich auf den Boden vor einen Stuhl oder eine Trainingsbank und positionierst darauf deine Ellbogen (A).
- Konzentriere dich auf die Entspannung der Muskulatur und senke den Oberkörper (B), bis du einen leichten Dehnreiz spürst.
- Halte die Position, entspanne die Muskulatur und atme gleichmäßig weiter.
- Wenn die Dehnspannung nach einigen Sekunden nachlässt, senkst du den Oberkörper tiefer, bis du einen erneuten Reiz spürst.

A-E-E-METHODE

Spanne die Ellbogen gegen den Gegenstand, ohne die Armposition zu verändern. Dann entspannst du kurz die aktivierte Muskulatur, wobei du in der Position bleibst. Schließlich senkst du den Oberkörper tiefer (B).

VARIANTEN

Du kannst das Oberkörpersenken vorsichtig federnd machen (Dehnmethode 3).
Durch Veränderung der Armhaltung lässt sich die Dehnwirkung etwas variieren. Wenn du z. B. mit den Händen die Ellbogen fasst und die Arme so ablegst, wird die Dehnung der hinteren Oberarmmuskulatur herausgenommen.
Auch mit Yoga-Blöcken kannst du die Übung durchführen (C).

D 17 Gestreckte Arme hinten anheben

DEHNUNG

++ Schulter-, Brust-, Arm- und Rückenmuskulatur

A B

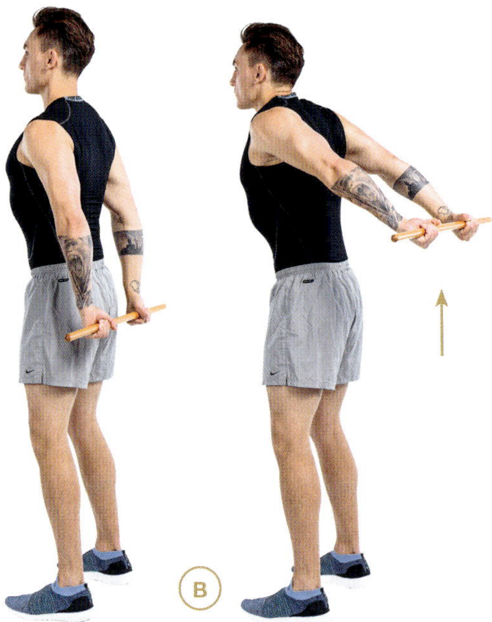

Der Bewegungsablauf.

C

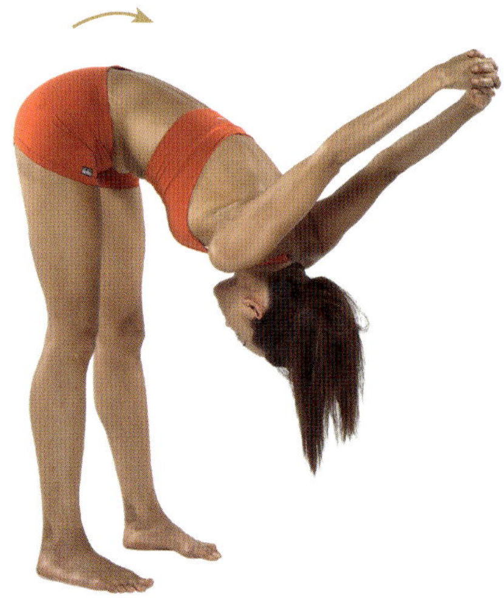

Die Intensivierung mit Oberkörper vorbeugen und den Fingern ineinander.

SO GEHT »ENTSPANNEN-ERWEITERN«

- Du stehst aufrecht mit den Armen hinter dem Rücken. In den Händen hast du einen Stab (A) oder ein gespanntes Handtuch. Der Brustkorb wird etwas nach vorn gehoben und die Schulterblätter nach hinten zusammengezogen.
- Strecke die Arme und hebe sie hinter dem Rücken an, bis du einen leichten Dehnreiz spürst (B). Achte auf Gesäß- und Bauchspannung.
- Halte die Position, entspanne die Muskulatur und atme gleichmäßig weiter.
- Wenn der Reiz nach einigen Sekunden nachlässt, hebst du die Arme höher an.

A-E-E-METHODE

Beim »Anspannen – Entspannen – Erweitern« spannst du die Arme auseinander und etwas nach oben, ohne dabei die Armposition zu verändern. Dann entspannst du kurz die Muskulatur, ohne die Arme zu senken. Schließlich hebst du die Arme höher.

VARIANTEN

Du kannst mit vor- oder rückzeigenden Handflächen in der Anfangsposition beginnen, wobei die Übung mit rückzeigenden Handflächen intensiver ist.

Du kannst das Armheben vorsichtig wippend ausführen (Dehnmethode 3).

Du erweiterst die Übung, indem du den Oberkörper nach vorn beugst und dabei die gestreckten Arme mitbewegst.

Du kannst ohne Stock mit den Händen zusammen und den Finger ineinander üben (C).

D 18 Lat-Dehnung vorgebeugt mit Band

DEHNUNG
++ obere Rückenmuskulatur
+ Schulter- und Rumpfmuskulatur

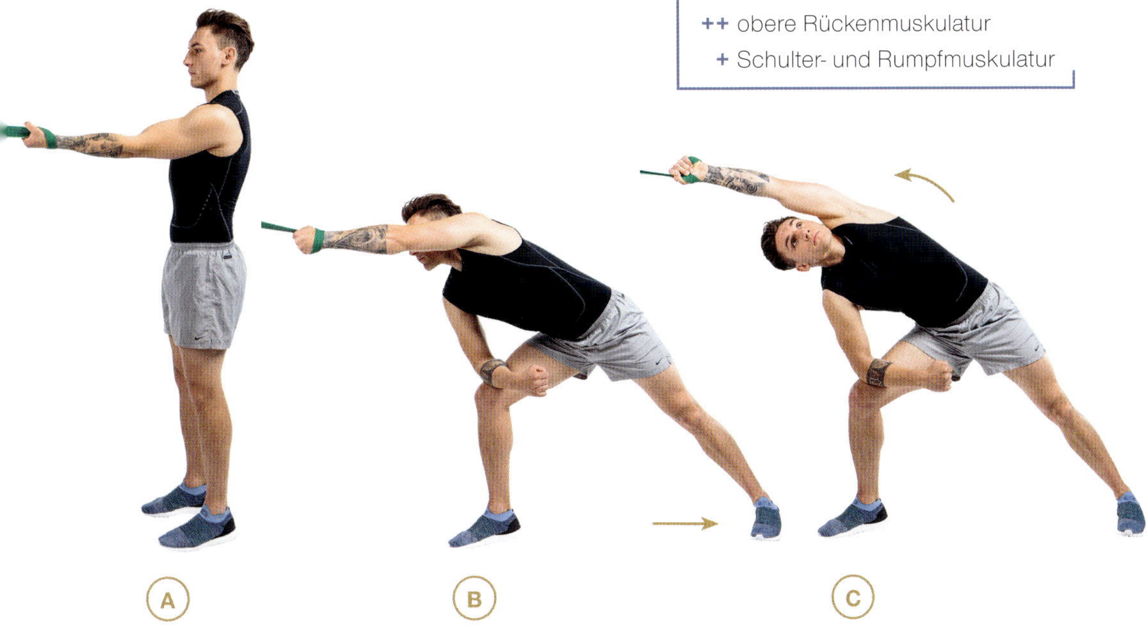

Der Bewegungsablauf.

SO GEHT »ENTSPANNEN-ERWEITERN«

- Du bringst ein starkes Fitness-Band in Schulterhöhe an und stellst dich mit dem Gesicht davor. Greife mit der Hand von unten durch die Schlaufe und fasse dann das Band von oben. Gehe etwas zurück, um leichte Zugspannung herzustellen (A).
- Mache mit dem Bein der Übungsseite einen Schritt zurück (B) und drehe den Arm der Übungsseite nach oben (C). Den Unterarm der freien Seite stützt du auf den Oberschenkel.
- Halte die Position, entspanne die Muskulatur und atme gleichmäßig weiter.
- Wenn die Dehnspannung nach einigen Sekunden nachlässt, gib dem Band nach, sodass der Arm weitergezogen wird und die Schulter näher zum Kopf kommt.

A-E-E-METHODE

Beim »Anspannen – Entspannen – Erweitern« spannst du den Übungsarm vom Befestigungspunkt weg (C), ohne tatsächliche Armbewegung. Dann entspannst du kurz die aktivierte Muskulatur, wobei du in der Position bleibst. Atme aus und lass dich vom Band weiter in die Dehnung ziehen.

VARIANTE

Du kannst das Nachgeben in die Dehnposition vorsichtig federnd ausführen (Dehnmethode 3).

D 19 Rücken runden und senken im Vierfüßlerstand

DEHNUNG
++ Lenden- und Brustwirbelsäule

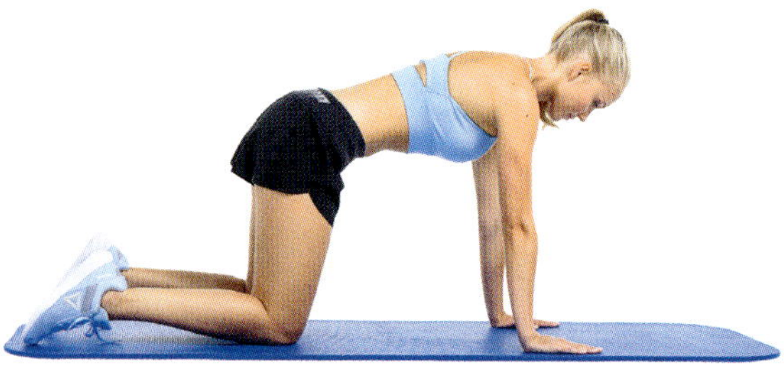

A

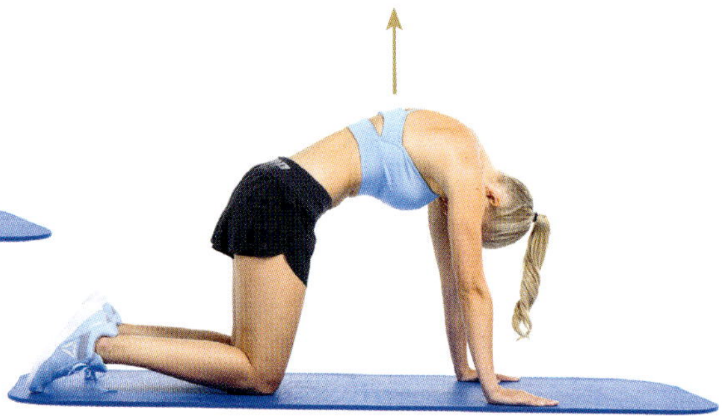

B

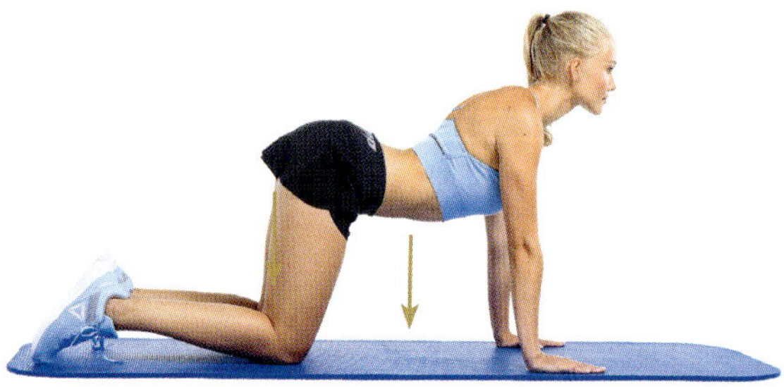

C

Der Bewegungsablauf.

SO GEHT »ENTSPANNEN-ERWEITERN«

Die Übung ist auch als »Katze-Kuh« bekannt.

- Du befindest dich im Vierfüßlerstand, die Hände sind unter den Schultern und die Knie unter den Hüften in hüftbreitem Abstand. Du bist in neutraler Position, der Rücken ist gerade und der Blick ist nach unten gerichtet (A). Atme zuerst etwas ein.
- Atme aus und ziehe den Bauchnabel nach oben, wodurch du den Oberkörper nach oben rundest und gleichzeitig das Kinn zur Brust bewegst (B).
- Wenn die Dehnspannung nach einigen Sekunden nachlässt, strecke den Körper weiter hoch, bis du einen erneuten Reiz spürst.
- Senke dann langsam den Bauchnabel und somit den unteren Rücken, wodurch du in ein Hohlkreuz kommst. Gleichzeitig atmest du ein. Kippe dabei das Becken nach vorn. Spanne erst die Schultern zusammen und hebe dann den Kopf an (C). Halte auch diese Position einige Atemzüge.

A-E-E-METHODE

Beim »Anspannen – Entspannen – Erweitern« (Dehnmethode 2, Seite 34) spannst du Hände und Knie gegen den Boden (B), ohne den Oberkörper zu senken. Dann entspannst du kurz die aktivierte Muskulatur, wobei du in der Position bleibst. Schließlich wölbst du den Oberkörper weiter. Verzichte beim anschließenden Senken auf diese Methode.

VARIANTE

Du kannst diese Übung auch als Mobilisierung durchführen, indem du 10 Wiederholungen des Wölbens und Senkens in einer langsamen, gleichmäßigen Bewegung durchführst. Versuche bei den Wiederholungen den Bewegungsumfang zu vergrößern.

D 20 Vorbeugen bei gebeugten Beinen

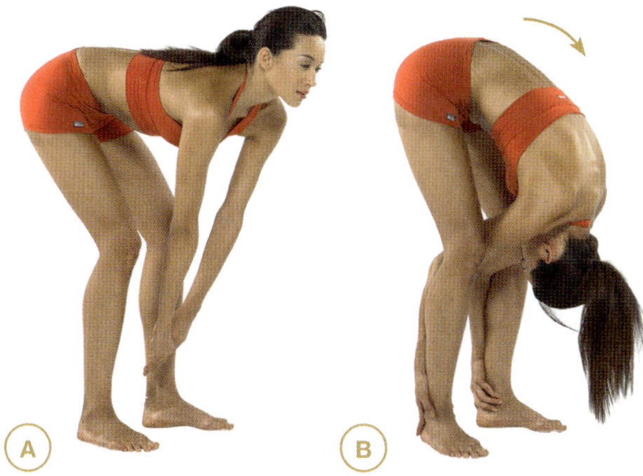

Die Anfangs- und die Endposition.

DEHNUNG
++ Rückenmuskulatur
+ Nacken- und Gesäßmuskulatur

SO GEHT »ENTSPANNEN-ERWEITERN«

- Aus dem geraden Stand mit gebeugten Beinen bewegst du den Oberkörper vor. Umfasse mit den Armen von innen die Unterschenkel und lasse den Oberkörper nach vorn (A) hängen, wobei das Becken vorkommt.
- Erweitere die Position, indem du dich mit den Händen vorziehst (B), bis du einen leichten Dehnreiz spürst.
- Halte die Position, entspanne die Muskulatur und atme gleichmäßig weiter (Dehnmethode 1, Seite 33).
- Wenn die Dehnspannung nach einigen Sekunden nachlässt, ziehst du den Oberkörper weiter nach vorn, bis du einen erneuten Reiz spürst.

A-E-E-METHODE

Beim »Anspannen – Entspannen – Erweitern« spannst du die Arme gegen die Unterschenkel und die obere Rückenmuskulatur nach oben (B), ohne die Position zu verändern. Dann entspannst du kurz die aktivierte Muskulatur, wobei du in der Position bleibst. Schließlich ziehst du den Oberkörper weiter nach vorn.

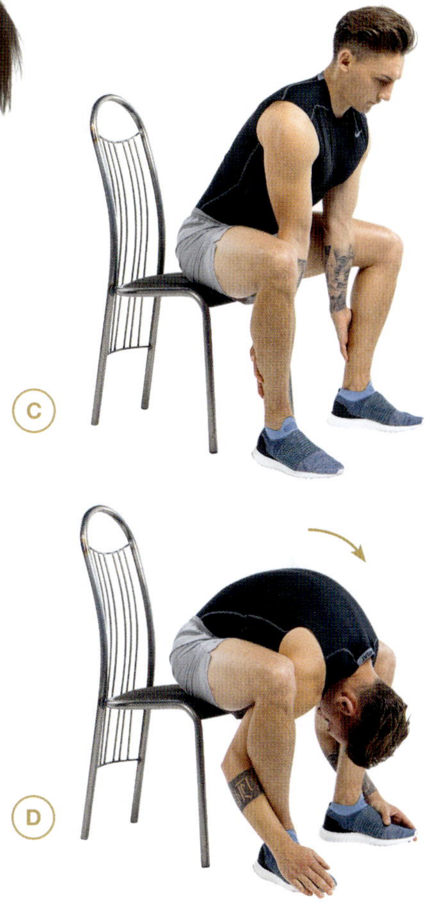

Die Variante auf dem Stuhl.

VARIANTEN

Die Übung kann auch auf einem Stuhl (C)–(D) oder dem Boden sitzend mit leicht angezogenen Beinen ausführen. Teste, welche Ausführung dir am meisten hilft.

D 21 Körperstrecken im Stand

DEHNUNG
++ obere Rücken-, Arm-, Brust-, Bauch-, Schulter- und Handmuskulatur

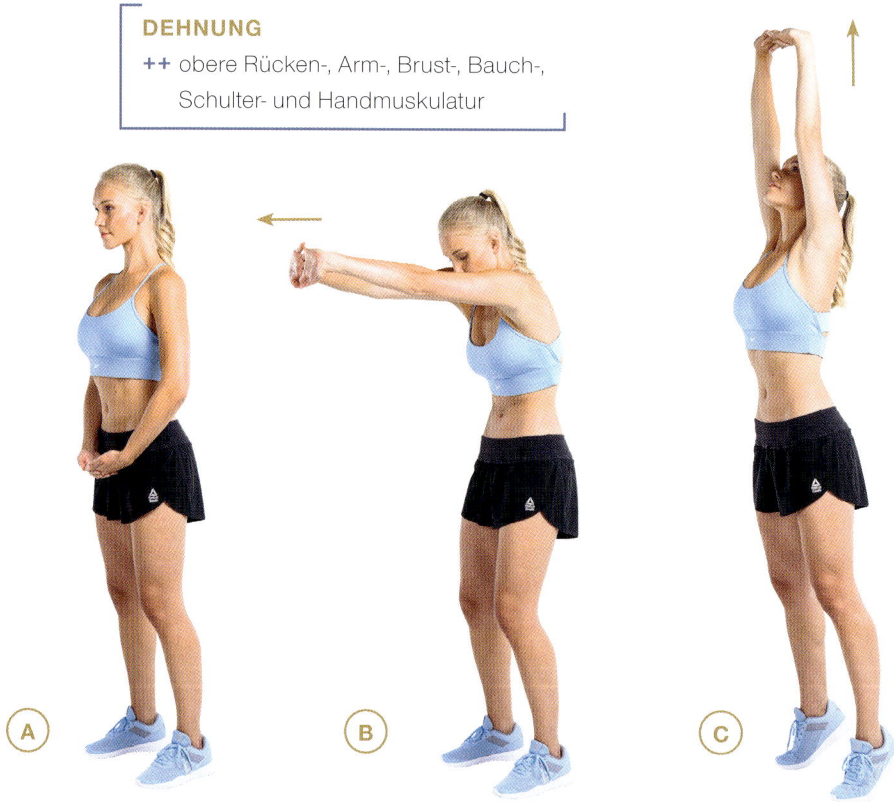

Der Bewegungsablauf.

SO GEHT »ENTSPANNEN-ERWEITERN«

- Du stehst aufrecht, die Hände sind vor dem Körper und die Finger sind ineinandergelegt (A).
- Strecke zuerst die Arme nach vorn und drehe dabei die Handinnenflächen vor (B).
- Führe dann die Arme gestreckt nach oben. Dabei streckst du den Körper hoch, bis du einen leichten Dehnreiz spürst. Geübte können bei der Streckung nach oben die Fersen anheben (C).
- Halte die Position, entspanne die Muskulatur und atme gleichmäßig weiter.
- Wenn die Dehnspannung nach einigen Sekunden nachlässt, strecke den Körper weiter hoch, bis du einen erneuten Reiz spürst.

A-E-E-METHODE

Beim »Anspannen – Entspannen – Erweitern« spannst du die Schultern nach unten, ohne die Arme zu senken. Entspanne kurz die aktivierte Muskulatur, wobei du in der Position bleibst. Schließlich streckst du den Körper weiter hoch.

VARIANTEN

Du kannst die Streckbewegung nach oben federnd ausführen (Dehnmethode 3, Seite 36). Du kannst vorerst ohne Vordrehen der Handflächen üben, falls dir die Dehnung der Handgelenk- und Fingerbeugemuskulatur noch zu intensiv ist.

D 22 Seitneigen

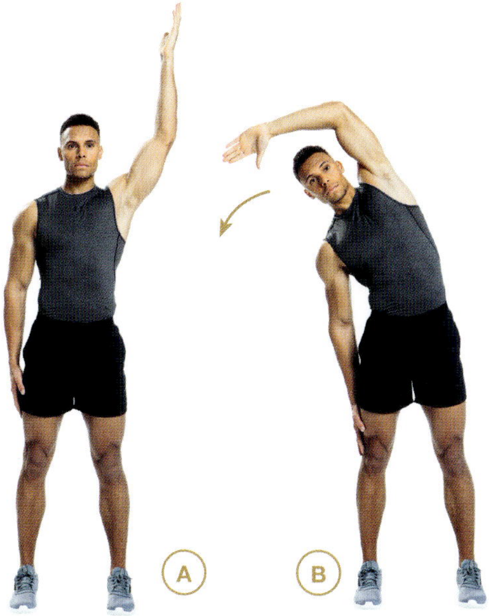

Die Dehnung der linken Seite.

DEHNUNG

++ seitliche Rumpf-, obere Rücken- und Schultermuskulatur

\+ Brust- und untere Rückenmuskulatur

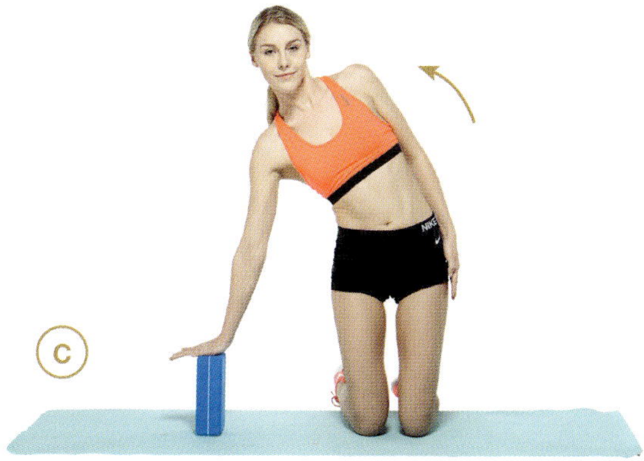

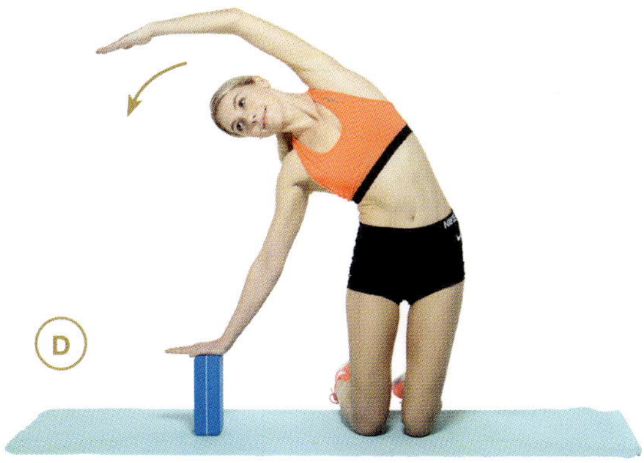

Die Dehnung im Kniesitz.

SO GEHT »ENTSPANNEN-ERWEITERN«

- Du stehst aufrecht, die Beine sind mindestens hüftbreit auseinander. Strecke den linken Arm in die Luft (A).
- Neige den Oberkörper zur rechten Seite (B), bis du einen leichten Dehnreiz spürst. Der Kopf hängt locker zwischen den Armen.
- Halte die Position, entspanne die Muskulatur und atme gleichmäßig weiter.
- Wenn die Dehnspannung nach einigen Sekunden nachlässt, beugst du den Oberkörper weiter zur Seite, bis du einen erneuten Reiz spürst.

A-E-E-METHODE

Beim »Anspannen – Entspannen – Erweitern« fasst du mit dem hängenden Arm das Handgelenk des Übungsarms. Spanne die Arme auseinander, ohne die Position zu verändern. Entspanne kurz die aktivierte Muskulatur, wobei du in der Position bleibst. Dann beugst du den Oberkörper weiter zur Seite.

VARIANTEN

Du kannst das Seitneigen vorsichtig federnd machen (Dehnmethode 3).
Du kannst alternativ im Kniestand üben, d.h. mit beiden Unterschenkeln auf dem Boden und aus dieser Position den Körper zur Seite lehnen. Dies lässt sich mit dem aufgestellten Yoga-Block stabilisieren (C)–(D).

D 23 Gebeugtes Beinsenken in Rückenlage

DEHNUNG
++ seitliche Bauch- und untere Rückenmuskulatur
+ vordere Bauchmuskulatur

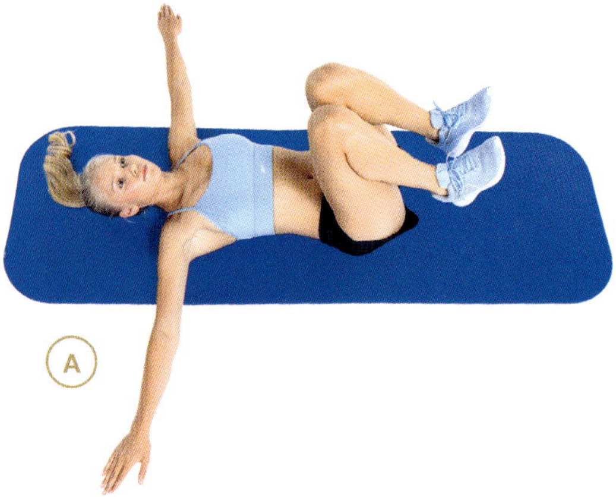

(A)

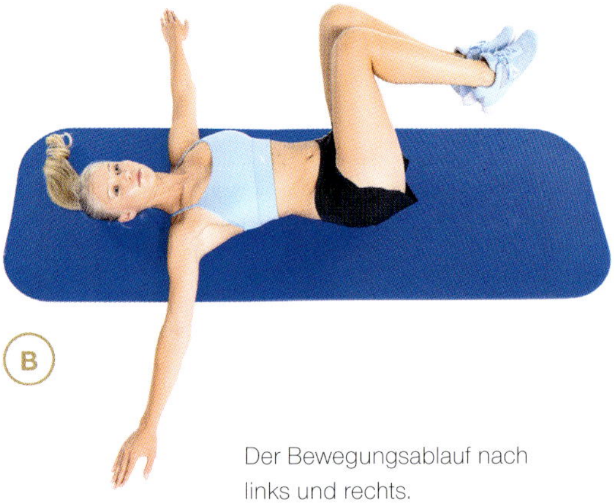

(B)

Der Bewegungsablauf nach links und rechts.

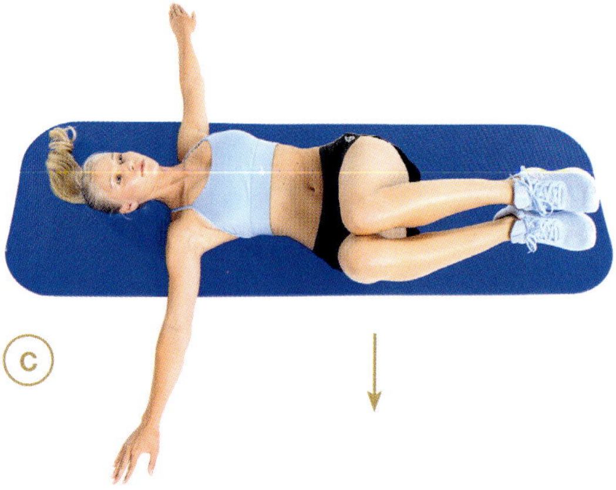

(C)

SO GEHT »ENTSPANNEN-ERWEITERN«

- Du liegst auf dem Rücken, die Arme sind zur Seite gestreckt und die Beine sind angezogen in der Luft (A).
- Senke die gebeugten Beine zur linken Seite, bis du einen leichten Dehnreiz spürst (B). Die Füße liegen dabei aneinander.
- Halte die Position, entspanne die Muskulatur und atme gleichmäßig weiter.
- Wenn die Dehnspannung nach einigen Sekunden nachlässt, bewegst du die Knie vorsichtig weiter zum Boden.
- Danach bewegst du die Beine zur anderen Seite (C).

A-E-E-METHODE

Beim »Anspannen – Entspannen – Erweitern« spannst du den Oberkörper auf den Boden und die Knie gegeneinander (B). Dann entspannst du kurz die aktivierte Muskulatur, wobei du in der Position bleibst. Schließlich bewegst du die Knie weiter zum Boden.

VARIANTEN

Bei guter Beweglichkeit kannst du die Beine am Boden ablegen.

Du intensivierst die Übung, indem du die Knie weiter zum Oberkörper ziehst.
Du kannst diese Übung auch als Mobilisierung durchführen, indem du 10 Wiederholungen zu beiden Seiten in einer langsamen, gleichmäßigen Bewegung durchführst. Versuche dabei den Bewegungsumfang zu vergrößern.

D 24 Oberkörperanheben in Bauchlage

DEHNUNG

++ Rumpfmuskulatur, insbesondere vordere Bauchmuskulatur

\+ Hüft- und vordere Oberschenkelmuskulatur

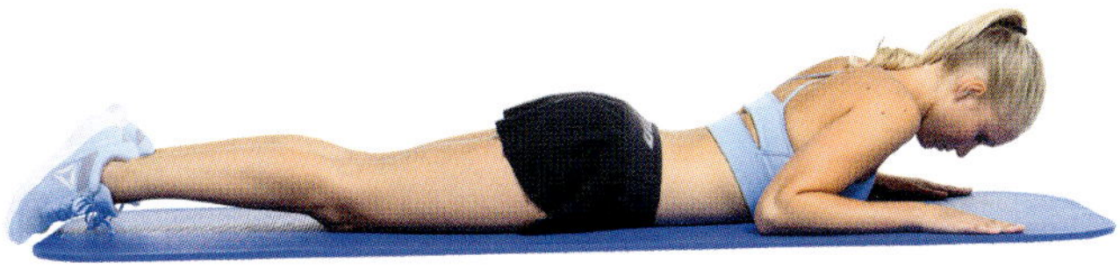

A

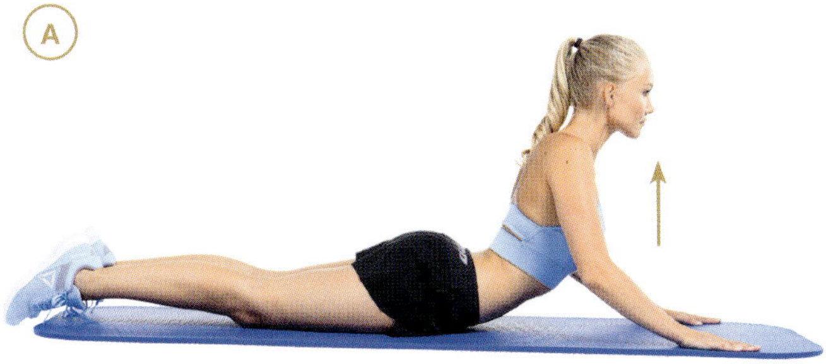

B

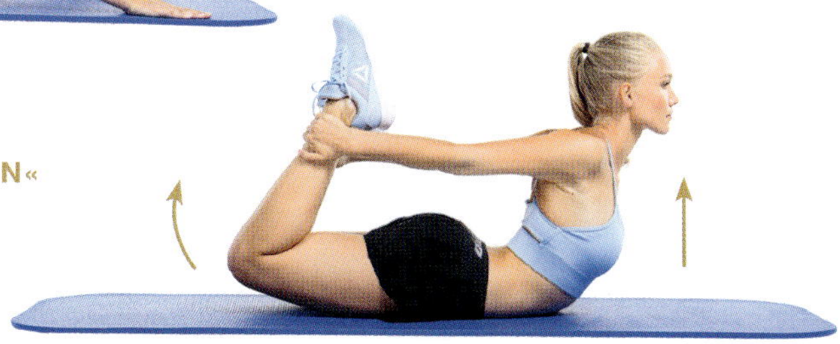

C

Der Bewegungsablauf.

SO GEHT »ENTSPANNEN-ERWEITERN«

Die Übung ist auch als »Kobra« bekannt. Führe die Übung besonders vorsichtig aus. Bei Rückenproblemen mache sie nur nach Rücksprache mit dem Arzt.

- Du bist in Bauchlage und stützt dich mit den Unterarmen auf dem Boden ab.
- Hebe langsam den Oberkörper an, bis du einen leichten Dehnreiz in der Bauchmuskulatur spürst. Das Brustbein bewegt sich nach vorn oben und die Schultern nach hinten. Der Körper wird mit der Kraft der Rückenmuskulatur angehoben, die Hände unterstützen nur minimal.
- Einsteiger bleiben im Unterarmstütz, Fortgeschrittene können die Arme immer weiter strecken (B). Spanne die Gesäßmuskulatur nach.
- Halte die Position, entspanne die Muskulatur und atme gleichmäßig weiter.
- Wenn die Dehnspannung nach einigen Sekunden nachlässt, bewegst du den Oberkörper vorsichtig weiter nach oben, bis du einen erneuten Reiz spürst.

A-E-E-METHODE

Beim »Anspannen – Entspannen – Erweitern« spannst du die Hände (B) beziehungsweise Unterarme gegen den Boden, ohne dabei die Position des Oberkörpers zu verändern. Dann entspannst du kurz die aktivierte Muskulatur, wozu du in der Position bleibst. Schließlich bewegst du den Oberkörper weiter hoch.

VARIANTEN

Fortgeschrittene können abwechselnd einen Unterschenkel anheben oder beide Beine anheben, wozu sie die Unterschenkel von außen greifen (C). Ziehe dich so in die Beugung, als wolltest du die Unterschenkel strecken und die Hände halten dagegen.

D 25 Rücklehnen im Kniestand

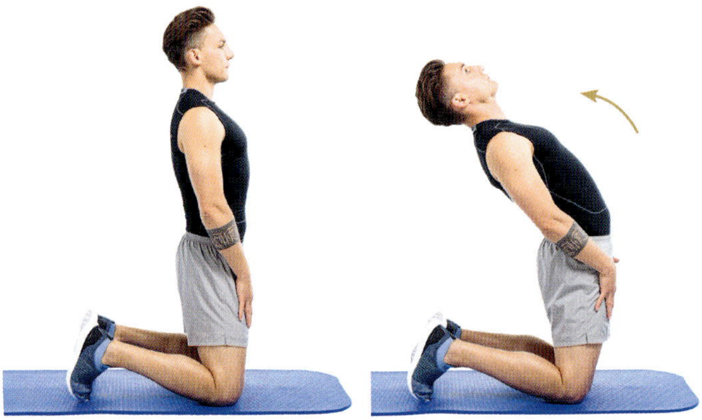

Ⓐ Der Bewegungsablauf. Ⓑ

DEHNUNG

++ Rumpf- und vordere Oberschenkelmuskulatur
+ Hüftmuskulatur

SO GEHT »ENTSPANNEN-ERWEITERN«

- Du befindest dich im Kniestand mit aufrechtem Oberkörper und nach vorn gerichtet Knien. Du kannst die Zehen aufstellen oder die Fußrücken auflegen. Drücke die Hände auf die Oberschenkel und spanne die Gesäßmuskulatur fest an Ⓐ und atme ein.
- Atme langsam aus und lehne den Oberkörper vorsichtig zurück, bis du einen leichten Dehnreiz spürst. Die Bewegung des Oberkörpers muss langsam und vollständig kontrolliert ausgeführt werden. Vermeide es, dass Kinn nach hinten zu überstrecken.
- Halte die Position und atme gleichmäßig. Achte auf angespannte Gesäßmuskulatur.
- Wenn die Dehnspannung nach einigen Sekunden nachlässt, kannst du den Oberkörper etwas weiter zurücklehnen Ⓑ.

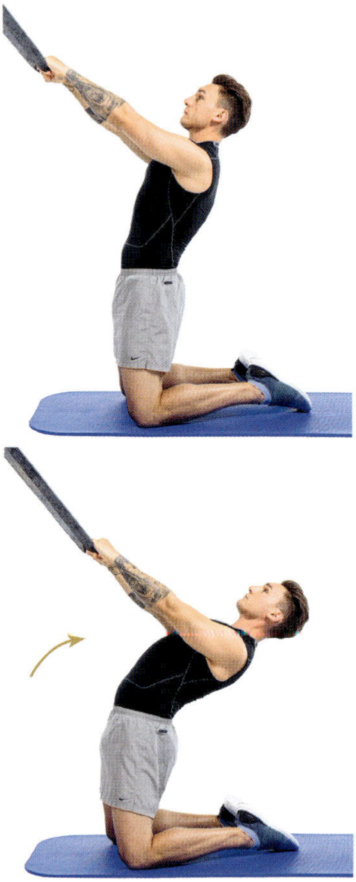

Ⓒ Ⓓ

Die Variante mit Band.

A-E-E-METHODE

Beim »Anspannen – Entspannen – Erweitern« spannst du die Hände gegen die Oberschenkel Ⓑ, ohne die Position zu verändern. Dann entspannst du kurz die aktivierte Muskulatur, wobei du in der Position bleibst. Schließlich lehnst du den Oberkörper weiter zurück.

VARIANTEN

Fällt dir die kontrollierte Ausführung schwer und es treten Schmerzen bei der Übung auf, dann musst du darauf verzichten.
Alternativ kannst du mit dickem Fitnessband oder Seil üben Ⓒ–Ⓓ. Stelle sicher, dass das Tool festangebracht ist und nicht reißen kann.

D 26 Rücklehnen im Ausfallschritt

DEHNUNG

++ Rumpf- und Hüftmuskulatur

\+ Schulter-, Brust- und vordere Oberschenkelmuskulatur

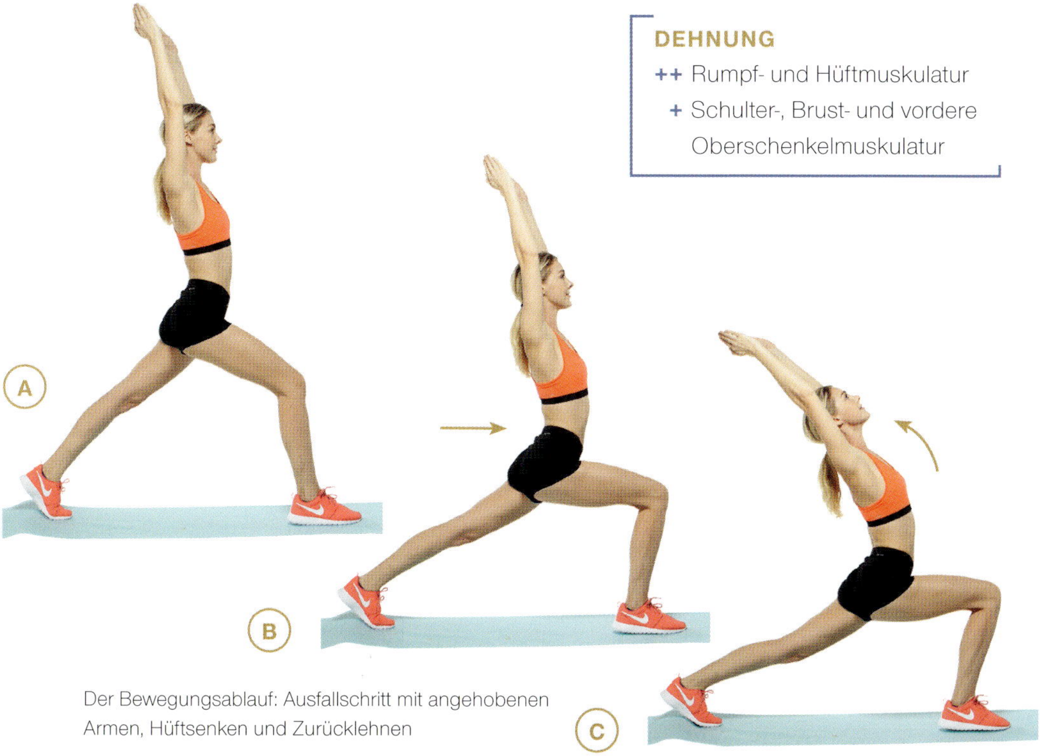

Der Bewegungsablauf: Ausfallschritt mit angehobenen Armen, Hüftsenken und Zurücklehnen

SO GEHT »ENTSPANNEN-ERWEITERN«

- Du befindest dich im Ausfallschritt, das hintere Bein ist gestreckt und die Ferse angehoben. Bringe beide Arme nach oben (A).
- Entspanne die Hüfte und lass sie weiter nach vorn unten sinken (B), bis du einen leichten Dehnreiz spürst.
- Halte die Position für einige Atemzüge, bis die Spannung nachlässt.
- Senke nun beim Ausatmen die Arme nach hinten und bewege den Oberkörper mit (C), bis du wieder den Dehnreiz spürst. Die Gesäßmuskulatur spannst du bewusst nach.
- Halte die Position, entspanne die Muskulatur und atme gleichmäßig weiter.
- Wenn die Dehnspannung nach einigen Sekunden nachlässt, senkst du die Arme und den Oberkörper weiter nach hinten.

A-E-E-METHODE

Beim »Anspannen – Entspannen – Erweitern« spannst du die Arme zusammen und nach vorn (B), ohne die Position zu verändern. Dann entspannst du kurz die aktivierte Muskulatur, wobei du in der Position bleibst. Schließlich lehnst du den Oberkörper weiter zurück.

VARIANTE

Du kannst leicht federnde Bewegungen machen (Dehnmethode 3).

D 27 Halbmond in Rückenlage

DEHNUNG

++ seitliche Rumpf-, obere Rücken- und Schultermuskulatur

\+ Brust- und untere Rückenmuskulatur

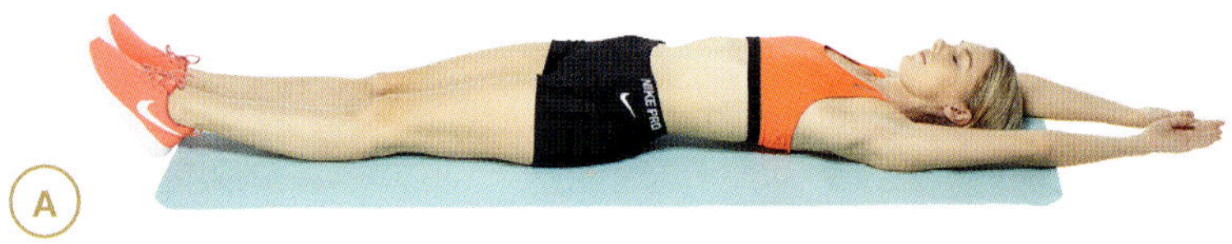

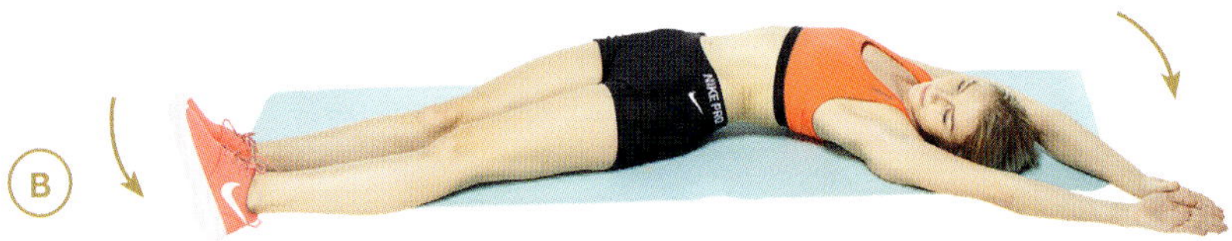

Der Bewegungsablauf nach rechts.

Die Intensivierung mit Handzug und den Füßen übereinander.

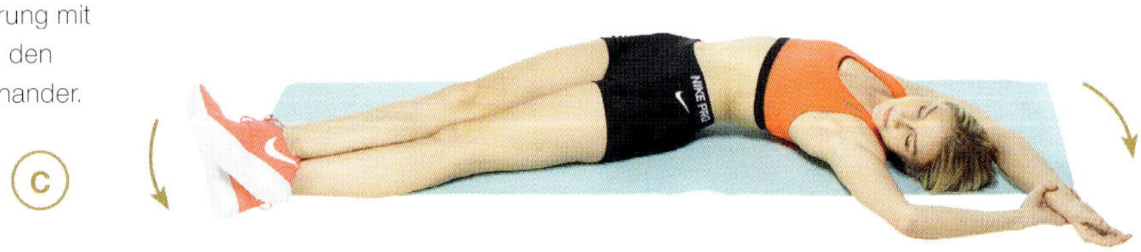

SO GEHT »ENTSPANNEN-ERWEITERN«

- Du liegst auf dem Rücken. Die Beine sind zusammen und die Arme sind gestreckt neben dem Kopf abgelegt (A).
- Neige die Arme und den Oberkörper zur linken Seite, die Schultern bleiben am Boden. Du kannst mit der inneren Hand das Handgelenk der äußeren Hand greifen, um den Zug zu verstärken.
- Bewege die gestreckten Beine mit kleinen Schritten nach links (B), bis du eine leichte Dehnspannung spürst. Dein Körper bildet nun die Form eines Halbmondes beziehungsweise einer Banane. Achte darauf, dass der Kopf locker bleibt und das Becken am Boden.
- Halte die Position, entspanne die Muskulatur und atme gleichmäßig weiter.
- Wenn die Dehnspannung nach einigen Sekunden nachlässt, erweiterst du die Seitneigung, bis du einen erneuten Reiz spürst.

A-E-E-METHODE

Beim »Anspannen – Entspannen – Erweitern« spannt die äußere Hand nach außen und die Füße drücken zusammen (B), ohne die Position zu verändern. Entspanne kurz die aktivierte Muskulatur, wobei du in der Position bleibst. Dann erweiterst du die Position.

VARIANTE

Du intensivierst die Übung, indem du das äußere Bein über das innere Bein legst (C).

D 28 Körperdrehung in Seitenlage

DEHNUNG

++ Brust-, vordere Schulter-, vordere Oberarm- und Rumpfmuskulatur

\+ Gesäßmuskulatur

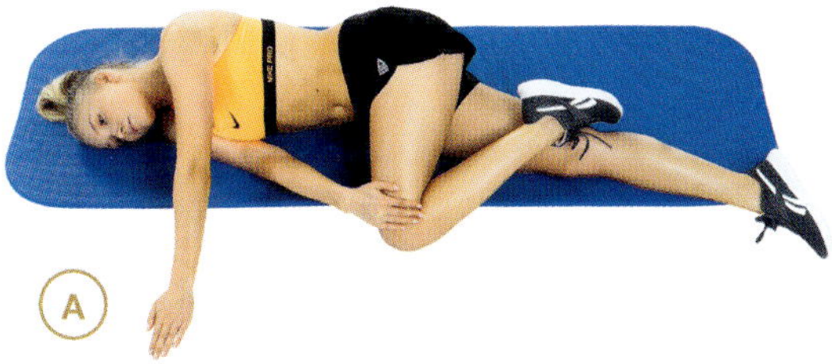

A

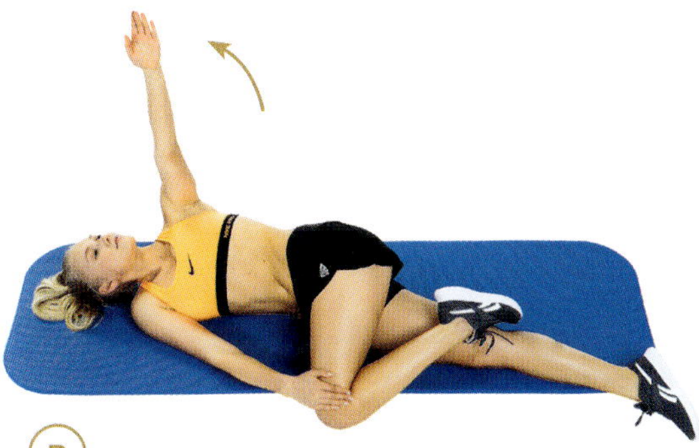

B

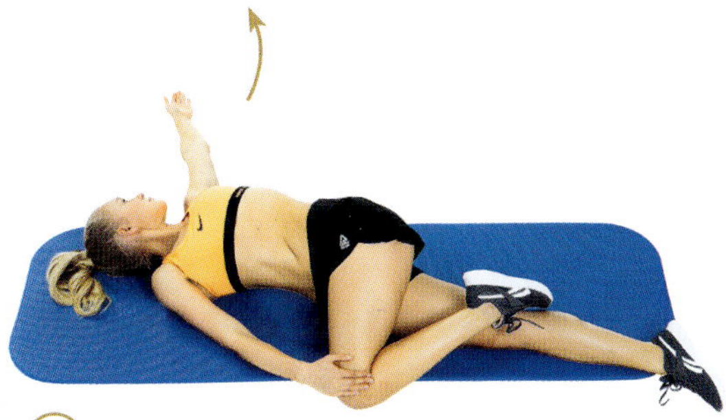

C

Der Bewegungsablauf.

SO GEHT »ENTSPANNEN-ERWEITERN«

- Du befindest dich in Seitenlage auf dem Boden. Das obere Bein ist angezogen und das untere Bein ist gestreckt abgelegt. Fixiere das obere Knie mit der unteren Hand am Boden. Der obere Arm ist vor dem Körper (A).
- Drehe den Rumpf zur anderen Seite, wobei sich der obere Arm und der Kopf mitbewegen (B), bis du eine leichte Dehnspannung spürst.
- Halte die Position, entspanne die Muskulatur und atme gleichmäßig weiter.
- Wenn die Dehnspannung nach einigen Sekunden nachlässt, drehst du den Oberkörper etwas weiter, bis du einen erneuten Reiz spürst.

A-E-E-METHODE

Beim »Anspannen – Entspannen – Erweitern« spannst du den gedrehten Arm entgegen der Bewegungsrichtung, ohne dich zurückzudrehen (B). Dann entspannst du kurz die aktivierte Muskulatur, wobei du in der Position bleibst. Schließlich drehst du den Oberkörper weiter zur Seite.

VARIANTEN

Du kannst die Körperdrehung vorsichtig federnd machen (Dehnmethode 3). Fortgeschrittene können sich so weit drehen, dass sie die obere Schulter und den oberen Arm auf dem Boden ablegen können (C). Du kannst den Arm der Übungsseite in unterschiedlichen Höhen bewegen sowie die Drehung diagonal machen.

D 29 Brezel-Stretch

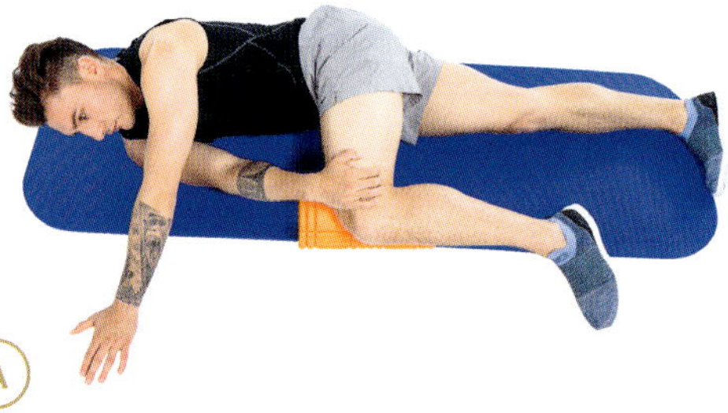

A

DEHNUNG

++ Brust-, Schulter-, Rumpf- und vordere Oberschenkelmuskulatur

\+ Gesäß- und Hüftmuskulatur

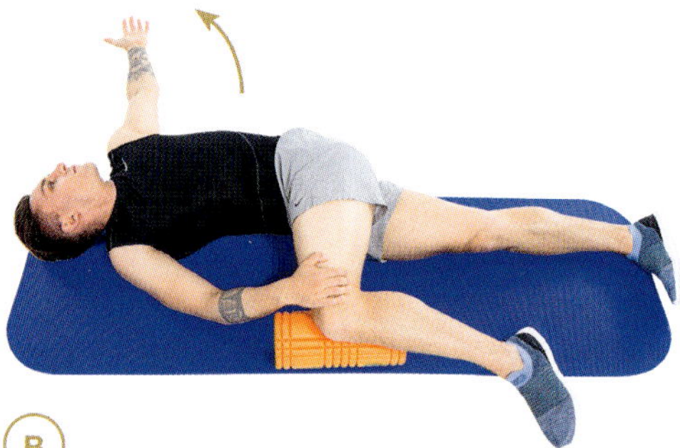

B

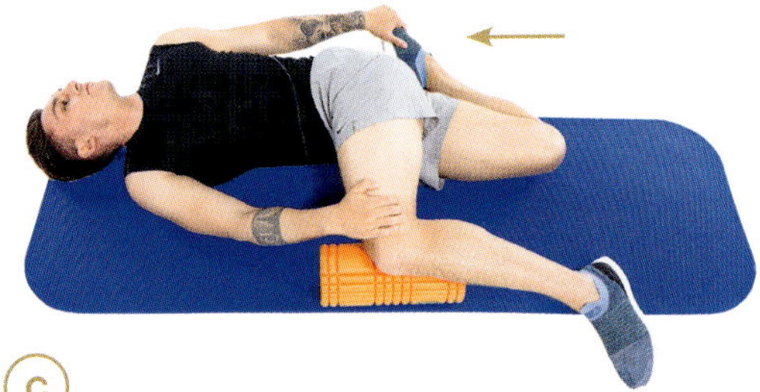

C

Der Bewegungsablauf. Du kannst zusätzlich den Kopf auf einem gefalteten Handtuch ablegen.

SO GEHT »ENTSPANNEN-ERWEITERN«

- Du befindest dich in Seitenlage rechts auf dem Boden. Das linke Bein ist etwa im 90-Grad-Winkel angezogen und das rechte Bein gestreckt abgelegt.
- Fixiere das linke Knie auf einer Faszienrolle (A) oder einem Yoga-Block und lege die rechte Hand auf.
- Drehe den Oberkörper nach links in Richtung Boden (B). Ziehe den rechten Unterschenkel an und greife ihn (C). Gelingt es noch nicht, dann nutze ein Seil.
- Halte die Position, entspanne die Muskulatur und atme gleichmäßig weiter.
- Wenn die Dehnspannung nach einigen Sekunden nachlässt, drehst du die linke Schulter weiter nach unten und ziehst den rechten Fuß weiter heran.

A-E-E-METHODE

Beim »Anspannen – Entspannen – Erweitern« spannst du die linke Schulter entgegen der Bewegungsrichtung (B), ohne dich zurückzudrehen. Dann entspannst du kurz die aktivierte Muskulatur. Schließlich drehst du den Oberkörper weiter zur Seite.

VARIANTEN

Wenn du den Kopf nicht am Boden halten kannst, dann lege ihn auf ein kleines Polster oder ein zusammengefaltetes Handtuch. Fortgeschrittene verzichten auf den Hilfsgegenstand und fixieren das linke Knie am Boden. Zudem können sie sich so weit drehen, dass es gelingt, die linke Schulter auf dem Boden abzulegen und den rechten Unterschenkel weit heranzuziehen.

Oberschenkel vorn und Hüfte

D 30 Rückwärtiges Fersenanziehen

DEHNUNG

++ Hüftbeuge- und vordere Oberschenkelmuskulatur

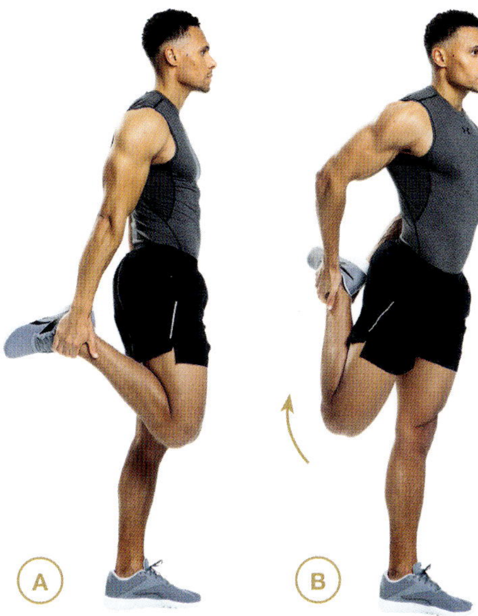

Der Bewegungsablauf.

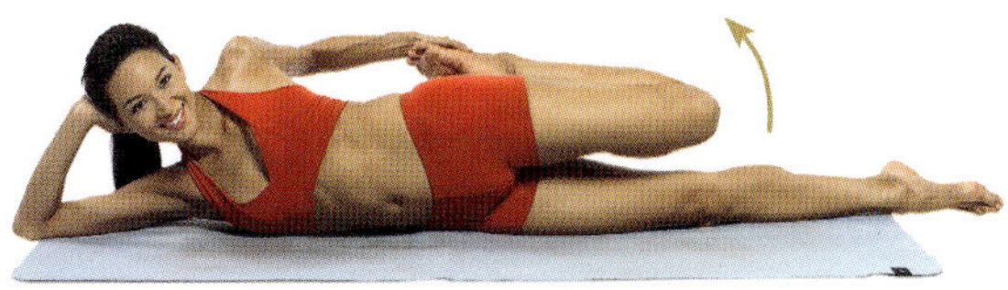

Die Variante in Seitenlage.

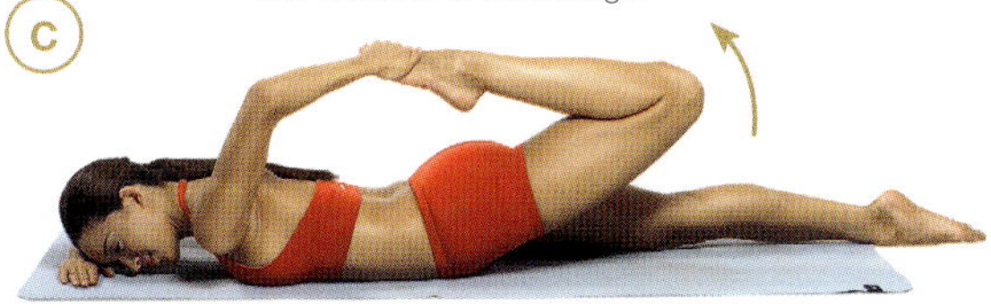

Das Fersenanziehen in Bauchlage.

SO GEHT »ENTSPANNEN-ERWEITERN«

- Du stehst aufrecht und bringst ein Bein aus eigener Kraft so weit wie möglich zum Gesäß. Hast du Schwierigkeiten das Gleichgewicht zu halten, dann kannst du dich mit einer Hand an einem Stuhl oder einer Wand festhalten.
- Greife den Fuß und ziehe ihn weiter in Richtung Gesäß (A), bis du einen leichten Dehnreiz spürst. Drücke das Becken nach vorn und halte die Knie nahe aneinander.
- Halte die Position, entspanne die Muskulatur und atme gleichmäßig weiter (Dehnmethode 1, Seite 33).
- Wenn die Dehnspannung nach einigen Sekunden nachlässt, ziehst du den Fuß weiter in Richtung Gesäß, bis du einen erneuten Reiz spürst.

A-E-E-METHODE

Beim »Anspannen – Entspannen – Erweitern« (Dehnmethode 2, Seite 34) spannst du den Fuß gegen die haltende Hand (A), ohne die Position zu verändern. Dann entspannst du kurz die aktivierte Muskulatur, wobei du in der Position bleibst. Schließlich ziehst du den Fuß weiter in Richtung Gesäß.

VARIANTEN

Du kannst vorsichtig federnd üben (Dehnmethode 3, Seite 36).
Wenn du den Fuß nicht fassen kannst, dann drücke den Spann gegen eine Wand oder einen Tisch, oder ziehe den Fuß mit einem Handtuch heran.
Als Option kannst du das Fersenanziehen in Seitenlage (C) oder Bauchlage (D) üben.

D 31 Hüftsenken und rückwärtiges Fersenanziehen

DEHNUNG
++ Hüftbeuge- und vordere Oberschenkelmuskulatur

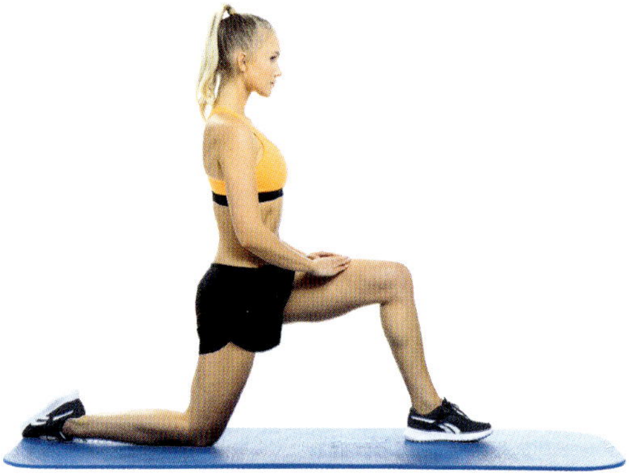

(A) Der erste Übungsteil.

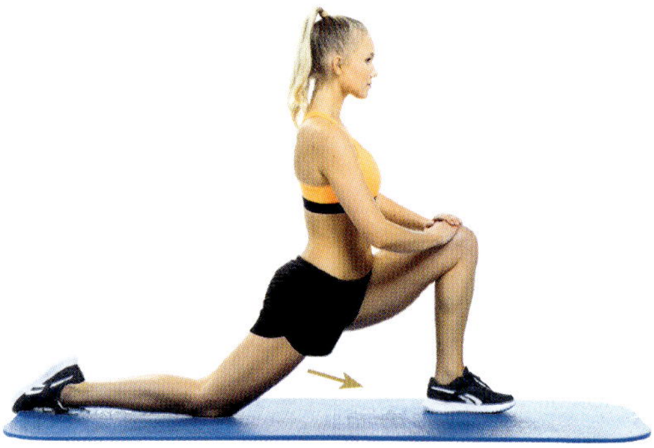

(B)

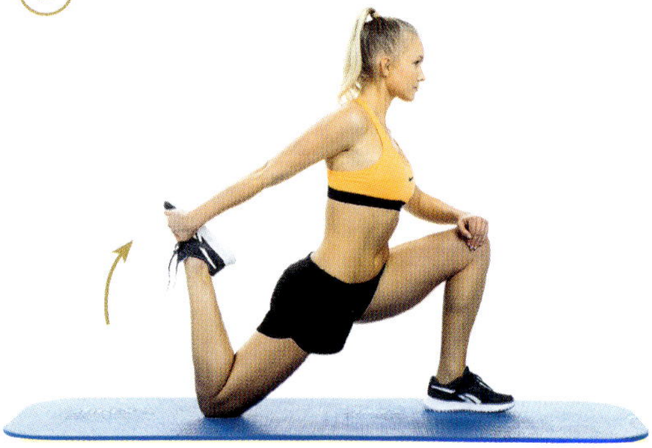

(C) Der zweite Übungsteil mit Anziehen des Unterschenkels.

SO GEHT »ENTSPANNEN-ERWEITERN«

- Du befindest dich im Ausfallschritt, das hintere Bein ist mit dem Spann auf dem Boden abgelegt. Richte den Oberkörper auf (A).
- Im ersten Übungsteil entspannst du die Hüfte und bewegt sie nach vorn unten (B), bis du einen leichten Dehnreiz spürst.
- Halte diese Position und entspanne bewusst die Muskulatur. Dabei atmest du gleichmäßig weiter.
- Wenn die Dehnspannung nach einigen Sekunden nachlässt, schiebst du die Hüfte etwas weiter vor, bis du einen erneuten Reiz spürst.
- Im zweiten Übungsteil hebst du die Hüfte wieder etwas an und ziehst dann den hinteren Fuß an (B), um die Dehnwirkung für die Oberschenkelvorderseite zu intensivieren. Wiederhole die zuvor ausgeführte Dehnmethode.

A-E-E-METHODE

Beim »Anspannen – Entspannen – Erweitern« spannst du das hintere Bein gegen den Boden (B), ohne die Fußposition zu verändern. Entspanne kurz die aktivierte Muskulatur. Schließlich schiebst du die Hüfte etwas weiter nach unten. Beim zweiten Übungsteil erfolgt der Druck mit dem Spann gegen die Hand (C).

VARIANTEN

Falls das Knie deutlich über den Fuß ragt bei der Hüftdehnung, dann musst du den Ausfallschritt vergrößern.
Du kannst den Oberkörper nach innen oder nach hinten lehnen und so etwas unterschiedliche Muskelanteile dehnen.

D 32 Aufrichten im Ausfallschritt

DEHNUNG
++ vordere Oberschenkel- und Hüftbeugemuskulatur

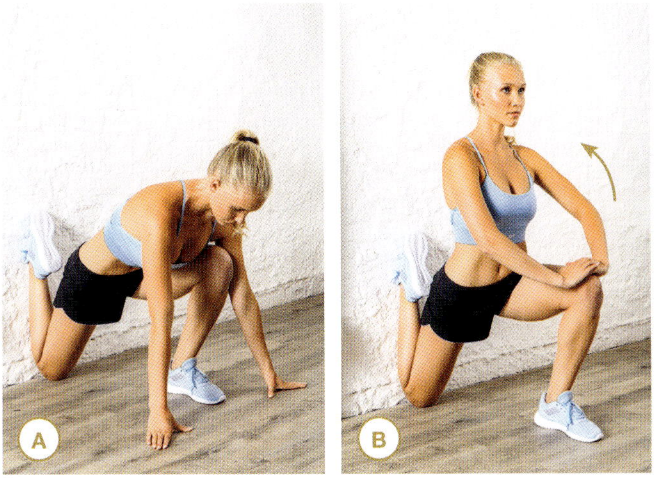

Die Bewegungsfolge.

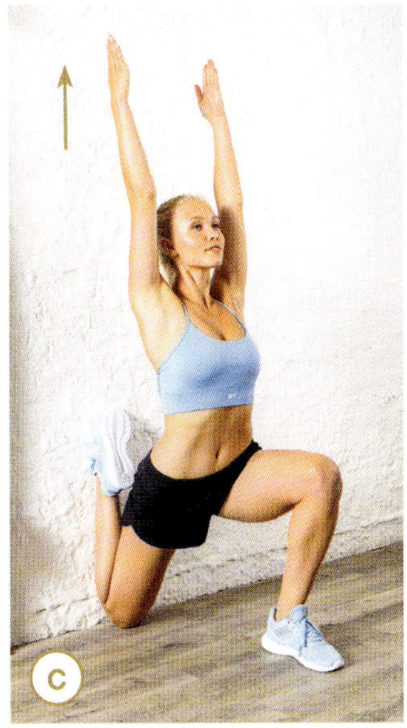

Die Intensivierung mit den Armen nach hinten oben gestreckt.

SO GEHT »ENTSPANNEN-ERWEITERN«

Die Übung ist bekannt als »Couch-Stretch« und »Wand-Stretch«.

- Du befindest dich im Vierfüßlerstand, mit dem Rücken zu Wand oder Couch. Du kannst ein gefaltetes Handtuch unter das rechte Knie legen, um Druckschmerz zu vermeiden. Lege den rechten Fuß an und rutsche zurück, sodass der rechte Oberschenkel senkrecht ist und das Schienbein komplett anliegt. Stelle den linken Fuß auf, die Hände sind auf den Boden abgestützt (A).
- Richte den Oberkörper so weit auf, bis du einen leichten Dehnreiz spürst (B). Vermeide ein Hohlkreuz und halte die Gesäßmuskulatur in Spannung. Du kannst dich zur Vereinfachung auf eine aufgestellte Faszienrolle stützen.
- Halte die Position, entspanne die Muskulatur und atme gleichmäßig weiter.
- Wenn die Dehnspannung nach einigen Sekunden nachlässt, kommst du mit dem Oberkörper höher. Achte auf angespannte Gesäßmuskulatur.

A-E-E-METHODE

Beim »Anspannen – Entspannen – Erweitern« spannst du den Spann gegen die Wand oder die Couch, ohne die Position zu verändern (B). Dann entspannst du die aktivierte Muskulatur, wobei du in der Position bleibst. Schließlich erweiterst du die Dehnposition.

VARIANTEN

Du kannst vorsichtig federnd üben (Dehnmethode 3).
Bist du bereits beweglich, dann kannst du ein oder beide Arme nach oben hinten strecken (C).

Gesäß und Oberschenkel außen

D 33 Fußanziehen bei nach außen zeigendem Knie

DEHNUNG
++ Gesäß- und äußere Oberschenkelmuskulatur
+ Hüftmuskulatur

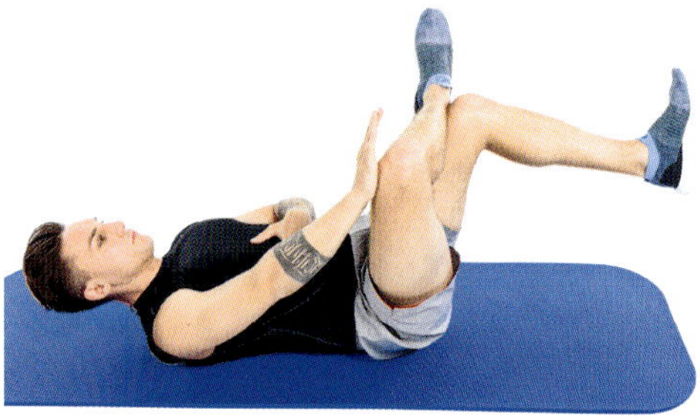

(A)

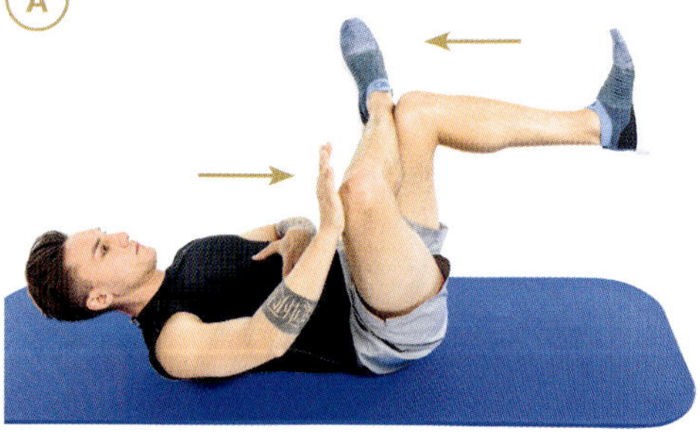

(B)

Die Anfangs- und die Endposition

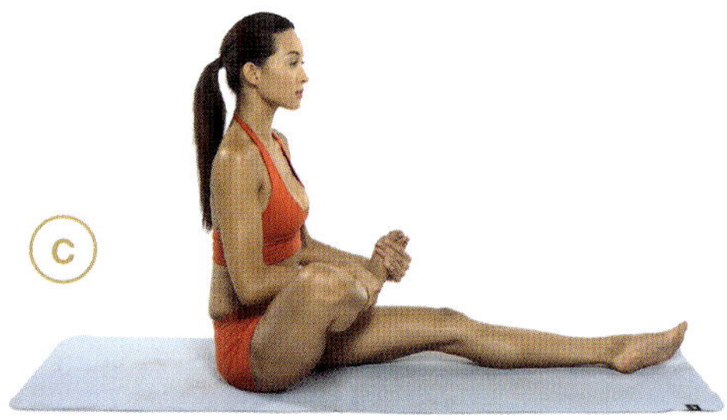

(C)

Die Variante im Sitz.

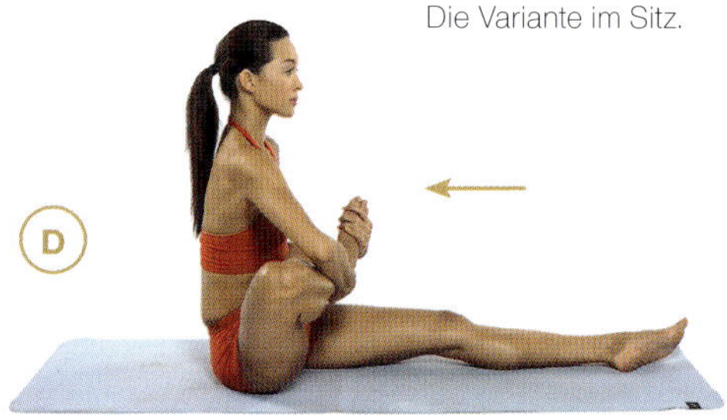

(D)

SO GEHT »ENTSPANNEN-ERWEITERN«

- Du befindest dich in Rückenlage und ziehst das linke Knie etwas an. Lege den rechten Unterschenkel vor das linke Bein und die rechte Hand an das rechte Knie (A).
- Ziehe das linke Knie weiter heran und drücke gleichzeitig mit der rechten Hand das rechte Knie nach außen (B), bis du einen Dehnreiz an der rechten Körperseite spürst.
- Halte die Position, entspanne die Muskulatur und atme gleichmäßig weiter (Dehnmethode 1, Seite 33).
- Wenn die Dehnspannung nach einigen Sekunden nachlässt, ziehst du das linke Knie weiter heran und intensivierst somit die Dehnung des rechten Beins.

A-E-E-METHODE

Beim »Anspannen – Entspannen – Erweitern« spannst du den rechten Unterschenkel gegen das linke Bein (B), ohne die Position zu verändern (Dehnmethode 2, Seite 34). Dann entspannst du kurz die aktivierte Muskulatur, wobei du in der Position bleibst. Schließlich ziehst du das linke Knie weiter heran.

VARIANTEN

Du kannst vorsichtig federnd das Knie anziehen (Dehnmethode 3, Seite 36).
Als Option kannst du die Muskulatur im Sitz dehnen. Fasse den rechten Fuß und ziehe den rechten Unterschenkel heran, das rechte Knie zeigt nach außen (C)–(D).

D 34 Körperdrehung im Sitz

DEHNUNG

++ Gesäß-, äußere Oberschenkel- und Rumpfmuskulatur

+ Hüftmuskulatur

SO GEHT »ENTSPANNEN-ERWEITERN«

- Du sitzt mit gestreckten Beinen und aufgerichtetem Oberkörper auf dem Boden. Die Zehen sind angezogen. Stelle das rechte Bein möglichst nah am Gesäß über das linke Bein, sodass der rechte Fuß gerade nach vorn zeigt.
- Ziehe das rechte Bein näher zum Körper (A) und richte den Oberkörper auf. Halte die Position für einige Atemzüge, bis sich die Dehnspannung löst.
- Lege den linken Ellbogen an die Außenseite des rechten Knies und drehe den Körper im Uhrzeigersinn, bis du einen Dehnreiz spürst.
- Stelle die rechte Hand hinten auf dem Boden ab (B). Halte die Dehnposition bei gleichmäßiger Atmung und entspanne die Muskulatur.
- Um die andere Seite zu dehnen, stellst du zuerst das linke Bein über das rechte Bein. Den zweiten Übungsteil vollziehst du mit Drehung entgegen dem Uhrzeigersinn.

A-E-E-METHODE

Beim »Anspannen – Entspannen – Erweitern« spannst du das Knie gegen den linken Arm (B). Dann entspannst du kurz die aktivierte Muskulatur, ohne die Position zu verlassen, und drehst schließlich den Oberkörper weiter.

VARIANTEN

Du kannst vorsichtig federnd die Drehung üben (Dehnmethode 3).

Das liegende Bein kann bei der Übung angewinkelt werden, was eine intensivere Rumpfdehnung ermöglicht (C).

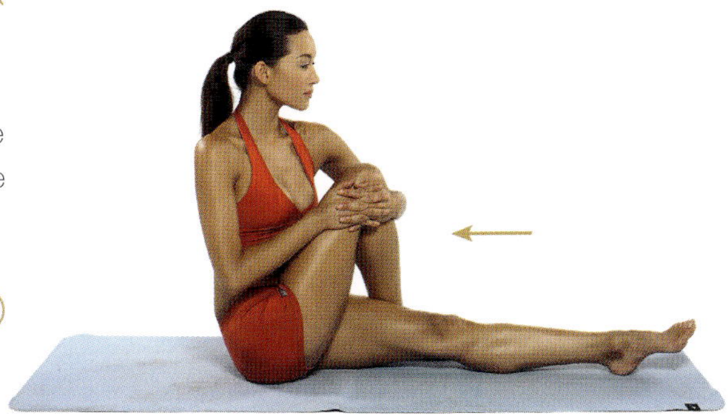

(A)

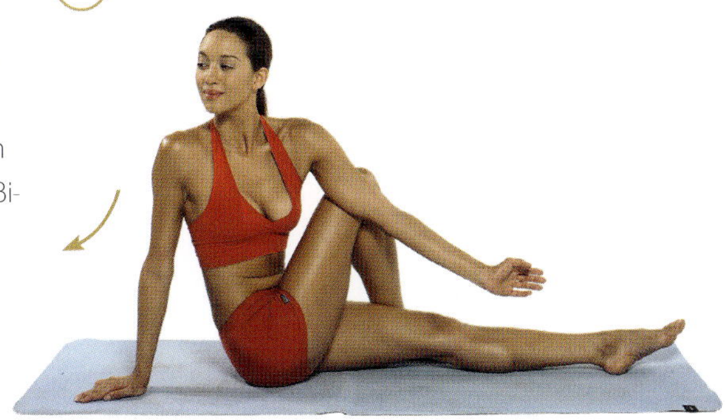

(B) Die erste und zweite Dehnposition.

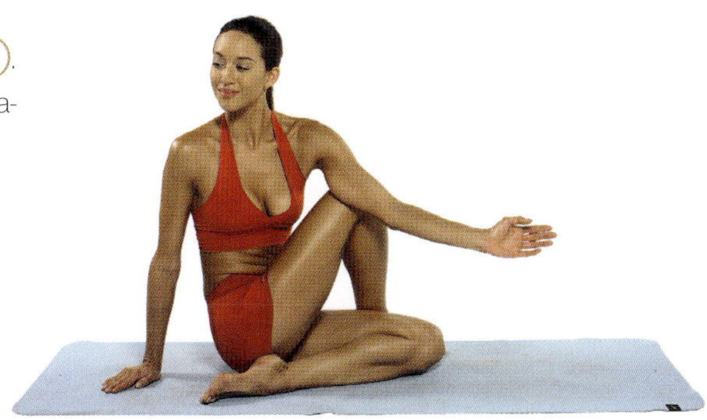

(C) Die Intensivierung mit angewinkeltem Bein.

D 35 Oberkörpervorlehnen bei gebeugtem Bein

DEHNUNG
++ Gesäß-, Hüft- und innere Oberschenkelmuskulatur
+ untere Rücken-, äußere und hintere Oberschenkelmuskulatur

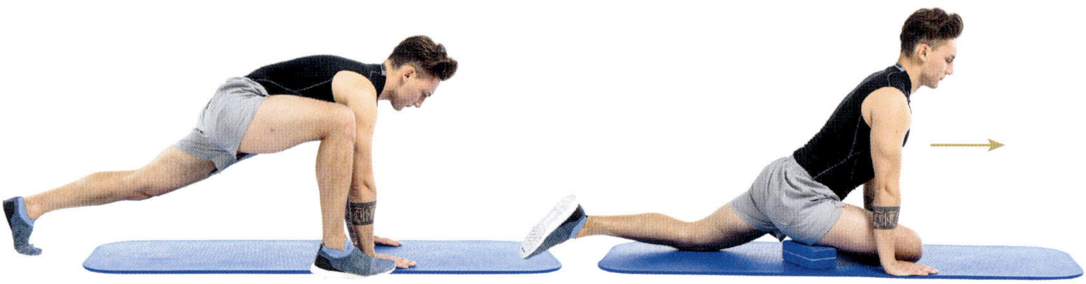

A Der Bewegungsablauf. B

SO GEHT »ENTSPANNEN-ERWEITERN«

Die Übung ist als »Taube« bekannt.

- Du beginnst aus dem Vierfüßlerstand und stellst den rechten Fuß neben die rechte Hand (A).
- Lege das rechte Knie innen neben der rechten Hand ab, sodass der Unterschenkel diagonal aufliegt. Das linke Bein ist mit dem Spann aufgelegt und die Arme sind gestreckt. Tritt bereits eine deutliche Dehnung auf, dann lege einen Yoga-Block (B) oder die große Faszienrolle unter die rechte Gesäßhälfte.
- Halte die Position, entspanne die Muskulatur und atme gleichmäßig weiter, bis sich die Dehnspannung löst.
- Bringe den Oberkörper weiter vor, bis du eine erneute Dehnspannung spürst. Bei guter Beweglichkeit kannst du dich mit den Unterarmen abstützen oder du positionierst deinen Oberkörper auf der großen Rolle.
- Halte auch diese Position, entspanne die Muskulatur und atme gleichmäßig weiter.
- Danach führst du die Übung mit dem linken Bein aus.

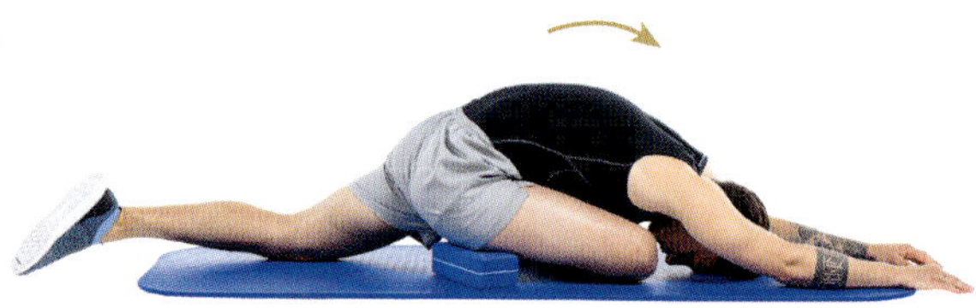

C Die Variante für Fortgeschrittene.

A-E-E-METHODE

Beim »Anspannen – Entspannen – Erweitern« spannst du die Hände (B) oder Unterarme gegen den Boden. Dann entspannst du kurz die aktivierte Muskulatur, wobei du in der Position bleibst. Schließlich lässt du den Körper weiter sinken.

VARIANTEN

Du kannst das Vorbeugen vorsichtig federnd üben (Dehnmethode 3).
Geübte können den Kopf auf den Armen ablegen. Als Variante kannst du mit den Armen nach vorn gleiten (C).
Du kannst die Intensität steuern, indem du den Winkel im vorderen Bein variierst.

Oberschenkel hinten

D 36 Beinstrecken am Türrahmen

DEHNUNG
++ hintere Oberschenkel- und Wadenmuskulatur
\+ Hüft-, untere Rücken- und Gesäßmuskulatur

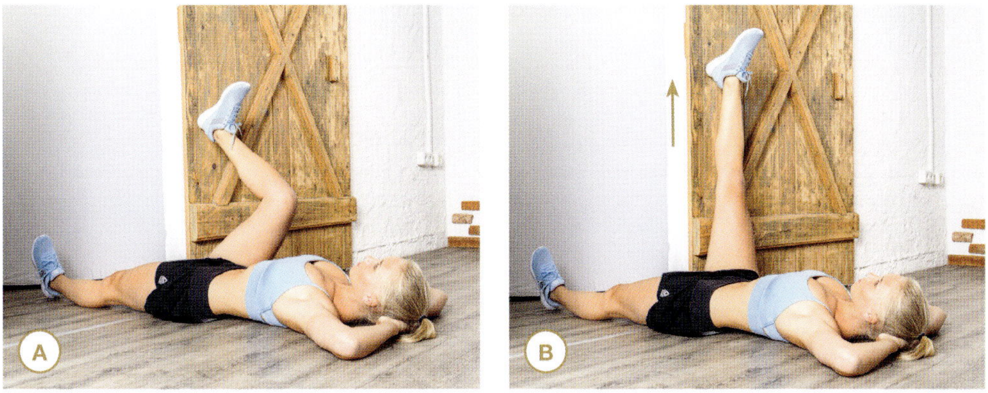

Der Bewegungsablauf.

SO GEHT »ENTSPANNEN-ERWEITERN«

- Du liegst vor einem Türrahmen und legst das gebeugte Übungsbein mit der Ferse an (A). Das andere Bein liegt zwischen dem Türrahmen gestreckt am Boden.
- Rutsche mit der Ferse nach oben, bis sich die Dehnspannung einstellt (B). Das andere Bein bleibt auf dem Boden liegen.
- Halte die Position, entspanne die Muskulatur und atme gleichmäßig weiter (Dehnmethode 1, Seite 33).
- Wenn die Dehnspannung nach einigen Sekunden nachlässt, rutschst du höher, bis du einen erneuten Reiz spürst.

A-E-E-METHODE

Beim »Anspannen – Entspannen – Erweitern« (Dehnmethode 2, Seite 34) spannst du die Ferse gegen den Rahmen (B) oder die Wand. Entspanne kurz die aktivierte Muskulatur, wobei du die Position bewahrst. Schließlich bewegst du die Ferse weiter hoch.

VARIANTEN

Du kannst »Beinstrecken« vorsichtig federnd üben (Dehnmethode 3, Seite 36).
Erreichst du die gestreckte Position, dann rutsche mit dem Gesäß weiter vor. Fortgeschrittene können das Bein gestreckt anlegen und sich mit den Händen weiter vorschieben.
Schnelle Effekte erzielst du, indem du je Satz etwa 3 Minuten lang dehnst und 2–3 Sätze durchführst. Mache das alle 2–3 Tage über etwa 2 Monate hinweg.

D 37 Gestrecktes Beinanziehen in Rückenlage

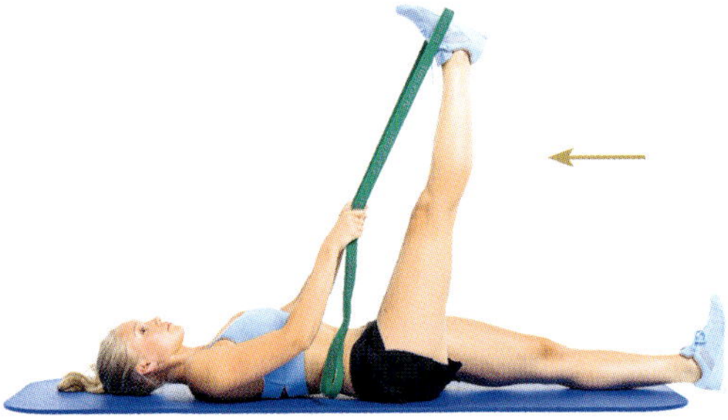

A

DEHNUNG

++ hintere Oberschenkel- und Wadenmuskulatur

\+ Hüft-, untere Rücken- und Gesäßmuskulatur

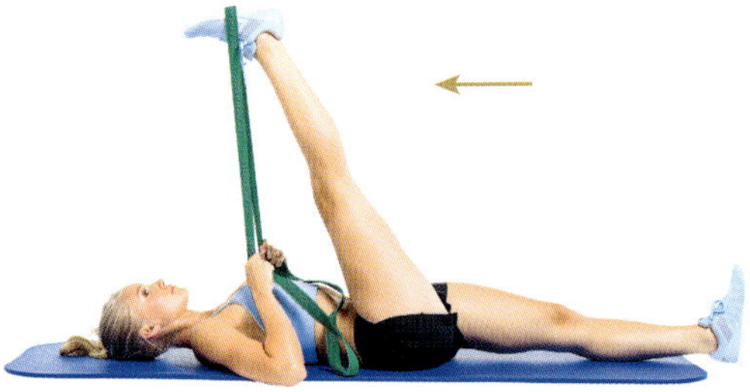

B Der Bewegungsablauf mit Band.

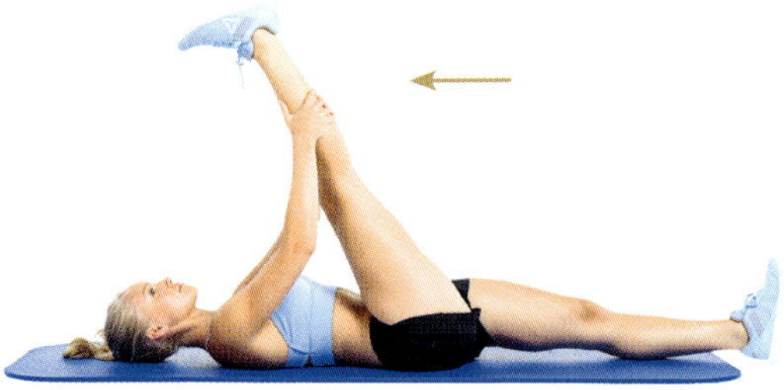

C Die Übung mit Beingreifen.

SO GEHT »ENTSPANNEN-ERWEITERN«

- Du liegst auf dem Rücken. Ein Bein ist gestreckt und etwas angehoben, um den Fuß ist ein Fitness-Band, Seil oder Handtuch gelegt (A).
- Ziehe das Übungsbein zu dir, bis du einen leichten Dehnreiz spürst (B). Das andere Bein bleibt am Boden. Wenn notwendig, drückst du das abgelegte Bein bewusst nach unten.
- Halte die Position, entspanne die Muskulatur und atme gleichmäßig weiter.
- Wenn die Dehnspannung nach einigen Sekunden nachlässt, ziehst du das Bein weiter heran, bis du einen erneuten Reiz spürst.

A-E-E-METHODE

Beim »Anspannen – Entspannen – Erweitern« spannst du das angehobene Bein gegen das Hilfsgerät (B). Dann entspannst du kurz die aktivierte Muskulatur, wobei du in der Position bleibst. Schließlich ziehst du das Bein weiter zum Körper.

VARIANTEN

Du kannst »Gestrecktes Beinanziehen« vorsichtig federnd üben (Dehnmethode 3).

Zur Vorbereitung kannst du das Bein zuerst gebeugt anziehen.

Als Option kannst du das Bein mit den Händen unterhalb der Kniekehle, an der Trainingshose oder bei guter Beweglichkeit am Unterschenkel (C) greifen.

Du kannst das Bein seitlich hochziehen, um unterschiedliche Muskelanteile zu dehnen.

D 38 Vorbeugen zu vorgestrecktem Bein

DEHNUNG

++ hintere Oberschenkel-, Waden- und Rückenmuskulatur

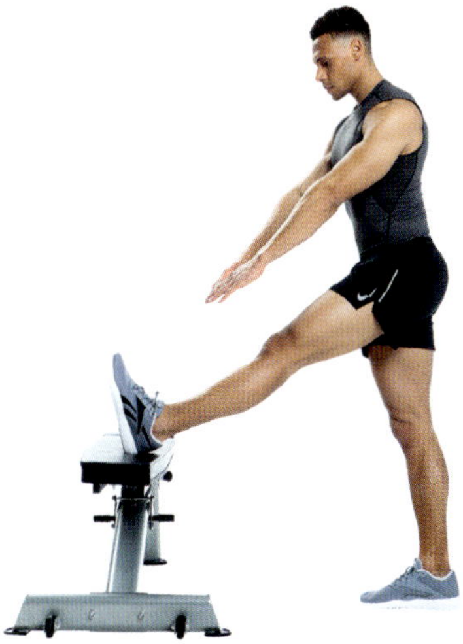

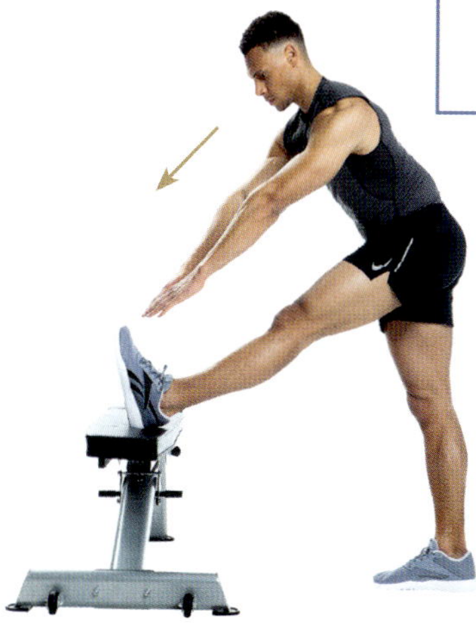

(A) Der Bewegungsablauf. (B)

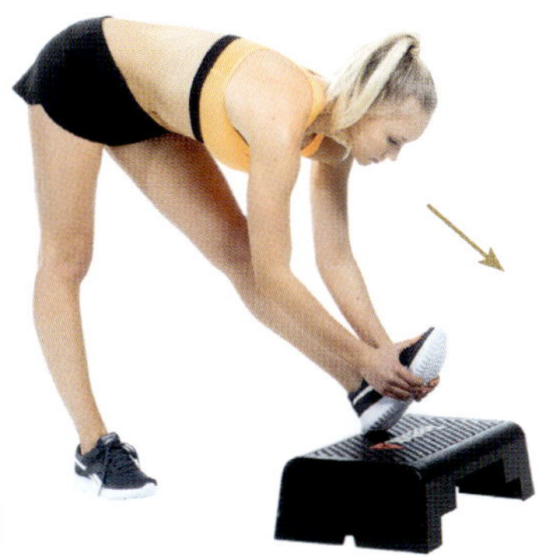

(C) Die intensive Position.

SO GEHT'S

- Aus dem geraden Stand stellst du eine Ferse vorn auf einen tiefen Gegenstand, das Bein ist gestreckt (A).
- Schiebe das Becken nach vorn und bewege dabei den Oberkörper mit (B), bis du einen leichten Dehnreiz spürst.
- Halte die Position, entspanne die Muskulatur und atme gleichmäßig weiter.
- Wenn die Dehnspannung nach einigen Sekunden nachlässt, bewegst du den Oberkörper weiter nach vorne, bis du einen erneuten Reiz spürst.

A-E-E-METHODE

Beim »Anspannen – Entspannen – Erweitern« spannst du die Ferse nach unten und den unteren Rücken nach hinten oben (B). Entspanne kurz die aktivierte Muskulatur, wobei du in der Position bleibst, und bewege dann den Oberkörper weiter vor.

VARIANTEN

Du kannst dich vorsichtig federnd vorbeugen (Dehnmethode 3).

Alternativ kannst du ein Seil um deine Fußsohle legen und dich vorziehen.

Fortgeschrittene können die Füße greifen und den Oberkörper weit vorbringen (C).

Wenn du keinen Gegenstand verfügbar hast, dann übe im Stand mit vorgestrecktem Bein und beuge das andere Bein.

Wenn du die Zehen anziehst, verstärkst du die Dehnung der Wadenmuskulatur.

D 39 Vorbeugen bei gestreckten Beinen

DEHNUNG
++ hintere Oberschenkel- und Rückenmuskulatur
\+ Wadenmuskulatur

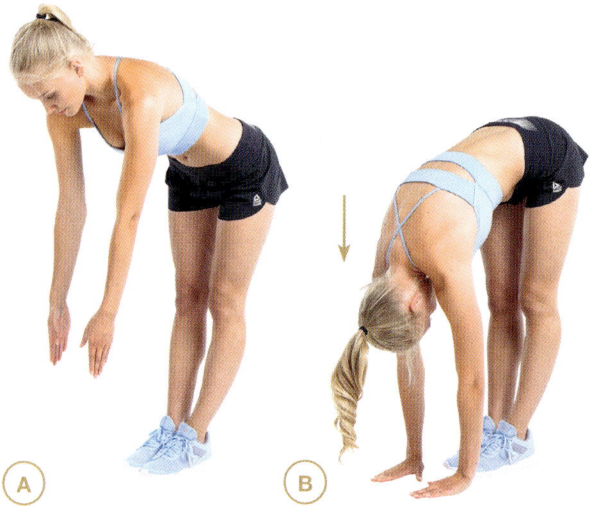

Der Bewegungsablauf.

SO GEHT »ENTSPANNEN-ERWEITERN«

- Du stehst gerade, mit den Füßen nahe beieinander und gestreckten Beinen. Senke langsam den Oberkörper in Richtung Boden (A), bis du einen leichten Dehnreiz spürst.
- Bewege dich aus dem Becken nach unten, nicht durch Abrunden des Oberkörpers. Den Kopf und die Arme lässt du locker nach unten hängen.
- Halte die Position, entspanne die Muskulatur und atme gleichmäßig weiter.
- Wenn die Dehnspannung nach einigen Sekunden nachlässt, bewegst du den Oberkörper weiter nach unten (B), bis du einen erneuten Reiz spürst.

A-E-E-METHODE

Beim »Anspannen – Entspannen – Erweitern« spannst du die gestreckten Beinen nach hinten und den unteren Rücken nach oben. Dann entspannst du kurz die aktivierte Muskulatur. Schließlich bewegst du den Oberkörper weiter nach unten (B).

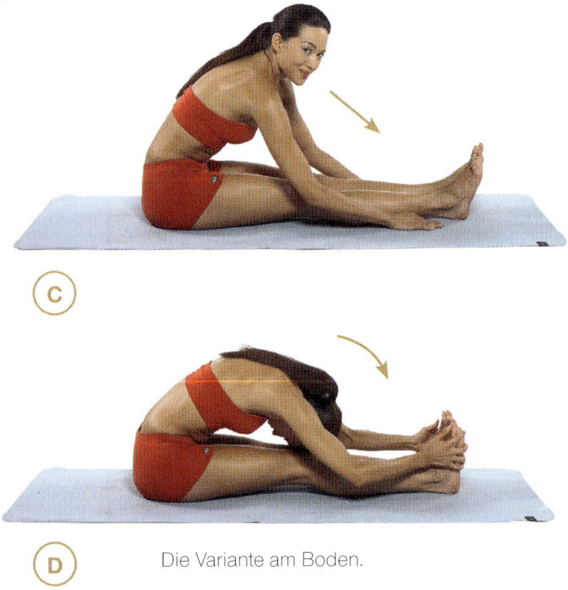

Die Variante am Boden.

VARIANTEN

Du kannst den Oberkörper vorsichtig federnd senken (Dehnmethode 3).
Fortgeschrittene können mit dem Kopf die Oberschenkel berühren. Beachte, dass du den Kopf nicht mit Kraft nach vorne ziehst, sondern den gesamten Oberkörper senkst.
Alternativ kannst du am Boden mit vorgestreckten Beinen üben (C)–(D).

D 40 Beckenhochziehen im Vierfüßlerstand

DEHNUNG
++ hintere Oberschenkel-, Waden-, Rücken- und Schultermuskulatur
+ Brustmuskulatur

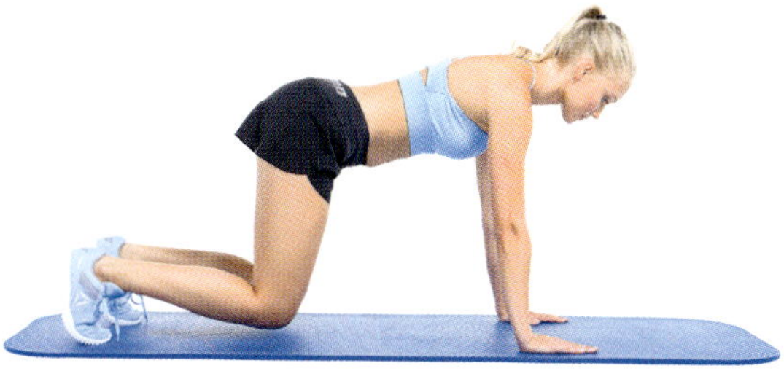

A

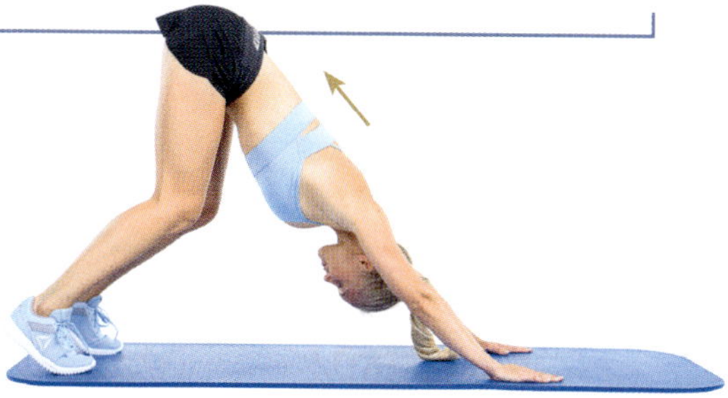

B Der Bewegungsablauf bis zum hohen Becken bei leicht gebeugten Beinen.

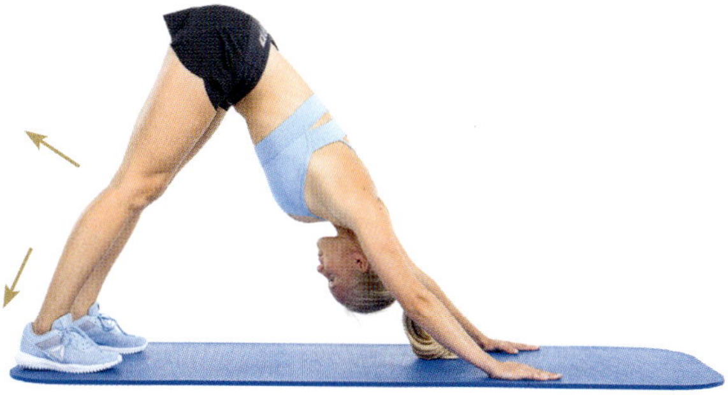

C Die Position für Fortgeschrittene mit gestreckten Beinen und den Fersen am Boden.

SO GEHT »ENTSPANNEN-ERWEITERN«

Die Übung ist auch als »Herabschauender Hund« bekannt.

- Du beginnst aus dem Vierfüßlerstand, mit aufgestellten Fußballen. Die Hände stehen unter den Schultern, am besten mit gespreizten Fingern. Die Knie sind hüftbreit auseinander, etwas weiter weg als die Hüften positioniert, und die Füße sind in einer Linie zu den Knien.
- Presse die Hände in die Matte und hebe die Knie leicht an (A).
- Schiebe zuerst das Becken nach hinten oben (B). Aus der oberen Position streckst du die Beine und die Fersen bewegst du so weit in Richtung Boden, bis du eine leichte Dehnspannung spürst.
- Der Rücken ist durchgehend gerade, der Nacken ist locker und die Ohren sind auf Höhe der Oberarme.
- Halte die Position, entspanne die Muskulatur und atme gleichmäßig weiter. Das Gewicht ist gleichmäßig auf Händen und Füßen.
- Wenn die Dehnspannung nach einigen Sekunden nachlässt, streckst du die Beine weiter durch und bewegst die Fersen mehr in Richtung Boden.

A-E-E-METHODE

Beim »Anspannen – Entspannen – Erweitern« spannst du die Fußballen gegen den Boden (B). Dann entspannst du kurz die aktivierte Muskulatur, wobei du in der Position bleibst. Schließlich streckst du die Beine weiter.

VARIANTEN

Ziel ist es, ein **»**gleichmäßiges Dreieck**«** zu bilden. Rundet sich der Rücken, dann beuge wieder etwas die Beine und hebe die Fersen an, bis du den Rücken gerade hast. Fortgeschrittene können mit den Fersen den Boden erreichen (C).

D 41 Vorwärtsspagat

DEHNUNG

++ hintere Oberschenkel-, Hüft- und vordere Oberschenkelmuskulatur

\+ innere Oberschenkel- und Wadenmuskulatur

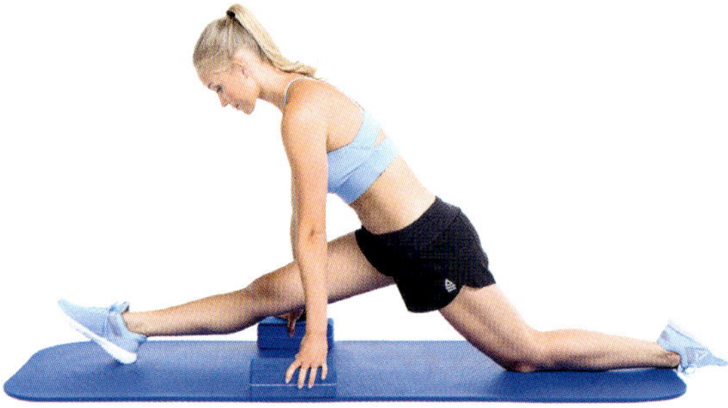

A

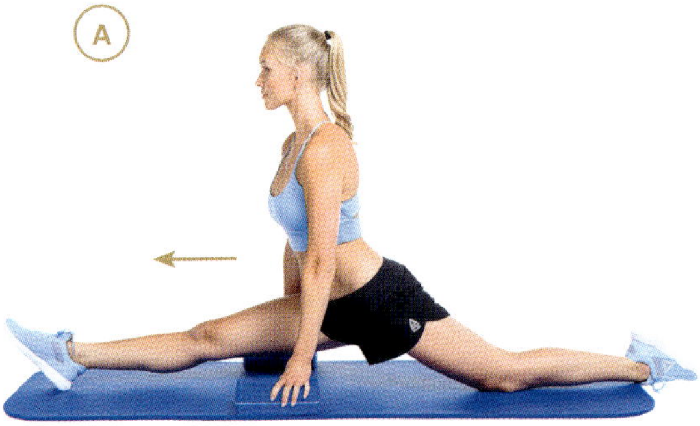

B

Der Bewegungsablauf, abgestützt auf Yoga-Blöcken.

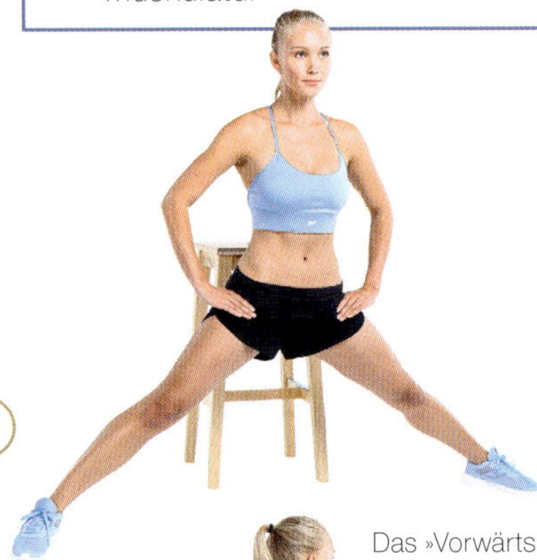

C

Das »Vorwärtsspagat ausbalancieren«.

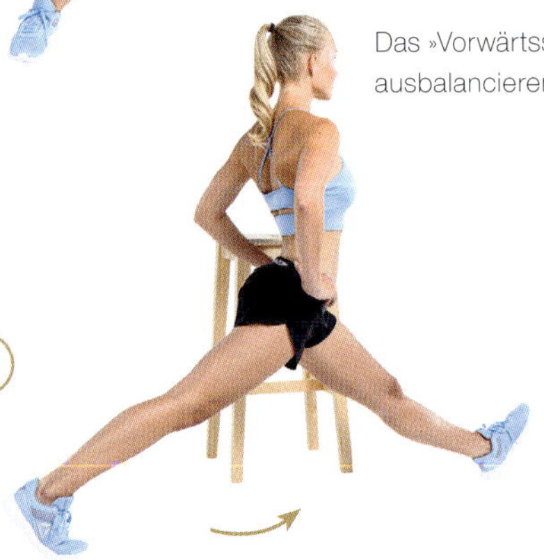

D

SO GEHT »ENTSPANNEN-ERWEITERN«

- Du bist im Ausfallschritt mit abgelegtem hinterem Unterschenkel. Strecke das vordere Bein vor. Du kannst dich auf Yoga-Blöcken (A) oder dem Boden abstützen.
- Drücke langsam das Becken und gleichzeitig das vordere Bein vor (B), bis du einen leichten Dehnreiz spürst.
- Halte die Position, entspanne die Muskulatur und atme gleichmäßig weiter.
- Wenn die Dehnspannung nach einigen Sekunden nachlässt, schiebst du das Bein weiter nach vorn, bis du einen erneuten Reiz spürst.

A-E-E-METHODE

Beim »Anspannen – Entspannen – Erweitern« spannst du die Beine gegen den Boden (B). Dann entspannst du kurz die aktivierte Muskulatur, bevor du die Position erweiterst.

VARIANTE »VORWÄRTSSPAGAT AUSBALANCIEREN«

Diese Variante wird dir helfen, dich tiefer zu bewegen. Begib dich so weit in den Spreizstand (C), wie du ihn ohne deutliche Dehnspannung halten kannst. Hinter dir befindet sich ein Stuhl oder die Wand. Drehe dich nach links (D) und balanciere die Position einige Sekunden lang aus. Dann drehst du dich nach rechts und wiederholst das Ausbalancieren. Führe mehrere Wiederholungen zu jeder Seite aus. Versuche immer weniger die Hände zum Abstützen einzusetzen, bis es dir völlig frei gelingt.

Oberschenkel innen

D 42 Kniesenken im Sitz

DEHNUNG

++ innere Oberschenkelmuskulatur
+ Hüftmuskulatur

SO GEHT »ENTSPANNEN-ERWEITERN«

- Du sitzt aufrecht, die Fußsohlen liegen aneinander und die Knie zeigen nach außen. Ziehe die Füße nah zu dir und schiebe das Becken nach vorn (A).
- Entspanne die Beine und lass die Knie sinken, bis du einen leichten Dehnreiz spürst. Mit den Ellbogen oder Händen kannst du den Druck nach unten verstärken (B).
- Halte die Position, entspanne die Muskulatur und atme gleichmäßig weiter (Dehnmethode 1, Seite 33).
- Wenn die Dehnspannung nach einigen Sekunden nachlässt, drückst du die Knie weiter nach unten, bis du einen erneuten Reiz spürst.

A-E-E-METHODE

Beim »Anspannen – Entspannen – Erweitern« spannst du die Knie gegen die Ellbogen (B) oder Hände (Dehnmethode 2, Seite 34). Dann entspannst du kurz die aktivierte Muskulatur, wobei du in der Position bleibst. Schließlich drückst du die Knie weiter nach unten.

VARIANTEN

Du kannst vorsichtig federnd die Kniesenken (Dehnmethode 3, Seite 36).

Du kannst mit je einer Hantelscheibe auf den Knien üben.

Fortgeschrittene können den Oberkörper nach vorn bewegen und so die Rückenmuskulatur mitdehnen (C).

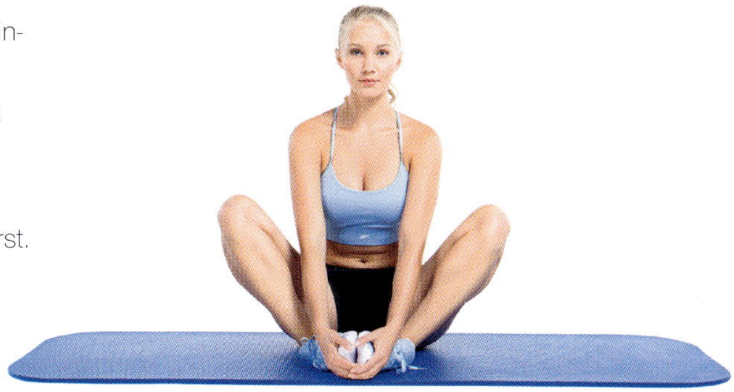

(A)

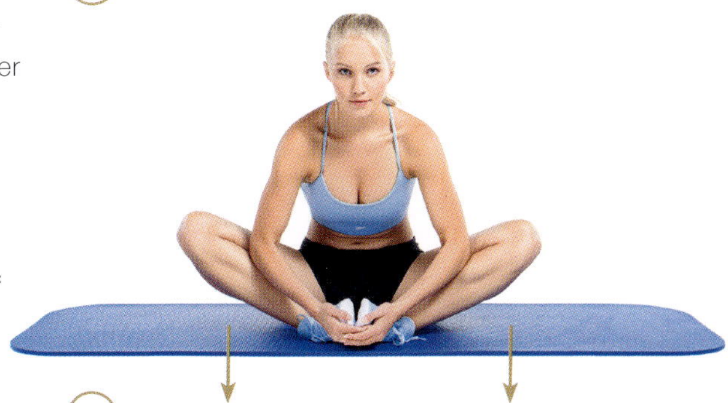

(B)

Der Bewegungsablauf.

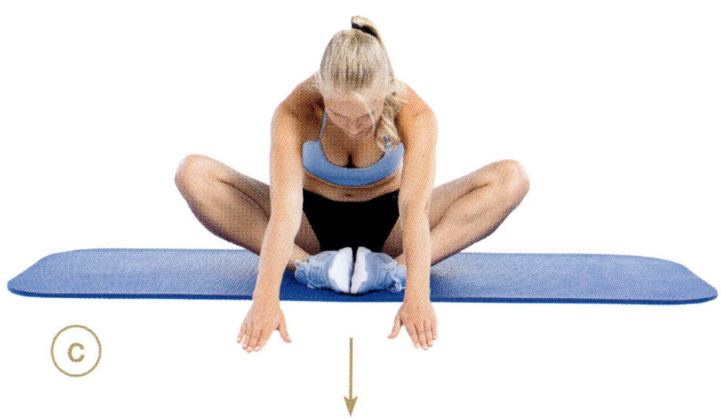

(C)

Das Vorlehnen des Oberkörpers.

D 43 Kniesenken in Rückenlage

DEHNUNG

++ innere Oberschenkelmuskulatur

\+ Hüft- und hintere Oberschenkelmuskulatur

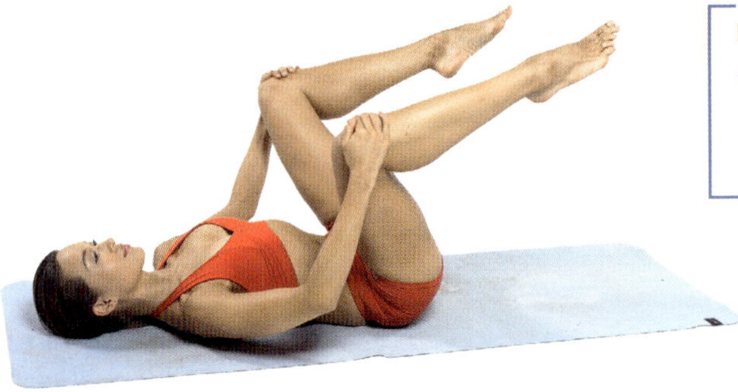

(A)

Der Bewegungsablauf beim Kniesenken.

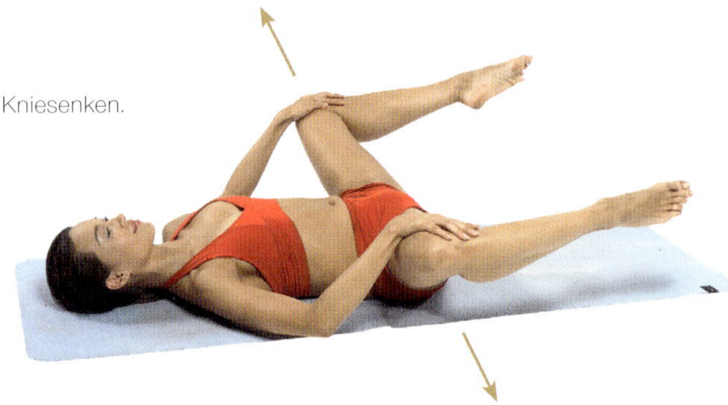

(B)

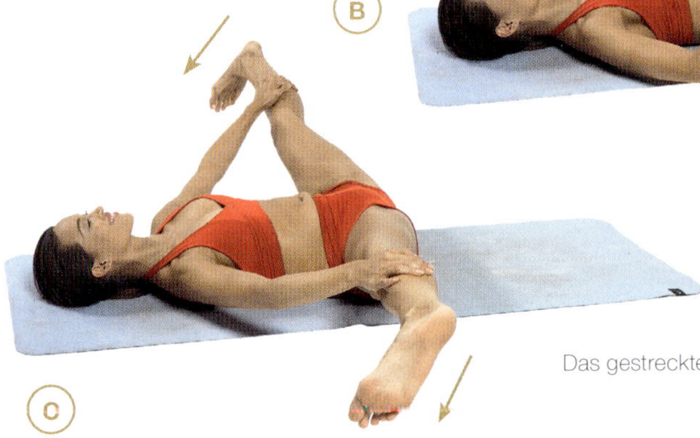

(C)

Das gestreckte Beinsenken.

SO GEHT »ENTSPANNEN-ERWEITERN«

- Du befindest dich in Rückenlage. Die gebeugten Beine sind in der Luft, wobei die Oberschenkel etwa senkrecht stehen.
- Entspanne die Beine und lasse sie unter der Last des Eigengewichts sinken, bis du einen leichten Dehnreiz spürst. Mit den Händen kannst du den Druck etwas verstärken (A).
- Halte die Position, entspanne die Muskulatur und atme gleichmäßig weiter.
- Wenn die Dehnspannung nach einigen Sekunden nachlässt, drückst du die Knie mit den Händen nach unten (B), bis du einen erneuten Reiz spürst.

A-E-E-METHODE

Beim »Anspannen – Entspannen – Erweitern« spannst du die Beininnenseiten gegen die Hände, ohne dabei die Beinposition zu verändern. Dann entspannst du kurz die aktivierte Muskulatur, wobei du in der Position bleibst. Schließlich drückst du die Knie weiter nach unten (B).

VARIANTEN

Einsteiger können die Fußaußenseite am Boden lassen.
Fortgeschrittene können die Übung mit gestreckten Beinen ausführen (C).

D 44 Gestrecktes Beinsenken an Wand

DEHNUNG

++ innere und hintere Oberschenkelmuskulatur

\+ Hüft- und Wadenmuskulatur

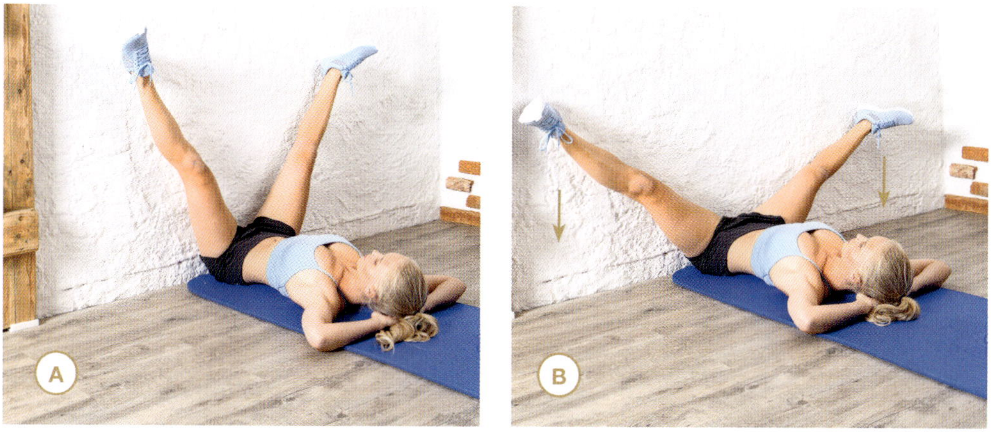

Der Bewegungsablauf.

SO GEHT »ENTSPANNEN-ERWEITERN«

- Du befindest dich in Rückenlage, möglichst nahe mit dem Gesäß an einer Wand. Die gestreckten Beine sind in der Luft (A).
- Entspanne die Beine und lasse sie unter der Last des Eigengewichts sinken (B), bis du einen leichten Dehnreiz spürst. Achte darauf, dass die Beine und das Gesäß an der Wand bleiben.
- Halte die Position, entspanne die Muskulatur und atme gleichmäßig weiter.
- Wenn die Dehnspannung nach einigen Sekunden nachlässt, bewegst du die Beine weiter nach unten, bis du einen erneuten Reiz spürst. Mit den Händen kannst du etwas unterstützen.

A-E-E-METHODE

Beim »Anspannen – Entspannen – Erweitern« spannst du die Beininnenseiten gegen die Hände (C), ohne dabei die Beinposition zu verändern. Dann entspannst du kurz die aktivierte Muskulatur, wobei du in der Position bleibst. Schließlich drückst du die Beine weiter nach unten.

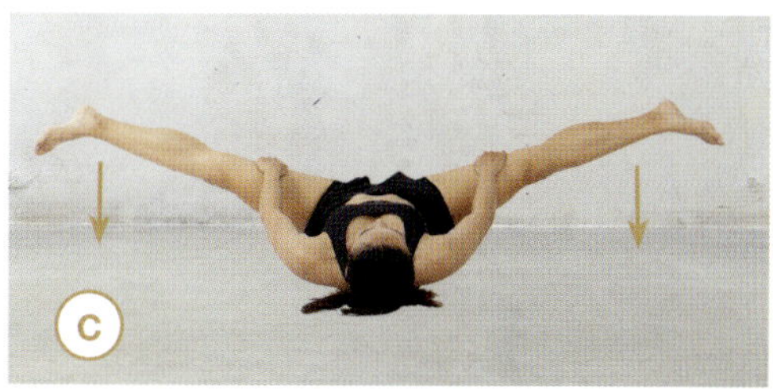

Das Spannen gegen die Hände.

VARIANTEN

Du kannst das Beinspreizen vorsichtig federnd üben (Dehnmethode 3).

Das Üben an Wand ermöglicht »Loszulassen«, d.h. die innere Oberschenkelmuskulatur zu entspannen. So kannst du mehrere Minuten lang üben. Schnelle Trainingsergebnisse erzielst du, indem du je Satz etwa 3 Minuten lang dehnst und 2–3 Sätze durchführst. Mache das alle 2–3 Tage über etwa 2 Monate hinweg.

D 45 Seitliches Beinschieben im Kniestand

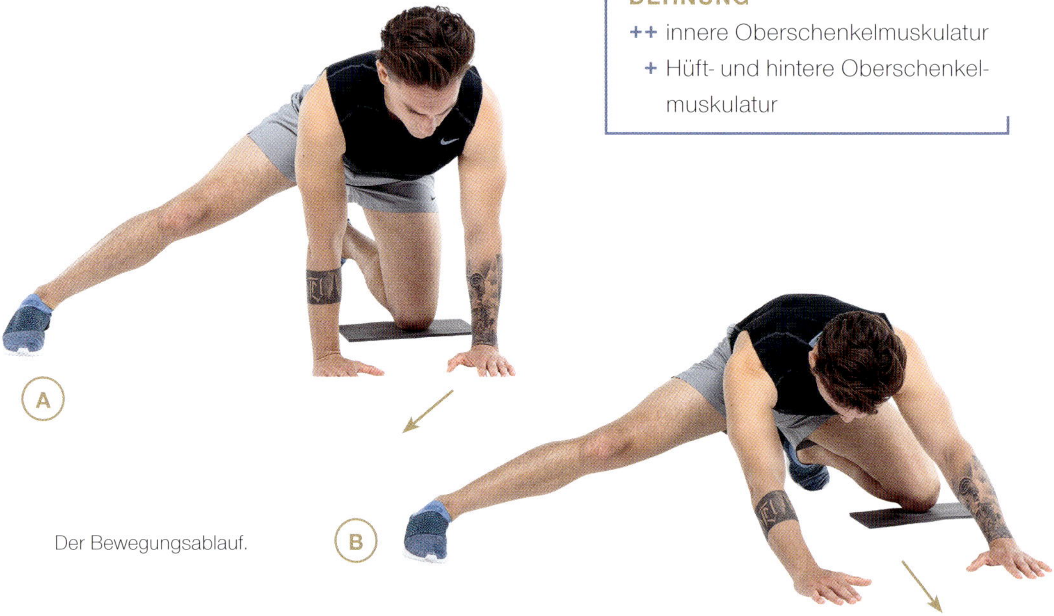

Der Bewegungsablauf.

DEHNUNG

++ innere Oberschenkelmuskulatur
+ Hüft- und hintere Oberschenkelmuskulatur

SO GEHT »ENTSPANNEN-ERWEITERN«

- Du befindest dich im Vierfüßlerstand und spreizt ein Bein zur Seite (A).
- Schiebe das Bein zur Seite und senke dabei das Becken, bis du eine leichte Dehnspannung spürst. Achte darauf, dass du mit dem Becken nicht ausweichst.
- Halte die Position, entspanne die Muskulatur und atme gleichmäßig weiter.
- Wenn die Dehnspannung nach einigen Sekunden nachlässt, schiebst du das Bein weiter, bis du einen erneuten Reiz spürst. Dabei senkst du den Körper mit ab (B).

A-E-E-METHODE

Beim »Anspannen – Entspannen – Erweitern« spannst du die Beininnenseite gegen den Boden. Dann entspannst du kurz die aktivierte Muskulatur. Schließlich schiebst du das Bein weiter, bis du einen erneuten Reiz spürst, und senkst dabei den Körper (B).

VARIANTEN

Du kannst das Beinschieben vorsichtig federnd üben (Dehnmethode 3).
Empfindest du Druckschmerz am Knie, dann lege ein gefaltetes Handtuch oder Polster unter das stützende Knie. Hilft das nicht Knieschmerzen zu vermeiden, dann verzichte auf die Übung.
Du kannst alternativ das Bein seitlich auf einen Stepper auflegen.
Ist eine hüfthohe Stange verfügbar, dann kannst du das Beinschieben im Stand machen.

D 46 Grätschstand

DEHNUNG
++ innere und hintere Oberschenkelmuskulatur
+ Hüft- und Wadenmuskulatur

SO GEHT »ENTSPANNEN-ERWEITERN«

- Aus dem aufrechten Stand spreizt du die Beine, bis du eine leichte Dehnspannung spürst (A). Bleibe mit dem Becken vorn, weiche nicht nach hinten aus.
- Halte die Position und entspanne bewusst die Muskulatur (erste Dehnposition).
- Wenn die Dehnspannung nachlässt, beugst du das linke Bein (B) bis du zum neuen Reiz (zweite Dehnposition), und zwar an der rechten Beininnenseite. Bleibe in der Position und wiederhole die Dehnmethode.
- Strecke das Bein, beuge das rechte Bein (dritte Dehnposition) und dehne die linke Beininnenseite (C).
- Nun spreizt du beide Beine weiter (D), bis du einen erneuten Dehnreiz spürst.

A-E-E-METHODE

Beim »Anspannen – Entspannen – Erweitern« spannst du die Beininnenseiten gegen den Boden (B) und (C), ohne die Position zu verändern. Dann entspannst du kurz die aktivierte Muskulatur, bevor du die nächste Position einnimmst.

VARIANTEN

Du kannst vorsichtig federnd üben (Dehnmethode 3).
Du kannst dich mit den Händen auf dem Boden oder auf einem Stuhl vor dir abstützen. Fortgeschrittene können sich bis in den seitlichen Spagat bewegen.

(A)
Die Anfangsposition (erste Dehnposition).

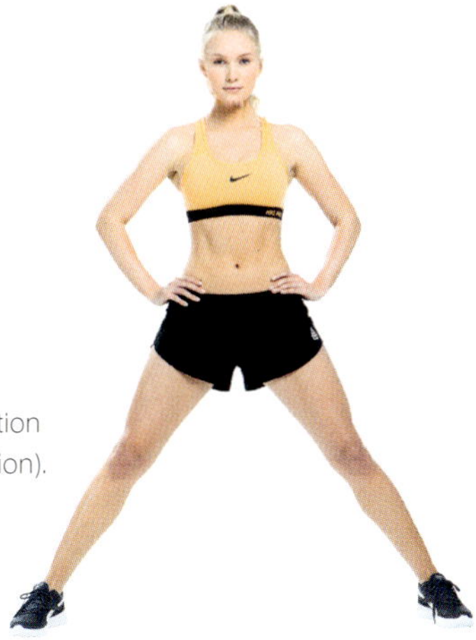

(B)
Dehnung der rechten Beininnenseite (zweite Dehnposition).

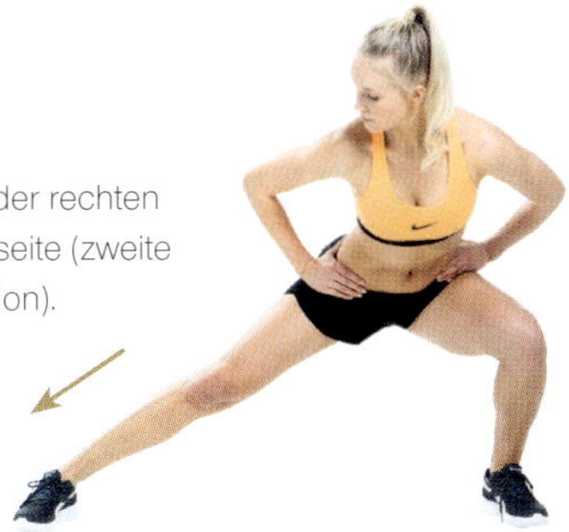

(C)
Danach dehnst du das linke Bein (dritte Dehnposition).

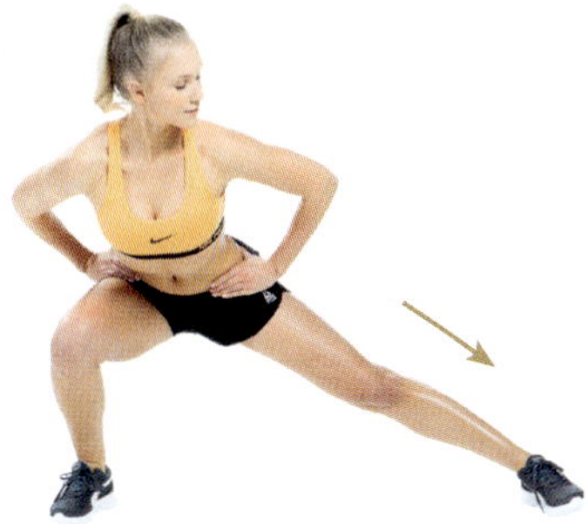

(D)
Das Erweitern der Dehnposition.

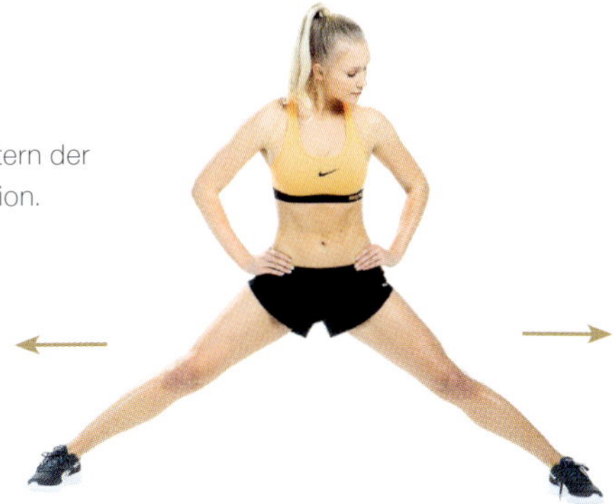

D 47 Spreizsitz

DEHNUNG

++ innere und hintere Oberschenkelmuskulatur
+ Hüft- und Wadenmuskulatur

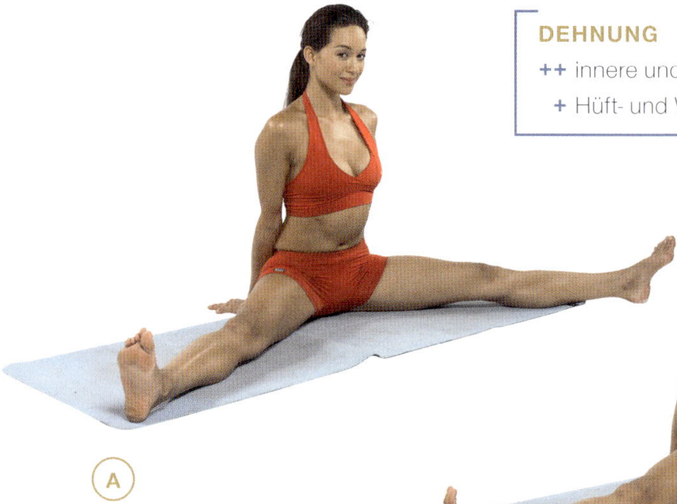

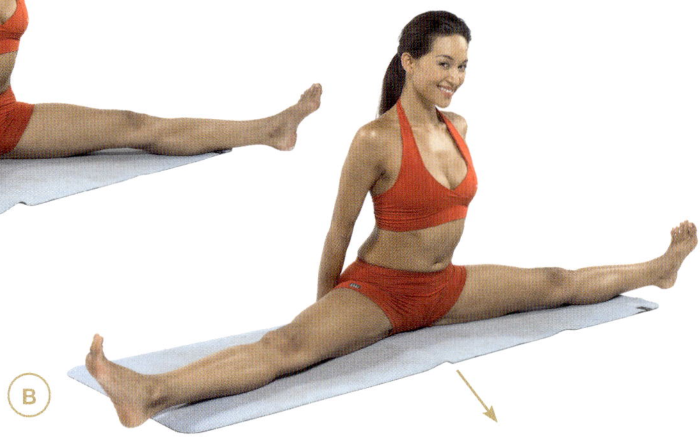

SO GEHT »ENTSPANNEN-ERWEITERN«

- Du sitzt aufrecht mit nach außen gestreckten Beinen. Die Hände sind hinter dem Gesäß aufgestellt (A).
- Schiebe dich durch Druck der Hände mit dem Becken vor und so die Beine weiter nach außen (B), bis du einen leichten Dehnreiz spürst.
- Halte die Position, entspanne die Muskulatur und atme gleichmäßig weiter.
- Wenn die Dehnspannung nach einigen Sekunden nachlässt, schiebst du dein Becken weiter nach vorne.

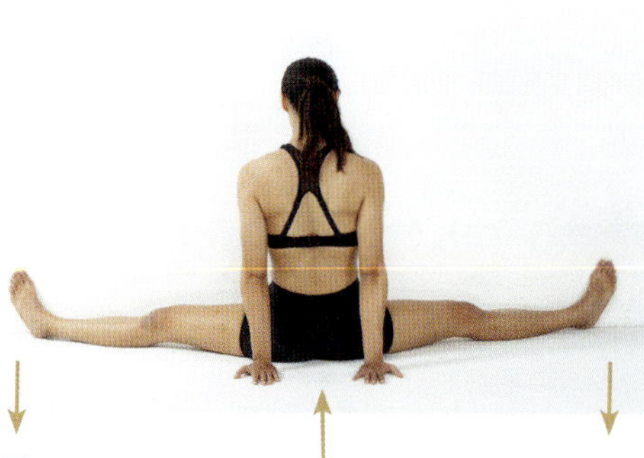

(C) Der Spreizsitz an der Wand.

A-E-E-METHODE

Beim »Anspannen – Entspannen – Erweitern« spannst du die Beininnenseiten gegen einen imaginären Widerstand (B) oder du legst die Hände an die Oberschenkelinnenseite als Widerstand. Dann entspannst du kurz die aktivierte Muskulatur, wobei du in der Position bleibst. Schließlich schiebst du das Becken weiter vor und spreizt so die Beine.

VARIANTEN

Du kannst das Beckenschieben vorsichtig federnd machen (Dehnmethode 3).
Die Übung lässt sich gut gegen eine glatte Wand ausführen (C). Bei der »A-E-E-METHODE« drückst du die Fußinnenseiten gegen die Wand.

D 48 Vorbewegen im Spreizsitz

DEHNUNG
++ innere und hintere Oberschenkel- und untere Rückenmuskulatur
+ Wadenmuskulatur

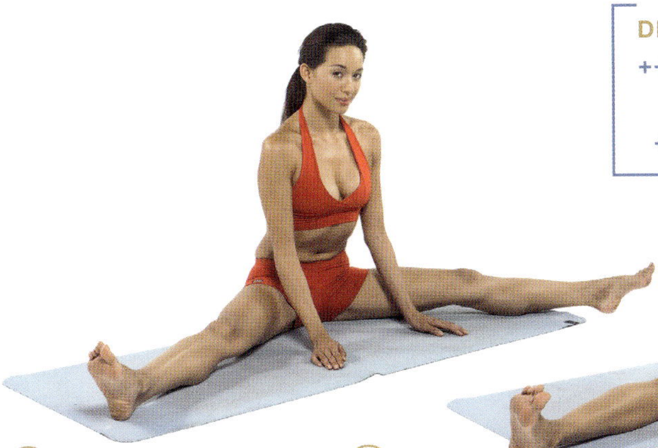

A

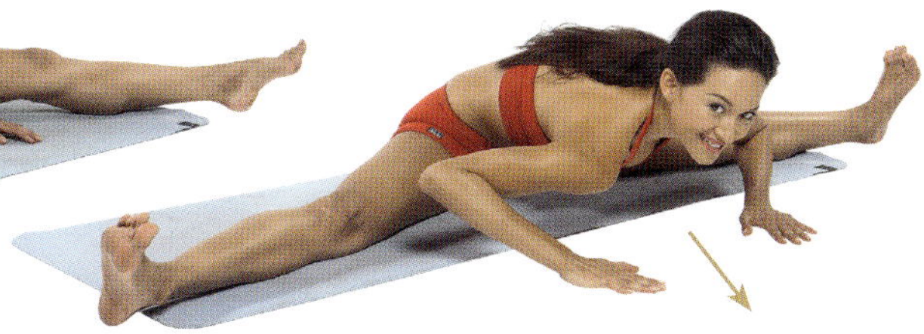

B

Die Bewegung des Oberkörpers nach vorn.

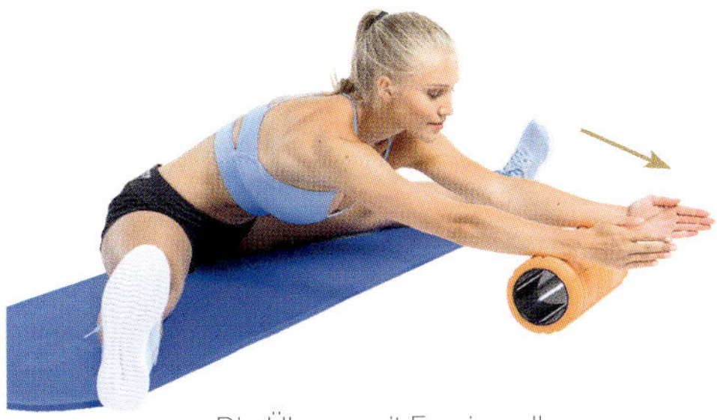

Die Übung mit Faszienrolle.

C

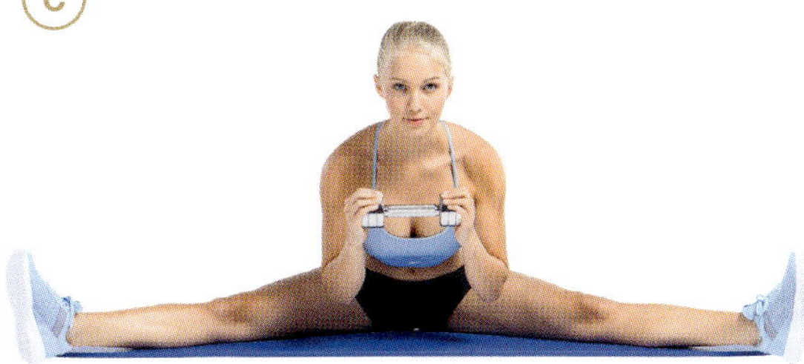

D

Die Übung mit Hantelgewicht.

SO GEHT »ENTSPANNEN-ERWEITERN«

- Drücke zuerst im Sitz das Becken vor und spreize dabei die Beine, wie in »D 47: Spreizsitz« beschrieben. Dann stellst du die Hände vor dem Körper ab (A).
- Bewege die Arme nach vorn (B), bis du einen leichten Dehnreiz spürst. Dabei bewegst du den Oberkörper, als würdest du am Brustbein nach vorn gezogen werden, und drückst gleichzeitig das Becken vor.
- Halte diese Position und entspanne bewusst die Muskulatur. Dabei atmest du gleichmäßig weiter. Wenn die Dehnspannung nach einigen Sekunden nachlässt, bewegst du den Oberkörper weiter vor, bis du einen erneuten Reiz spürst.

A-E-E-METHODE

Beim »Anspannen – Entspannen – Erweitern« spannst du die Beinrückseiten und die Hände gegen den Boden (B), ohne die Position zu verändern. Dann entspannst du kurz die aktivierte Muskulatur, wobei du in der Position bleibst. Schließlich bewegst du den Oberkörper weiter nach vorn.

VARIANTEN

Du kannst ein Seil um einen Gegenstand vor dich legen und deinen Oberkörper so vorsichtig vorziehen.
Du kannst mit Faszienrolle üben, indem du die Hände darauf ablegst und vorrollst (C).
Du kannst eine kleine Hantel vor der Brust halten (D), die deinem Körper hilft nach vorn zu kommen.

Unterschenkel und Füße

D 49 Fußanziehen bei vorzeigendem Bein

DEHNUNG

++ Zehenbeuge- und Wadenmuskulatur

+ hintere Oberschenkel- und untere Rückenmuskulatur

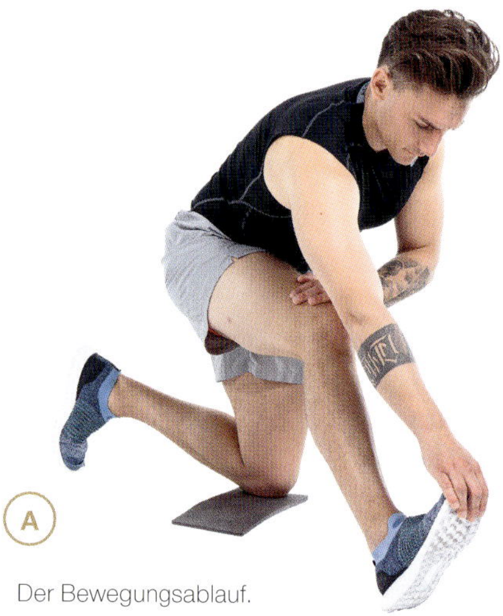

Der Bewegungsablauf.

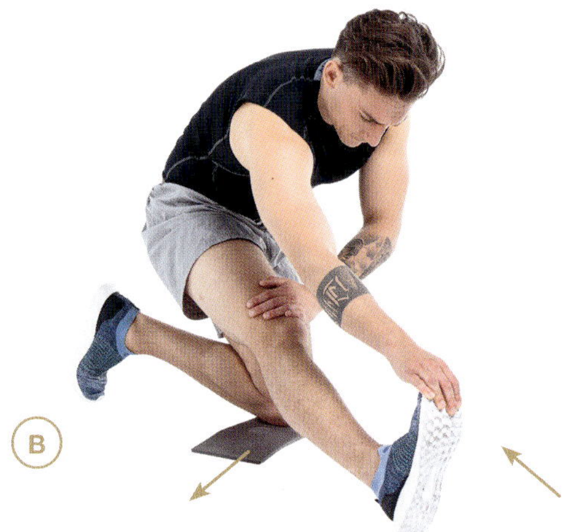

SO GEHT »ENTSPANNEN-ERWEITERN«

- Du befindest dich im Kniesitz und richtest ein Bein gebeugt nach vorn, mit angezogenen Zehen. Ziehe den Bauch ein, bringe Becken und Oberkörper vor und greife nun die Zehen (A) oder den Großzehen.
- Strecke das Bein, bis du einen leichten Dehnreiz in Wade und Ferse spürst (B).
- Halte die Position, entspanne die Muskulatur und atme gleichmäßig weiter (Dehnmethode 1, Seite 33).
- Wenn die Dehnspannung nach einigen Sekunden nachlässt, streckst du das Bein weiter, bis du einen erneuten Reiz spürst. Ist die volle Beinstreckung erreicht, dann bringst du den Oberkörper weiter vor.

A-E-E-METHODE

Beim »Anspannen – Entspannen – Erweitern« (Seite 34) spannst du die Zehen gegen die Finger (B). Dann entspannst du kurz die aktivierte Muskulatur, wobei du in der Position bleibst. Schließlich streckst du das Bein weiter, um die Dehnposition zu intensivieren.

VARIANTEN

Du kannst die Beinstreckung vorsichtig federnd üben (Dehnmethode 3, Seite 36).
Dieses Vorgehen ist gewählt, um insbesondere die Ferse, Fußsohle und Wade zu dehnen. Du kannst alternativ die Dehnung mehr zur hinteren Oberschenkelmuskulatur verlagern, indem du das Übungsbein in der Anfangsposition streckst und du dich in dieser Position vorbeugst (»D 38: Vorbeugen zu vorgestrecktem Bein«, Seite 97).

D 50 Fußdehnung an Wand

DEHNUNG
++ Zehen- und Wadenmuskulatur

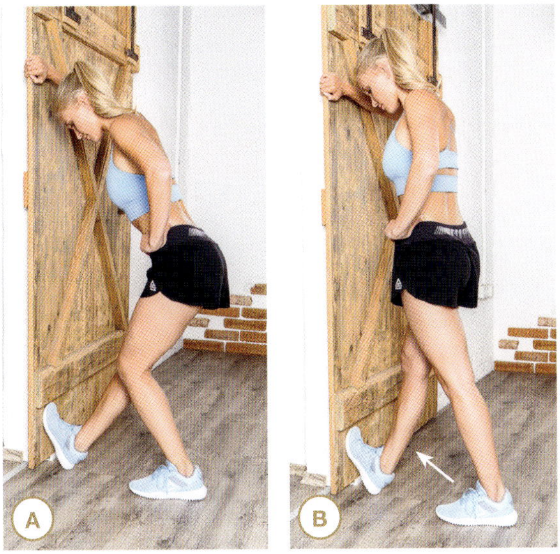

Der Bewegungsablauf.

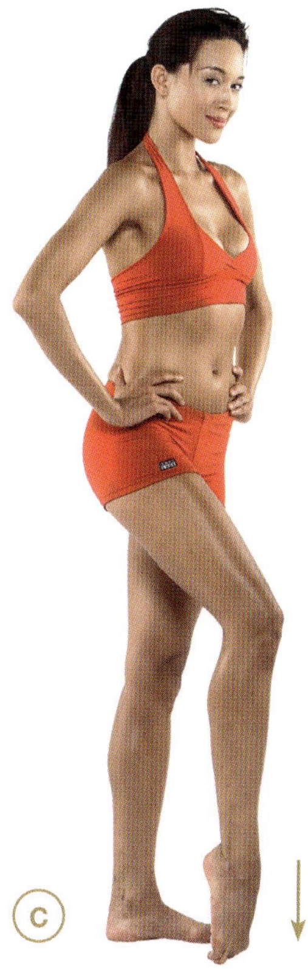

Die Variante mit aufgelegtem Spann.

SO GEHT »ENTSPANNEN-ERWEITERN«

- Du stehst vor Wand, Türrahmen oder einem stabilen Gegenstand. Bringe deine Zehen in steiler Position an die Wand (A), mit der Großzehe schon in leichter Dehnspannung. Dein Standbein ist gebeugt und das Gewicht nach hinten verlagert.
- Strecke das Standbein und lehne den Oberkörper vor (B), bis du einen leichten Dehnreiz spürst. Du kannst dich mit der Hand vorziehen.
- Halte die Position, entspanne die Muskulatur und atme gleichmäßig weiter.
- Wenn die Dehnspannung nach einigen Sekunden nachlässt, erweiterst du die Position, bis du einen erneuten Reiz spürst.

A-E-E-METHODE

Beim »Anspannen – Entspannen – Erweitern« drückst du den Fuß gegen gegen Wand oder Rahmen (B). Dann entspannst du kurz die aktivierte Muskulatur, wobei du in der Position bleibst. Schließlich erweiterst du die Dehnposition.

VARIANTEN

Du kannst ohne Schuhe üben; insbesondere bei dicker Sohle ist das vorzuziehen.
Du kannst im Sitz üben und die Zehen mit der Hand in die Dehnung biegen.
Du erreichst die Großzehendehnung gut im Fersensitz bei aufgestellten Zehen.
Du kannst auch in die andere Richtung dehnen, indem du den Spann auflegst (C). So erreichst du die Fußbeuge- und Schienbeinmuskulatur mit deiner Dehnung.

D 51 Fersensenken im Stand auf Erhöhung

DEHNUNG
++ Wadenmuskulatur

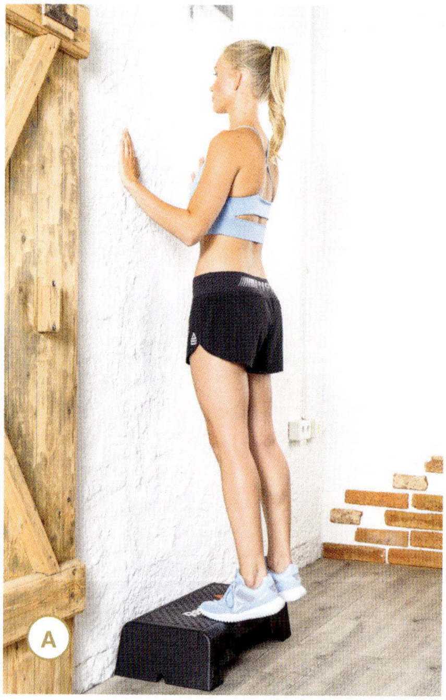

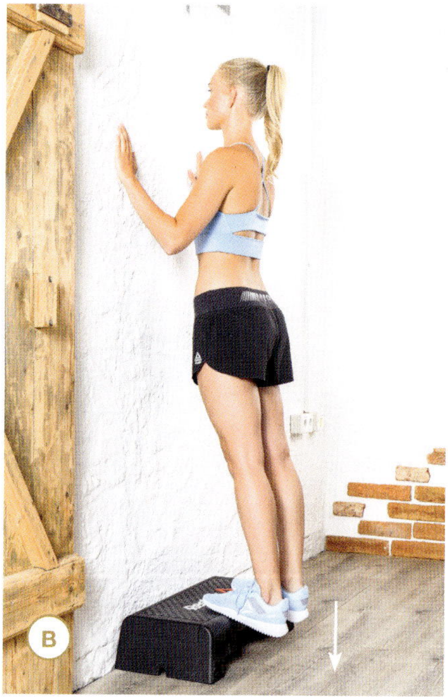

Die Anfangs- und die Endposition.

SO GEHT »ENTSPANNEN-ERWEITERN«

- Du stehst aufrecht mit den Fußballen auf einer Treppenstufe oder einem Stepper. Mit den Händen kannst du die Position stabilisieren. Die Füße sind gerade nach vorn gerichtet, die Fersen sind frei in der Luft und etwas angehoben (A).
- Senke die Fersen (B), bis du einen leichten Dehnreiz in der Wadenmuskulatur spürst.
- Halte die Position, entspanne die Muskulatur und atme gleichmäßig weiter.
- Wenn die Dehnspannung nach einigen Sekunden nachlässt, bewegst du die Fersen etwas tiefer, bis du einen erneuten Reiz spürst.

A-E-E-METHODE

Das »Anspannen – Entspannen – Erweitern« ist etwas schwierig durchzuführen, da die Fersen in der Luft sind. Drücke entweder die Fersen gegen einen imaginären Widerstand, oder drücke die Fußsohlen so auf, dass auch die Fersen aktiviert werden. Die Fußposition bleibt dabei bestehen. Dann entspannst du kurz die aktivierte Muskulatur. Schließlich senkst du die Fersen tiefer.

VARIANTEN

Du kannst das Fersensenken vorsichtig federnd üben (Dehnmethode 3).
Du kannst alternativ einbeinig dehnen.

D 52 Beinstrecken im Ausfallschritt

DEHNUNG
++ Wadenmuskulatur

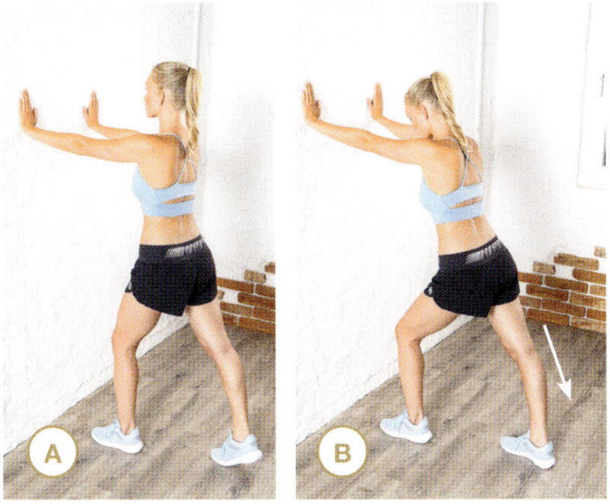

Die Anfangs- und die Endposition in der ersten Dehnposition.

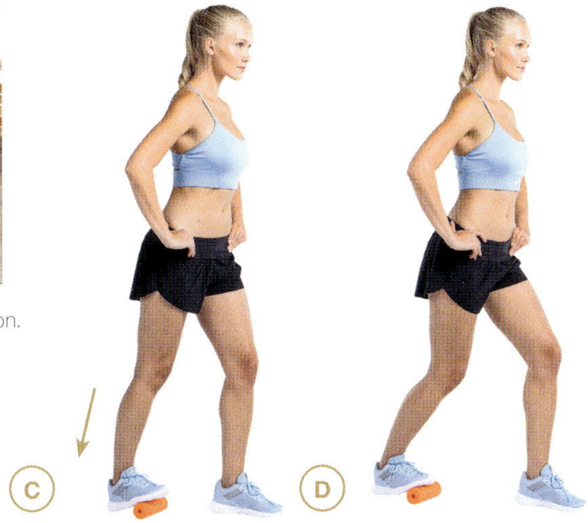

Die Variante mit gestrecktem und gebeugtem Bein mit dem Fußballen erhöht.

SO GEHT »ENTSPANNEN-ERWEITERN«

- Du stehst mit dem Gesicht vor einer Wand, im leichten Ausfallschritt. Die Hände sind an der Wand positioniert. Die Ferse des hinteren Beins ist angehoben (A). Der hintere Fuß muss gerade vorzeigen, nicht nach außen.
- Strecke das Übungsbein langsam, schiebe die Ferse in Richtung Boden und lehne das Gewicht vor (B), bis du einen leichten Dehnreiz spürst.
- Halte die Position, entspanne die Muskulatur und atme gleichmäßig weiter.
- Wenn die Dehnspannung nach einigen Sekunden nachlässt, bewegst du die Ferse weiter, bis du einen erneuten Reiz spürst. Erreichst du mit der hinteren Ferse den Boden, dann beuge das vordere Bein tiefer und verlagere das Gewicht vor.

A-E-E-METHODE

Beim »Anspannen – Entspannen – Erweitern« wählst du die Position so, dass du mit der hinteren Ferse den Boden erreichst. Spanne die Ferse gegen den Boden (B), ohne die Fußposition zu verändern. Dann entspannst du kurz die aktivierte Muskulatur, wobei du in der Position bleibst. Schließlich beugst du das vordere Bein etwas tiefer.

VARIANTEN

Du kannst vorsichtig federnd die Beinstreckung machen (Dehnmethode 3).
Du kannst alternativ beidbeinig an der Wand dehnen.
Du kannst das Übungsbein beugen, um etwas andere Muskelbereiche zu erreichen.
Ist keine Wand verfügbar, dann übe freistehend. So ist allerdings die Dehnintensität geringer, da du dich nicht so weit vorlehnen kannst.
Du intensivierst, indem du den Fußballen des Übungsbeins auf eine kleine Rolle (C)–(D) oder Hantelscheibe stellst. Ein kleiner Dreieckskeil ist auch sehr gut geeignet.

Partnerübungen

Auf den folgenden Seiten lernst du Dehnübungen kennen, bei denen die Dehnposition mit Hilfe des Trainingspartners eingenommen wird beziehungsweise von ihm intensiviert wird. Der Partner hebt beispielsweise dein Bein an oder drückt dich vorsichtig in eine Dehnposition hinein. Sobald du einen leichten Dehnreiz spürst, musst du ihm dies mitteilen, damit er die Bewegung stoppt und die Position stabilisiert. Dabei muss der Partner sehr vorsichtig vorgehen und du musst ihm vertrauen, da ansonsten keine Entspannung gelingt.

Mache die Partnerübungen nur mit einem erfahrenen Sportler. Der Partner muss sofort auf dein Stoppsignal reagieren, damit du dich nicht verletzt. Auch sollte er dein Leistungsniveau kennen, um mögliche Positionen abschätzen zu können. Ausschlaggebend sind immer die Anweisungen des Übenden; es darf niemals versucht werden, eine Dehnposition mit Gewalt zu erreichen.

Die Übungen mit Trainingspartner werden üblicherweise mit den Methoden »Entspannen – Erweitern« (Seite 33) oder »Anspannen – Entspannen – Erweitern« ausgeführt (Seite 34). Von »Dynamisches Dehnen« (Seite 36) ist hingegen abzuraten, da der Partner die optimale Dehnposition nicht spüren kann und diese schnell überschritten ist.

Dehnübungen mit Partner sind besonders effektiv, wenn du für die Übung ansonsten andere Muskelgruppen aktivieren müsstest. Du musst beispielsweise bei der Übung »D 37: Gestrecktes Beinanziehen in Rückenlage« mit Hilfe anderer Muskelgruppen das Bein in der Luft halten oder das Bein mit einem Seil hochziehen. Wenn stattdessen der Partner das Bein anhebt, wie in »D 53: Bein hochdrücken in Rückenlage«, dann kannst du die anderen Muskeln entspannen und dich vollständig auf die Dehnung der hinteren Beinmuskulatur konzentrieren.

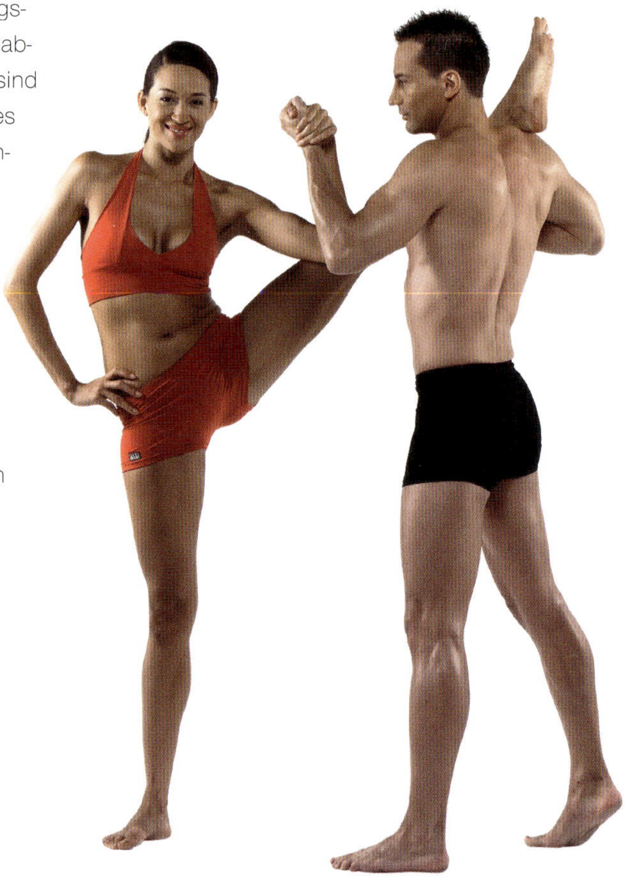

D 53 Bein hochdrücken in Rückenlage

DEHNUNG

++ hintere Oberschenkel-, untere Rücken- und Wadenmuskulatur

\+ innere Oberschenkelmuskulatur

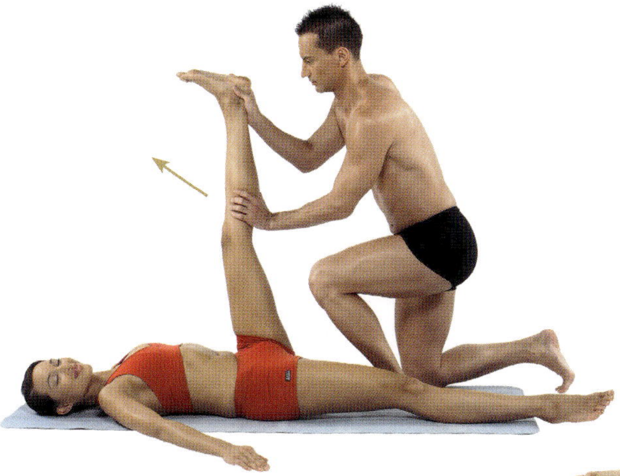

(A)

Der Bewegungsablauf.

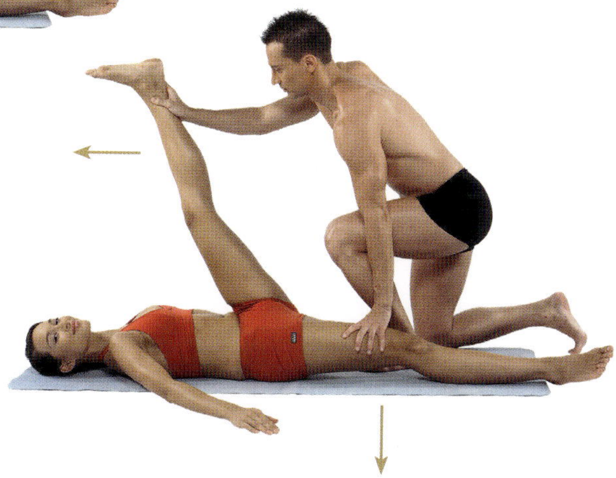

(B)

SO GEHT »ENTSPANNEN-ERWEITERN«

- Du liegst auf dem Rücken, ein Bein ist gestreckt und möglichst weit angehoben. Der Partner fasst dein Bein und drückt es langsam und vorsichtig weiter hoch (A).
- Sobald du einen leichten Dehnreiz spürst, teilst du dies dem Partner mit und er fixiert die Position. Damit sich dein unteres Bein nicht vom Boden abhebt, kann der Partner es nach unten drücken (B).
- Halte die Position, entspanne die Muskulatur und atme gleichmäßig weiter (Dehnmethode 1, Seite 33).
- Wenn die Dehnspannung nach einigen Sekunden nachlässt, drückt der Partner dein Bein weiter hoch, bis du einen erneuten Reiz spürst.

A-E-E-METHODE

Spanne die Beinrückseite (B) gegen den Partner (Dehnmethode 2, Seite 34). Er gibt dabei nicht nach, sodass die Anfangsposition bestehen bleibt. Dann entspannst du kurz die aktivierte Muskulatur, ohne die Position zu verlassen. Schließlich drückt der Partner dein Bein weiter nach oben.

VARIANTE

Anstatt gerade nach oben, kann der Partner dein Bein seitlich hochdrücken, wodurch die innere Oberschenkelmuskulatur mehr gedehnt wird.

D 54 Bein hochdrücken im Stand

DEHNUNG

++ hintere Oberschenkel-, untere Rücken- und Wadenmuskulatur
+ Hüft-, Gesäß- und innere Oberschenkelmuskulatur

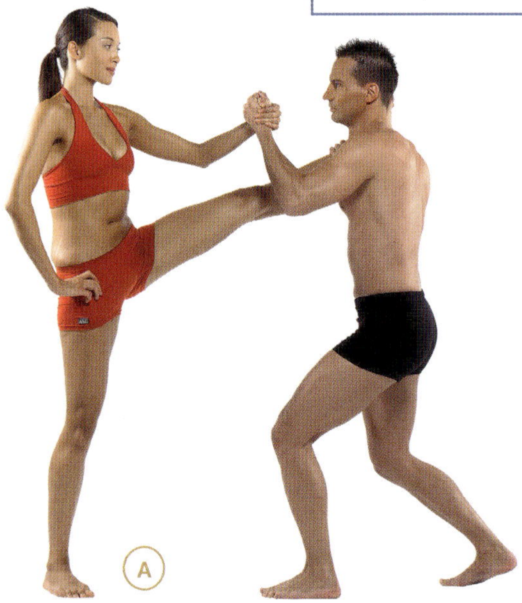

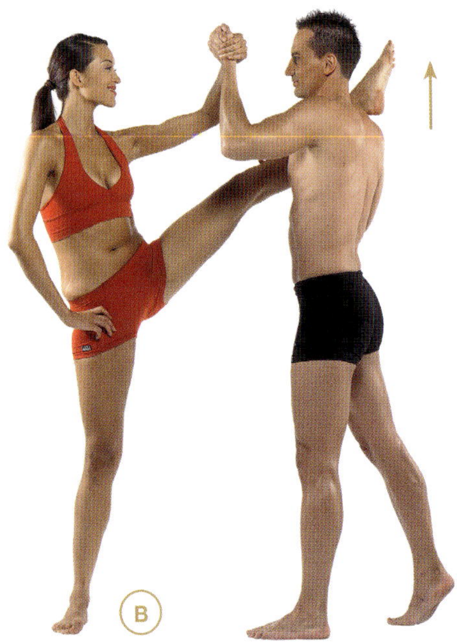

Die Bewegungsfolge.

SO GEHT »ENTSPANNEN-ERWEITERN«

- Du stehst aufrecht vor dem Trainingspartner. Er hebt dein vorderes Bein mit einer Hand in der Luft. Halte seine andere Hand, um deine Position besser zu stabilisieren.
- Der Partner beugt seine Beine und legt dein Bein auf seine Schulter (A).
- Er streckt langsam seine Beine, wodurch er dein Bein immer höher bewegt (B). Dabei bleibt dein Oberkörper aufrecht. Sobald du einen leichten Dehnreiz spürst, teilst du dies mit und der Partner verbleibt in dieser Position.
- Halte diese Position und entspanne bewusst die Muskulatur. Dabei atmest du gleichmäßig weiter.
- Wenn die Dehnspannung nachlässt, bewegt der Partner dein Bein weiter nach oben, bis du einen erneuten Reiz spürst. Dazu kann er sich vorbewegen.

A-E-E-METHODE

Beim »Anspannen – Entspannen – Erweitern« spannst du die Beinrückseite gegen den Partner (B). Er gibt dabei nicht nach, damit die Anfangsposition bestehen bleibt. Dann entspannst du kurz die aktivierte Muskulatur, wobei du in der Position bleibst. Schließlich bewegt der Partner dein Bein weiter hoch; in hoher Position bewegt er sich etwas nach vorn.

VARIANTE

Fortgeschrittene können zusätzlich noch den Rücken vorbeugen, um die Rückendehnung zu intensivieren.

D 55 Vordrücken bei vorgestreckten Beinen im Sitz

DEHNUNG
++ hintere Oberschenkel-, Waden- und Rückenmuskulatur

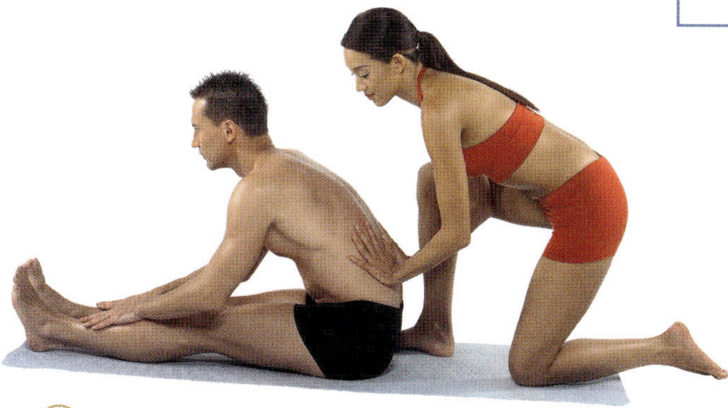

A

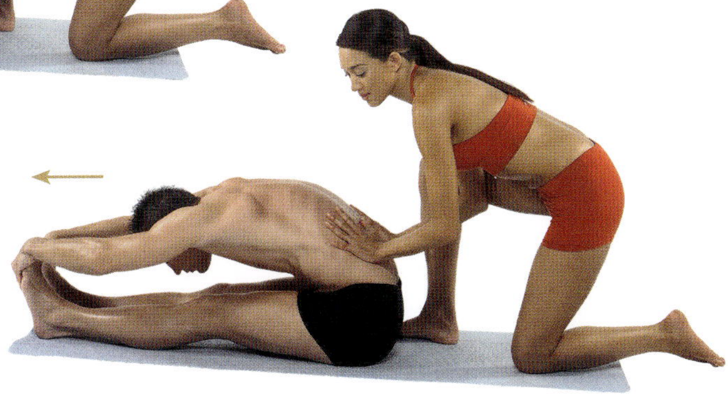

B

SO GEHT »ENTSPANNEN-ERWEITERN«

- Du sitzt auf dem Boden, mit den Beinen nach vorn gestreckt und zusammen. Der Trainingspartner kniet hinter dir und hat seine Hände an deinen unteren Rücken gelegt (A).
- Er drückt dich langsam und vorsichtig nach vorn, bis du einen leichten Dehnreiz spürst und ihm dies mitteilst. Bewege dich dabei, als würdest du am Brustbein nach vorn gezogen. Wichtig ist, dass der Druck am unteren Rücken erfolgt und nicht stattdessen der obere Rücken vorgedrückt wird.
- Halte diese Position und entspanne bewusst die Muskulatur. Dabei atmest du gleichmäßig weiter.
- Wenn die Dehnspannung nach einigen Sekunden nachlässt, drückt dich der Partner weiter vor (B), bis du einen erneuten Reiz spürst.

A-E-E-METHODE

Beim »Anspannen – Entspannen – Erweitern« spannst du den unteren Rücken gegen die Hände des Partners. Er gibt nicht nach, sodass die Anfangsposition bestehen bleibt. Dann entspannst du kurz die aktivierte Muskulatur, wobei du die Position bewahrst. Schließlich lässt du dich langsam weiter drücken (B).

VARIANTE

Du kannst kurz die Zehen anziehen, um die Dehnung der Wadenmuskulatur zu verstärken.

D 56 Beindrücken nach außen in Rückenlage

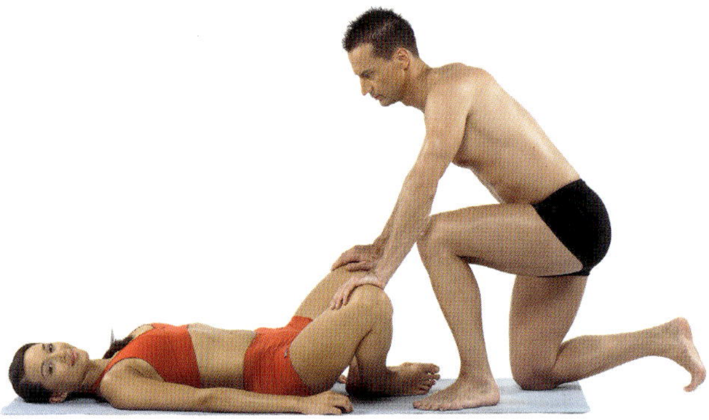

(A)

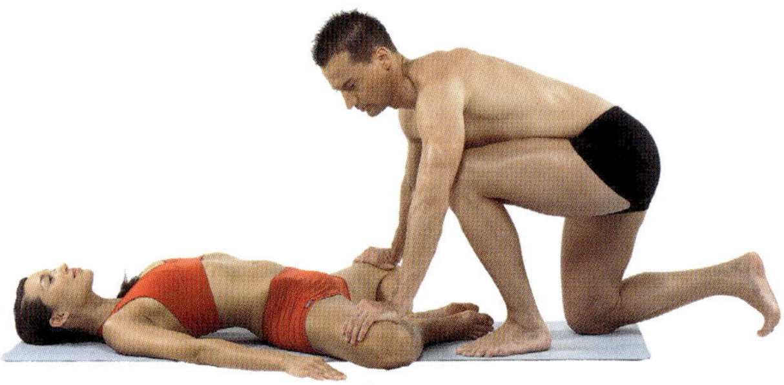

(B)

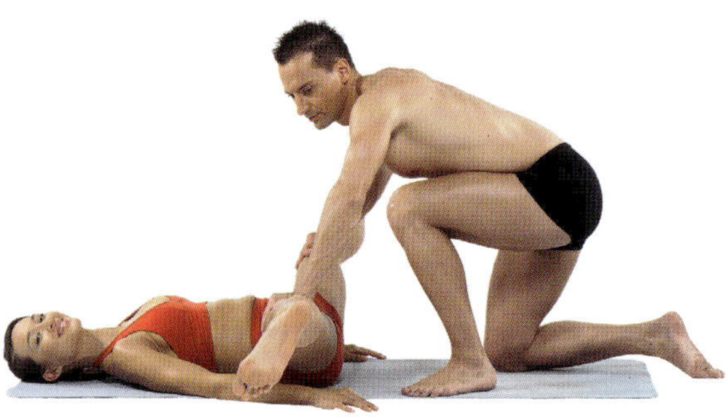

(C)

Die Bewegungsfolge.

DEHNUNG

++ innere Oberschenkelmuskulatur

\+ Hüftmuskulatur

SO GEHT »ENTSPANNEN-ERWEITERN«

- Du liegst auf dem Rücken mit gebeugten Beinen. Die Knie sind in der Luft und die Fußseiten auf dem Boden abgelegt. Der Trainingspartner kniet vor dir und hat seine Hände an deine Knie gelegt (A).
- Er drückt deine Knie langsam und vorsichtig nach unten, bis du einen leichten Dehnreiz spürst und ihm dies mitteilst.
- Halte diese Position und entspanne bewusst die Muskulatur. Dabei atmest du gleichmäßig weiter.
- Wenn die Dehnspannung nach einigen Sekunden nachlässt, drückt der Partner deine Knie weiter nach unten (B), bis du einen erneuten Reiz spürst.

A-E-E-METHODE

Spanne die Knieinnenseiten gegen die Hände des Partners. Er gibt dabei nicht nach, so dass die Anfangsposition bestehen bleibt. Dann entspannst du kurz die aktivierte Muskulatur, wobei du in der Position bleibst. Schließlich lässt du deine Knie weiter nach unten drücken (B).

VARIANTEN

Fortgeschrittene können die Übung mit gestreckten Beinen ausführen (C). Abhängig von der Drehung deiner Füße werden die Beinrückseiten mehr oder weniger intensiv gedehnt.

D 57 Beindrücken nach außen im Spreizsitz

DEHNUNG

++ innere Oberschenkelmuskulatur

+ Hüft-, hintere Oberschenkel- und Wadenmuskulatur

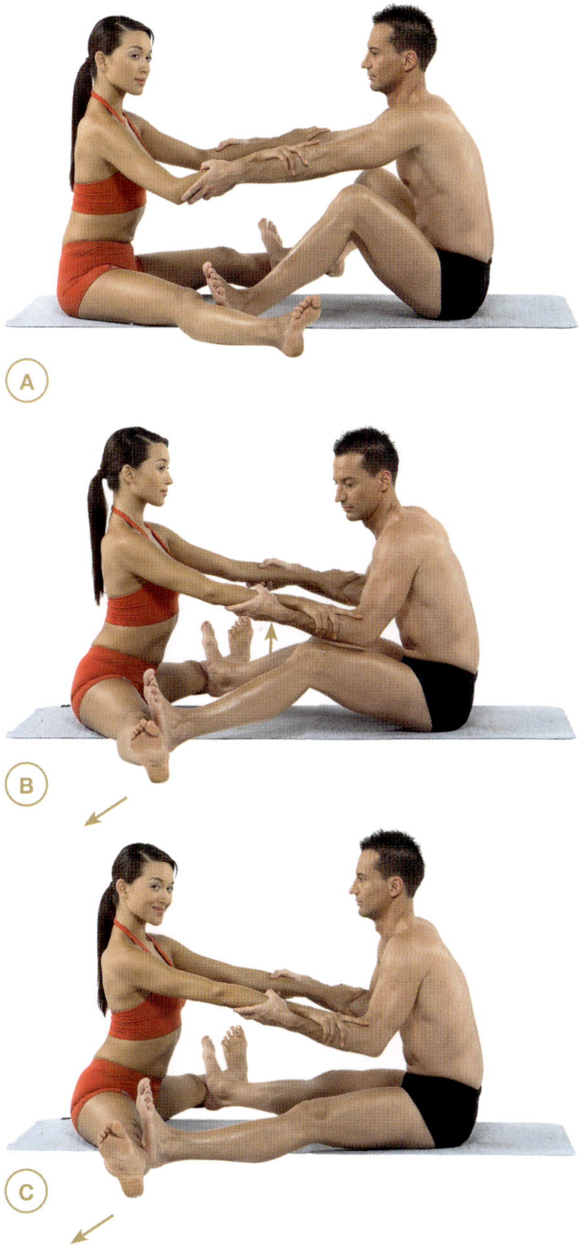

Die Bewegungsfolge.

SO GEHT »ENTSPANNEN-ERWEITERN«

- Du sitzt auf dem Boden mit gespreizten Beinen. Dein Trainingspartner hat seine Füße an deine Fußknöchel gestellt, wobei er die Knie angezogen hat. Er hält dich an den Händen oder den Unterarmen fest (A).
- Er streckt seine Beine langsam durch und drückt so deine Beine immer weiter nach außen (B), bis du einen leichten Dehnreiz spürst und ihm dies mitteilst.
- Halte diese Position und entspanne bewusst die Muskulatur. Dabei atmest du gleichmäßig weiter.
- Wenn die Dehnspannung nach einigen Sekunden nachlässt, drückt der Partner deine Beine weiter nach außen (C), bis du einen erneuten Reiz spürst.
- Bewege nach der Dehnung deine Beine langsam und vorsichtig zusammen.

A-E-E-METHODE

Beim »Anspannen – Entspannen – Erweitern« spannst du die Beininnenseiten gegen die Füße des Partners (B). Der Partner gibt dabei nicht nach, sodass die Anfangsposition bestehen bleibt. Dann entspannst du kurz die aktivierte Muskulatur, wobei du in der Position bleibst. Schließlich lässt du deine Beine weiter nach außen drücken (C).

D 58 Vorziehen im Spreizsitz

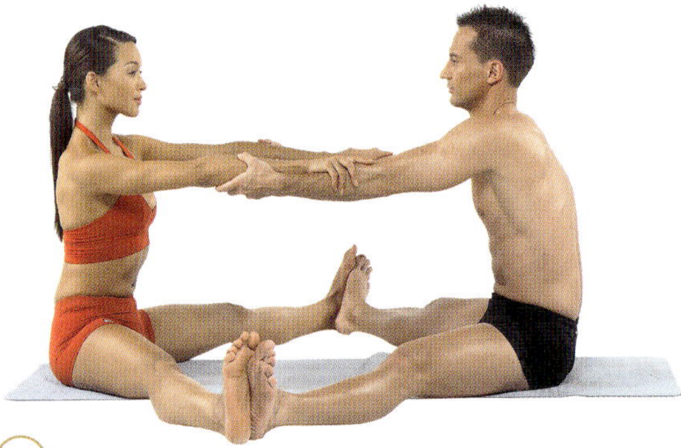

A

DEHNUNG

++ innere und hintere Oberschenkel- und Rückenmuskulatur

+ Hüft- und Wadenmuskulatur

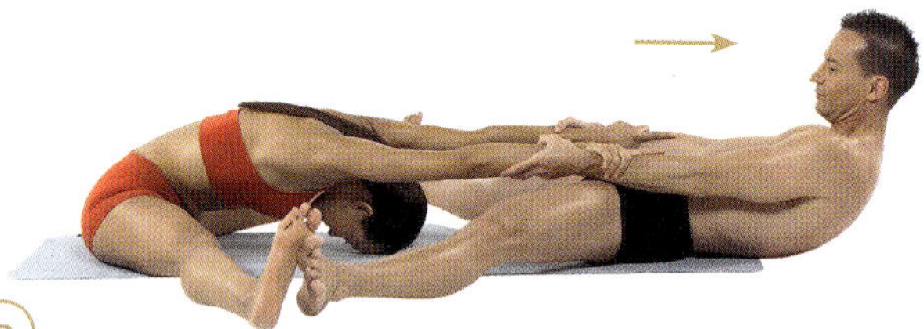

B

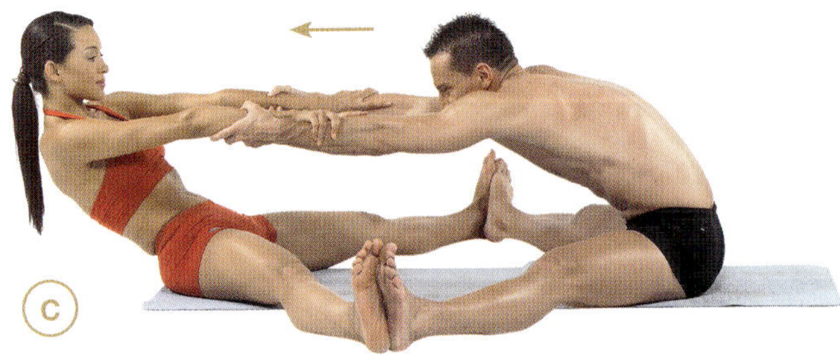

C

Die Bewegungsfolge.

SO GEHT »ENTSPANNEN-ERWEITERN«

- Du sitzt deinem Trainingspartner gegenüber. Ihr habt die Beine seitlich abgespreizt und die Füße aneinander. Haltet euch an den Händen oder an den Unterarmen fest.
- Der Partner bewegt seinen Oberkörper langsam und vorsichtig nach hinten (A), wodurch er dich nach vorn zieht, bis du einen leichten Dehnreiz spürst und ihm dies mitteilst.
- Halte diese Position und entspanne bewusst die Muskulatur. Dabei atmest du gleichmäßig weiter.
- Wenn die Dehnspannung nach einigen Sekunden nachlässt, zieht der Partner dich weiter vor (B), bis du einen erneuten Reiz spürst.
- Danach bewegst du deinen Oberkörper wieder kontrolliert nach oben und zurück, um nun den Partner nach vorn zu ziehen (C).

A-E-E-METHODE

Beim »Anspannen – Entspannen – Erweitern« spannst du deine Füße gegen die Füße des Partners und deinen Rücken nach hinten oben. Der Partner gibt dabei nicht nach, damit die Anfangsposition bestehen bleibt. Dann entspannst du kurz die aktivierte Muskulatur, wobei du die Position bewahrst. Schließlich lässt du dich weiter nach vorn ziehen (B).

D 59 Vordrücken im Spreizsitz

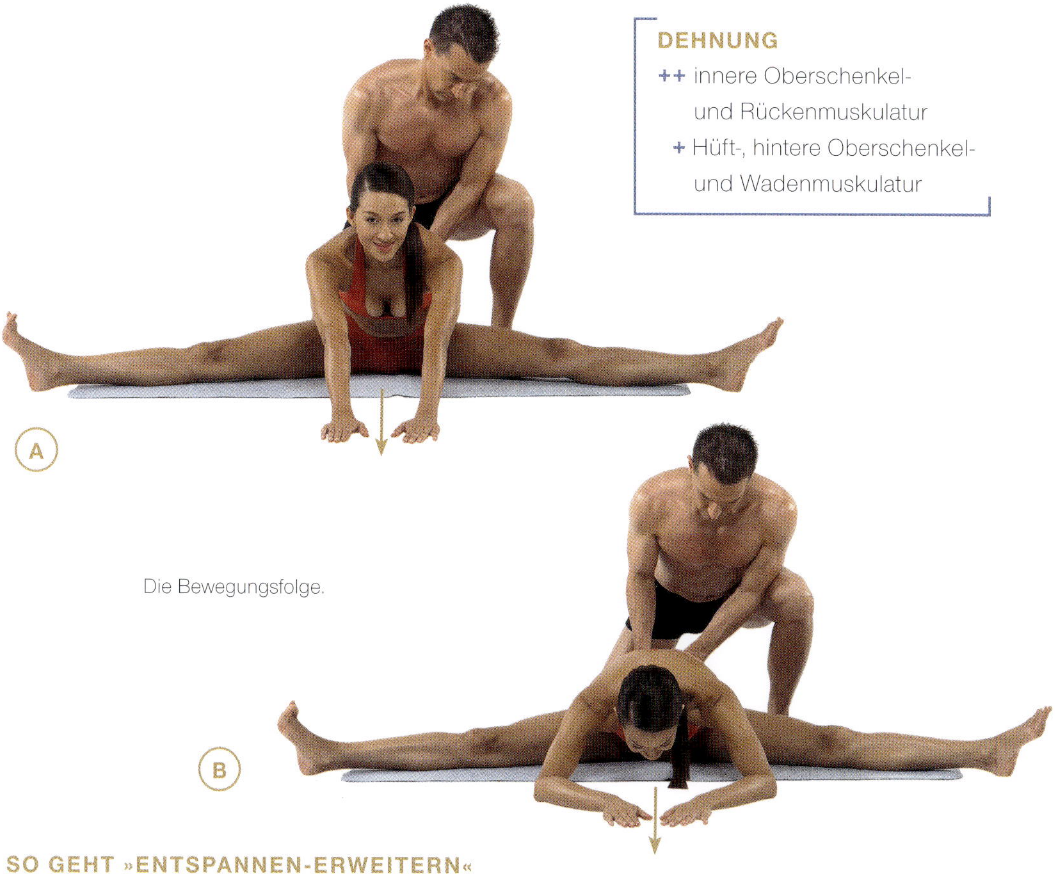

Die Bewegungsfolge.

DEHNUNG

++ innere Oberschenkel- und Rückenmuskulatur

\+ Hüft-, hintere Oberschenkel- und Wadenmuskulatur

SO GEHT »ENTSPANNEN-ERWEITERN«

- Du sitzt mit möglichst weit gespreizten Beinen auf dem Boden. Der Trainingspartner kniet hinter dir und hat seine Hände an deinen unteren Rücken gelegt.
- Er drückt dich langsam und vorsichtig nach vorn (A), bis du einen leichten Dehnreiz spürst und ihm dies mitteilst. Wichtig ist, dass der Druck am unteren Rücken erfolgt, nicht hingegen am oberen Rücken.
- Halte diese Position und entspanne bewusst die Muskulatur. Dabei atmest du gleichmäßig weiter.
- Wenn die Dehnspannung nach einigen Sekunden nachlässt, drückt der Partner dich weiter nach vorn (B), bis du einen erneuten Reiz spürst.

A-E-E-METHODE

Beim »Anspannen – Entspannen – Erweitern« spannst du den Rücken gegen die Hände des Partners (A). Der Partner gibt dabei nicht nach, sodass die Anfangsposition bestehen bleibt. Dann entspannst du kurz die aktivierte Muskulatur, wobei du in der Position bleibst. Schließlich drückt dich der Partner langsam weiter nach vorn (B).

VARIANTEN

Fortgeschrittene können den Oberkörper am Boden ablegen.
Einsteiger können vorerst mit leicht gebeugten Beinen üben.

TEIL 4:
Die Dehnprogramme

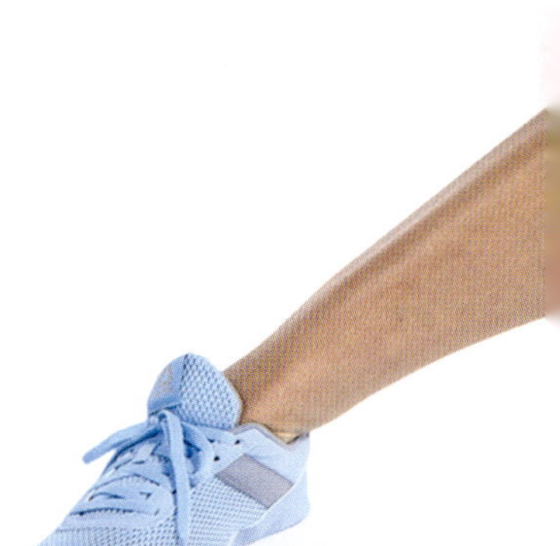

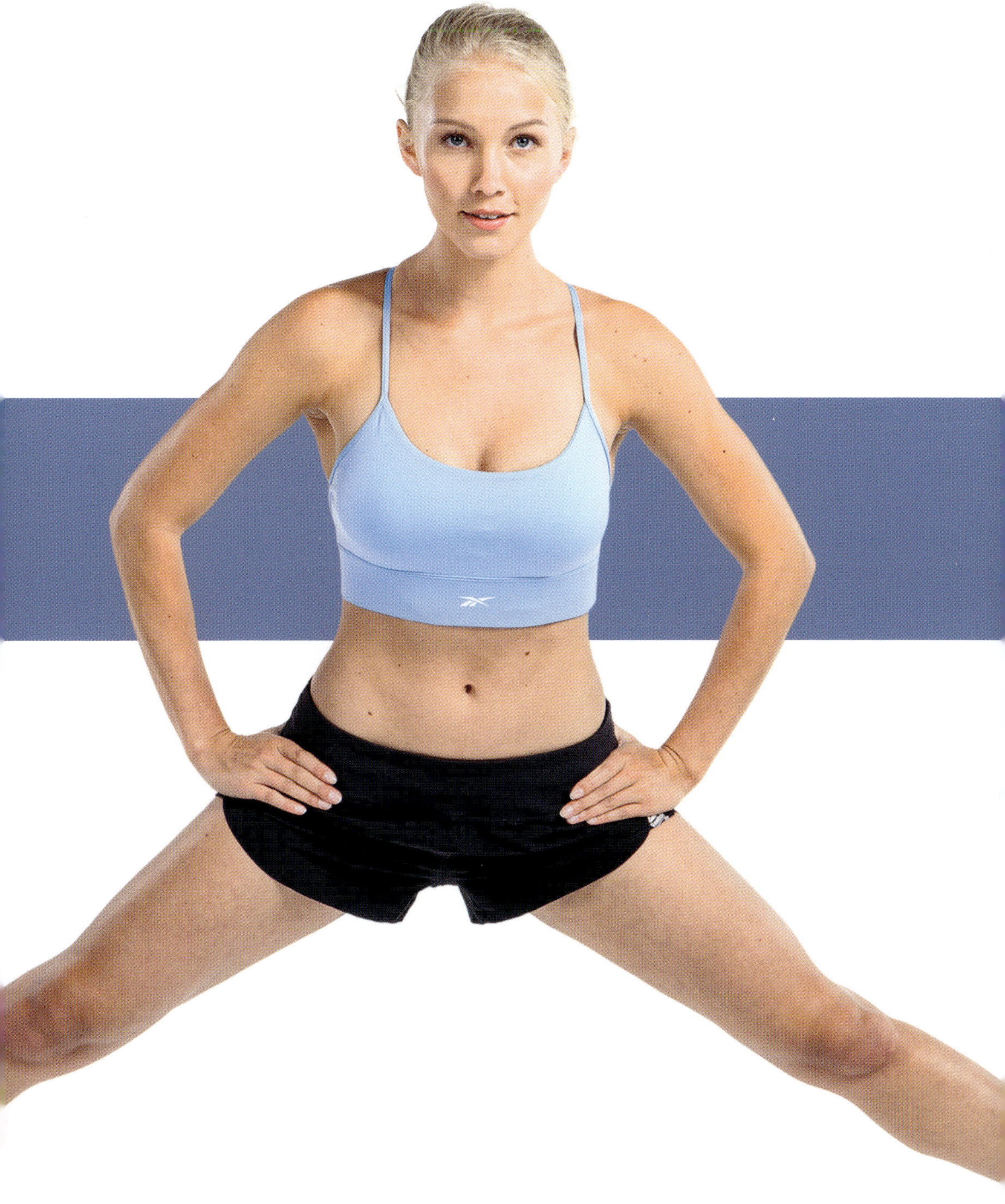

Aufbau einer Sporteinheit

Teile deine Sporteinheit, gleich ob du Fitness oder eine andere Sportart ausübst, in 3 Phasen ein: Zuerst erfolgt das Vorbereiten des Körpers (Aufwärmphase), dann der Hauptteil und schließlich der Abschluss der Trainingseinheit (Abwärmphase). Die Dauer und die Gestaltung der Phasen sind abhängig von Schwerpunkt, Gesamtdauer und Intensität des Trainings.
Die Einteilung der Sporteinheit gilt für Freizeitsportler ebenso wie professionelle Sportler, um Verletzungen vorzubeugen, optimale Leistungen zu bringen und schnell zu regenerieren. Einige Freizeitsportler vernachlässigen jedoch das Aufwärmen – sie riskieren sich zu verletzen. Auch auf das Abwärmen wird im Freizeitsport manchmal verzichtet, weshalb sich Sportler am Folgetag verspannt und müde fühlen.

Im Schaubild werden mögliche Inhalte aufgelistet, wähle daraus, was sich für dein Training anbietet. Es ist damit nicht gemeint, dass du alle diese Inhalte ausführen musst. Teste beim Aufwärmen ebenso wie beim Abwärmen – spüre in deinen Körper hinein und mache dir bewusst, welche Methoden und Übungen dir guttun und helfen.

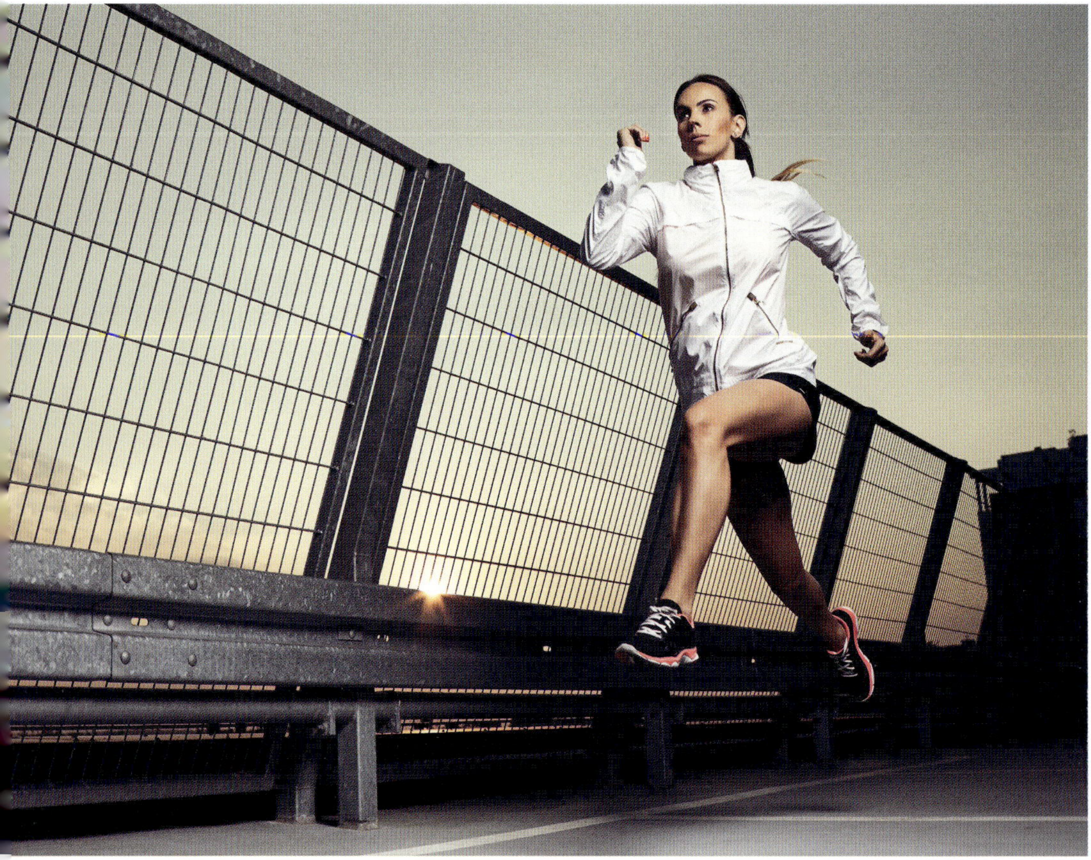

Wärme dich vorm Sprinten auf für optimale Leistung mit minimaler Verletzungsgefahr.

Die Zeitvorschläge dienen als Orientierungshilfen. Passe diese Angaben an deine individuellen Bedürfnisse und die Anforderungen deiner Sportart an. Wichtig ist jedoch, dass du dich vor jedem Hauptteil aufwärmst und zudem solltest du die Sporteinheit mit der Abwärmphase beenden.
Dehnübungen gilt es regelmäßig auszuführen; sie gehören zum Work-out, gleich in welcher Trainingsphase du sie einsetzt. Die Übungen sind wichtig, um beweglich zu sein und langfristig zu bleiben. Sie verbessern zudem deine Körperhaltung, dein Muskelgefühl und fördern die Entspannung.
Weiterführende Informationen zum Mobility-Training und zum Abrollen findest du im Buch »Beweglichkeit durch Dehnen, Faszienmassage und Mobility-Training (2020).«

INFO: Dehnen

1. Aufwärmphase Dauer: 5–15 min

Mögliche Inhalte:

- Übung zum Erwärmen des Körpers
- Abrollen
- Kurzes statisches Dehnen
- Mobility-Übungen und/oder Gelenkkreisen
- Dynamisches Dehnen und Schwungbewegungen
- Leichte Körpergewichtsübungen
- Sportartspezifische Übungen

2. Hauptteil Dauer: 30–90 min

Mögliche Inhalte:

- Kraft-Work-out oder Ausdauertraining
- Sportartspezifisches Training
- Wettkampf
- Beweglichkeitstraining

3. Abwärmphase Dauer: 5–15 min

Mögliche Inhalte:

- 1–3 Dehnübungen zur Verbesserung der Leistungsfähigkeit
- Ausführen einer Abwärmübung mit sehr geringerer Intensität
- Statische Dehnübungen für die vorrangig beanspruchte Muskulatur
- Abrollen

Aufwärmphase

In der Aufwärmphase bereitest du den Körper auf die Beanspruchung vor, um optimale Leistungsfähigkeit abrufen zu können und die Verletzungsgefahr zu minimieren. Es bestehen viele Möglichkeiten zur Sportvorbereitung. Wähle das Vorgehen abhängig davon, was der Schwerpunkt im Hauptteil der Sporteinheit ist, wie sich dein Körper anfühlt und womit du generell gute Erfahrungen gesammelt hast. Nutze solche Inhalte, die für deine Vorbereitung wichtig sind – alles andere ist unnötig!

Am besten beginnst du mit einer Aufwärmübung, die du für 5–10 Minuten ausführst, um den Körper zu erwärmen. Dazu kannst du z. B. langsam Laufen, locker Seilspringen oder Kniebeugen machen, oder du nutzt ein Ergometer. Dies hilft, sich mental auf das Training einzustellen, und zudem bildet sich mehr Gelenkflüssigkeit, wodurch die Gelenke besser aufeinander gleiten und die Knorpel geschützt sind. Auch wenn Dehntraining den Hauptteil der Sporteinheit darstellt, ist ein allgemeines Erwärmen des Körpers zu empfehlen, da dann schneller intensive Dehnpositionen eingenommen werden können.

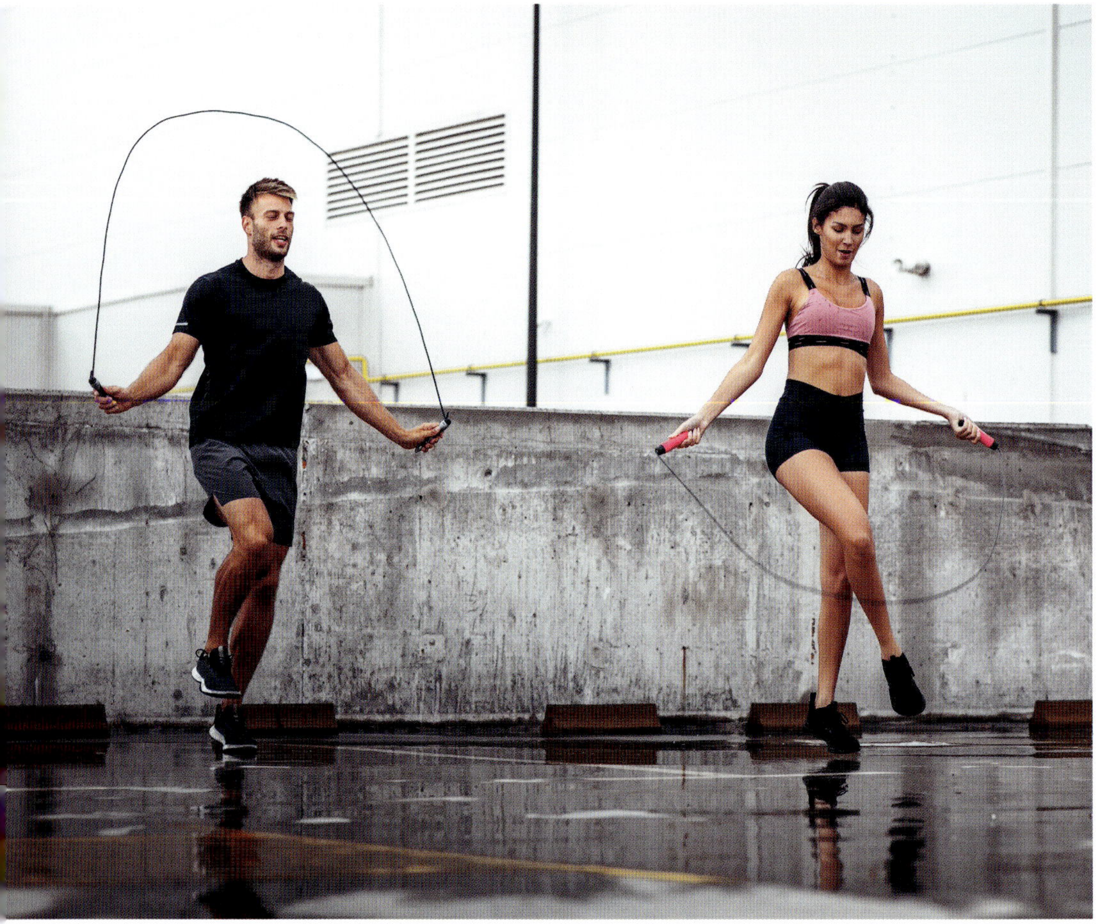

Lockeres Seilspringen ist eine gute Möglichkeit, um den Körper zu erwärmen.

Fühlst du verspannte Körperpartien, dann kannst du diese mit der Faszienrolle abrollen. Mache dazu recht schnelle Rollbewegungen mit eher wenig Druck. Von einem intensiven Abrollen mit Triggerpunkt-Behandlung hingegen ist in der Aufwärmphase abzuraten, damit es zu keinen Schwellungen kommt. Intensives Abrollen machst du besser in einer eigenständigen Einheit zur gezielten Schmerzbehandlung.
Du kannst Gelenke mobilisieren und/oder verspannte Muskeln kurz dehnen, wobei es gilt, sich auf die Schwachstellen zu konzentrieren. Ziel ist es sicherzustellen, dass du die Anforderungen im Hauptteil der Sporteinheit (z. B. Krafttraining, Ballsportart oder Kampfsport) im vollständigen Bewegungsrahmen ausführen kannst und nicht Verspannungen zu Ausweichbewegungen führen.
Beim Mobilisieren gibt es viele Vorgehensweisen. Wenn du solche Übungen für dein Training hilfreich findest, dann nutze sie in deinem Aufwärmen nach Bedarf. Für das Mobilisieren bieten sich u.a. Wirbelsäule, Halsgelenk, Hand-, Schulter-, Knie- und/oder Fußgelenke an. Mache, was für dich wichtig ist und führe für jede gewählte Mobilisierungsübung 5–10 Wiederholungen aus.
Falls du dehnen willst, dann nutze »Andehnen« mit einer Haltedauer von maximal 10 Sekunden. Von einem intensiven Dehnprogramm mit statischem Halten der Positionen von 20 Sekunden und länger rate ich beim Aufwärmen ab. Wenn allerdings das Dehnen den Trainingshauptteil darstellt, dann verzichte auf das vorbereitende Dehnen in der Aufwärmphase.
Bist du ein Aufwärmen mit dynamischen Dehnübungen und/oder Schwungbewegungen gewohnt, dann nutze dieses Vorgehen, um deinen Körper in Leistungsbereitschaft zu bringen. Zudem können leichte Bodyweight-Übungen wie Kniebeugen, Ausfallschritte in alle Richtungen und Liegestütze zur Vorbereitung des Körpers genutzt werden.
Vor einer intensiven Sporteinheit oder einem Wettkampf erfolgt auch ein sportartspezifisches Aufwärmen: beispielsweise im Krafttraining durch Aufwärmsätze und im Kampfsport mit lockerem Schattenboxen und Einschlagen an den Pratzen.

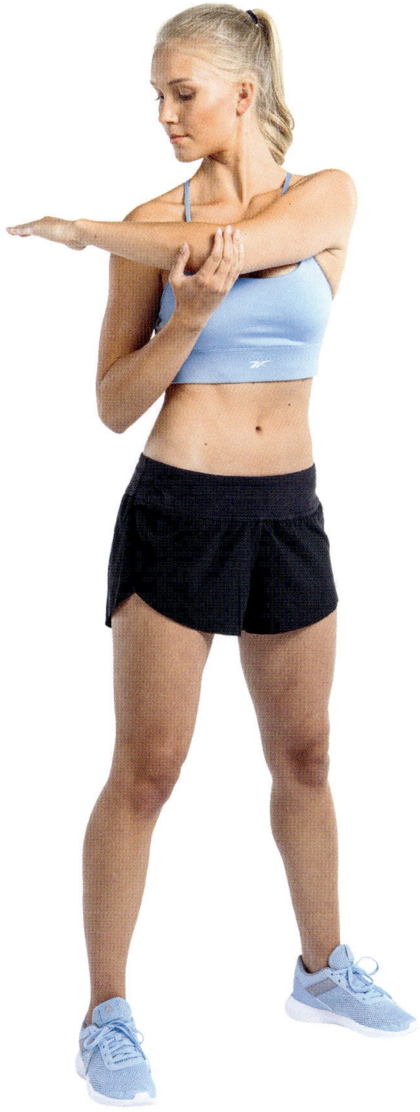

»D 10: Armschieben seitlich vor dem Körper«.

Hauptteil

Nachdem du dich aufgewärmt hast, beginnst du mit dem Hauptteil des Trainings beziehungsweise einem Wettkampf. Dies gilt für dein Fitnesstraining ebenso wie für jede andere Sportart (z. B. Ballsport, Gymnastik und Kampfsport).

Du kannst alternativ ein **Dehntraining** ausführen, d. h. in der Trainingseinheit widmest du dich vorrangig deiner Beweglichkeit. Am besten bereitest du zuerst den Körper mit einer Aufwärmübung vor, die du 5–10 Minuten lang ausführst. Du kannst ein Ganzkörper-Programm (Seite 130) nutzen, bei dem du gegebenenfalls Übungen für persönliche Schwachstellen ergänzt. Dehne alle Muskelgruppen und deine Schwachstellen besonders intensiv. Um intensive Dehnpositionen zu erreichen, kannst du mehrere Übungen für die Muskelgruppe machen. Nutze eine der im Buch vorgestellten Dehnmethoden und halte dabei die Dehnpositionen mindestens 20 Sekunden (mindestens 7 Atemzüge); auch deutlich länger ist möglich. Versuche jedoch nicht, Positionen unter Schmerzen einzunehmen, da ein solches Vorgehen die Muskulatur verhärtet und zu Verletzungen führen kann. Plane für das gezielte Dehntraining einschließlich Auf- und Abwärmphase eine Länge von 40–90 Minuten. Du erreichst schnelle Erfolge in deinen Dehnpositionen, wenn du dich so mindestens 2-mal wöchentlich intensiv dehnst.

Als Option kannst du ein Programm zur Schmerzbehandlung einsetzen. Dabei behandelst du den Körper intensiv mit der Faszienrolle und Faszienbällen und beseitigst Triggerpunkte.

INFO: Dehntraining

1. **Aufwärmphase** Dauer: 5–10 min
   - Übung zum Erwärmen des Körpers

2. **Hauptteil Beweglichkeit** Dauer: 30–60 min
   Mögliche Inhalte:
   - Intensives statisches Dehnen
   - Mobility-Übungen
   - Dynamisches Dehnen und Schwungbewegungen

3. **Abwärmphase** Dauer: 3–5 min
   - Lockern, z. B. mit Gelenkkreisen

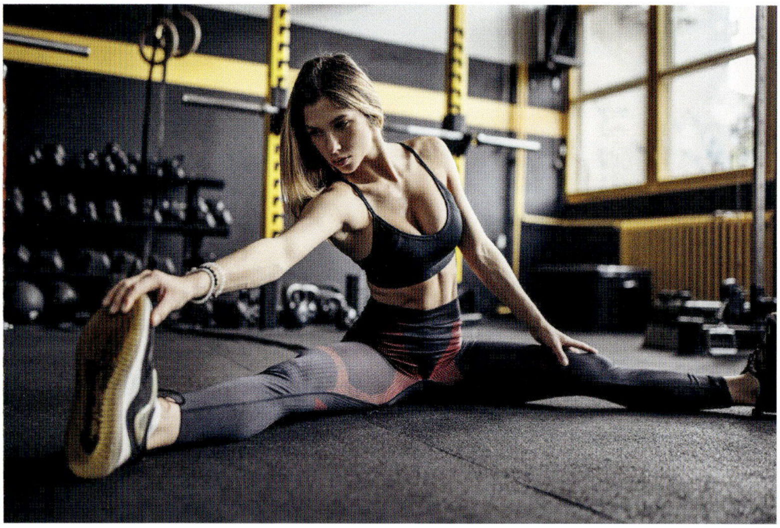

Im »Dehntraining« versucht du deutliche Leistungsverbesserungen zu erreichen. Du musst dabei auch in den intensiven Positionen entspannen können.

Abwärmphase

Die Sporteinheit wird mit der Abwärmphase abgeschlossen. Dies dient dazu, die Regenerationsprozesse einzuleiten und sicherzustellen, dass die Muskulatur elastisch und beweglich bleibt. Einige Sportler verzichten zur Zeitersparnis auf die Maßnahmen in der Abwärmphase, was dazu führen kann, dass sich die Muskulatur einige Stunden nach dem Training deutlich verspannt anfühlt. Wähle das Vorgehen davon abhängig, was sich für deinen Körper gut anfühlt.
Bist du noch recht fit, dann kannst du zuerst einige intensive statische Dehnübungen zur Leistungsverbesserung machen. Dehne dich im noch aufgewärmten Zustand; am besten konzentrierst du dich auf 1–2 Muskelgruppen und machst maximal 3 Übungen. Im Vereinstraining werden diese Übungen oft als Partnerübungen ausgeführt. Nach einer intensiven Sporteinheit solltest du jedoch darauf verzichten, denn der Körper neigt zu Krämpfen, und somit besteht eine größere Verletzungsgefahr.
Du kannst eine Abwärmübung ausführen. Bewege dich in einem langsamen Tempo etwa 5 Minuten, ohne dich anzustrengen. Gut eignen sich Walken, langsames Laufen, lockeres Seilspringen und Radfahren mit geringer Intensität. Dies ist nur notwendig, wenn du den Körper im Hauptteil sehr intensiv belastet hast – nach einem leichten Beweglichkeitstraining kannst du darauf verzichten.

Du kannst dich mit der Faszienrolle abrollen, wenn sich das für dich gut anfühlt. In dieser Trainingsphase empfiehlt sich langsames Rollen. Du kannst umfangreich abrollen oder dich auf im Training vorrangig belastete Körperpartien fokussieren. Das Rollen ist besonders für solche Sportler empfehlenswert, die häufig und intensiv trainieren. Generell kann es jeder machen, denn es bewirkt ein deutlich angenehmeres Körpergefühl.
Führe zum Abschluss einige Dehnübungen für die beanspruchten und zur Verkürzung neigende Muskelgruppen aus, um zu verhindern, dass sich die Muskulatur zusammenzieht und langfristig Muskelverkürzungen entstehen. Nutze eine statische Dehnmethode und mache die Übungen sowie Haltedauer der Positionen davon abhängig, wie intensiv du im Hauptteil trainiert hast. Zum Abschluss eines Krafttrainings kannst du z. B. »P 8: Nach dem Oberkörpertraining«, »P 9: Nach dem Beintraining« oder eine Mischung aus Programmen mit den für wichtigsten Übungen machen.
Hast du allerdings die Sporteinheit als sehr intensiv wahrgenommen, dann mache nur leichte Übungen zur Lockerung und dehne und rolle einige Stunden später.

Die aufgezählten Inhalte sind unnötig, wenn dein Hauptteil eine Dehntraining dargestellt hat.

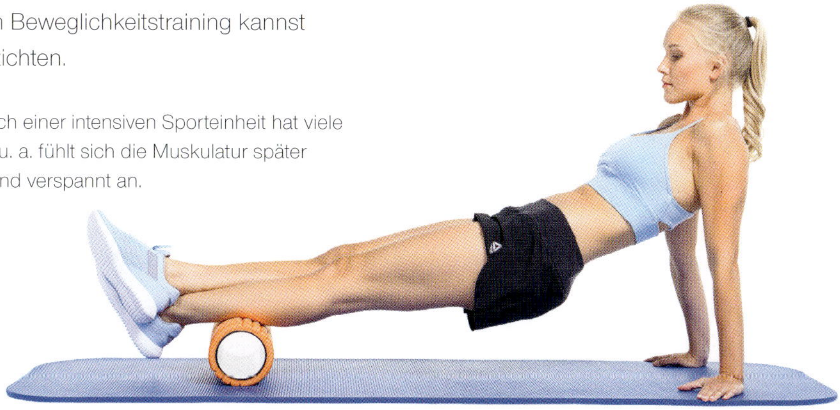

Das Abrollen nach einer intensiven Sporteinheit hat viele positive Effekte, u. a. fühlt sich die Muskulatur später weniger müde und verspannt an.

Gestaltung des Dehnprogramms

Bei deinen Überlegungen zum Programm musst du unterscheiden, wann du beabsichtigst zu dehnen: In Aufwärmphase, Abwärmphase oder in einer separaten Trainingseinheit zur gezielten Beweglichkeitsverbesserung (Dehnen als Haupttrainingsteil/Dehntraining). Auch ist der Aufbau und das Ziel der jeweiligen Sporteinheit zu berücksichtigen und zudem ist zu beachten, dass die Muskelspannung tagtäglich unterschiedlich ist. Somit variieren die Anforderungen an das Dehnprogramm.

Wenn du in **Aufwärmphase** dehnst, dann wähle Übungen mit dem Ziel, lokale Verspannungen zu beseitigen, um sicherzustellen, dass du bei dem folgenden Fitnesstraining oder einer anderen Sportart nicht im Bewegungsrahmen eingeschränkt bist. Dazu verbleibst du in den Positionen nur jeweils maximal 10 Sekunden/ 3 Atemzüge (»Andehnen«).

In der **Abwärmphase** eines Trainings widmest du dich den Muskeln, die sich nach dem Hauptteil der Sporteinheit deutlich verspannt anfühlen. So stellst du sicher, dass deine Muskeln beweglich bleiben und langfristig keine Muskelverkürzungen entstehen.

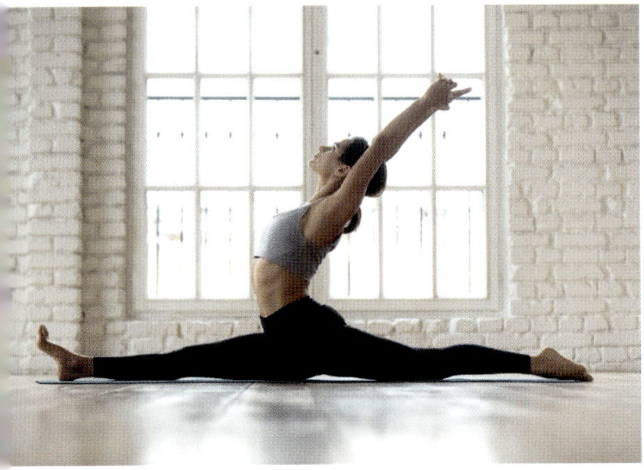

Der Vorwärtsspagat.

Beabsichtigst du deine Dehnfähigkeit umfangreich zu verbessern, dann musst du eigenständige Trainingseinheiten planen (**Haupttrainingszweck: Dehntraining**), in denen umfangreich dehnst. Hierzu kannst du ein Ganzkörper-Programm einsetzen und dieses an deine Bedürfnisse anpassen (z. B. mehr Sätze und längere Haltedauern für deine Schwachstellen) oder du nutzt ein individuelles Programm.

Um ein **individuelles Dehnprogramm** zu entwickeln, überlege dir, welche Muskelgruppen vorrangig in deiner Sportart belastet werden. Mache dir die Bewegungsabläufe bewusst und prüfe, wie beweglich die jeweils beteiligten Muskelgruppen sein müssen.

Bestehen bei dir Beweglichkeitseinschränkungen, dann ergänze entsprechende Dehnübungen für diese Muskelgruppen, bis du dir die Beweglichkeit antrainiert hast. Generell solltest du Schwachstellen intensiv trainieren, aber nicht einseitig. Ist beispielsweise die rückwärtige Beinmuskulatur der rechten Seite weniger beweglich als die der linken Seite, dann dehne beide Seiten, für die rechte Seite führe aber einen Durchgang mehr aus. Auch solltest du bei einer Verspannung die Muskulatur so lange dehnen, bis sich die Verspannung löst. Ansonsten besteht Verletzungsgefahr aufgrund der eingeschränkten Beweglichkeit.

Beachte bei der Zusammenstellung von eigenen Dehnprogrammen, dass du jede Muskelgruppe zumindest 1-mal pro Woche intensiv dehnst, um sicherzustellen, dass du deine Beweglichkeit bewahrst.

Ausgewählte Programme

Auf den folgenden Seiten findest du Dehnprogramme für unterschiedliche Anwendungsbereiche und Trainingsziele; auch ein Programm zum Abrollen oftmals verspannter Muskelgruppen ist aufgelistet.

Die Programme dienen als Einstiegsprogramme. Du steigerst damit deine Beweglichkeit und baust Schmerzen ab beziehungsweise beugst diesen vor. Sie sind so zusammengestellt, dass du mit möglichst wenigen Übungen und geringer Zeitspanne die Beweglichkeit effektiv förderst.

Teste die Programme und passe sie an deine Bedürfnisse an, sodass sie für dein aktuelles Körperempfinden passend sind. Ist dir ein Programm nicht intensiv genug ist, dann erweitere es mit Dehnübungen aus diesem Buch.

Achte auf die Reaktion deines Körpers. Führe jede Dehnübung in einem Umfang aus, in dem sie dir schmerzfrei gelingt. Falls Schmerzen auftreten, dann reduziere die Position. Falls auch das nicht hilft, dann lasse die Übung vorerst weg und nutze eine Alternative, bis sich deine Beweglichkeit verbessert hat.

Wichtig ist, dass du immer gemäß deinem momentanen Leistungsvermögen trainierst, auch wenn du bereits an vorherigen Trainingstagen tiefere Positionen erreicht hast. Du musst schmerzfrei und mit kontrollierten Bewegungen üben.

Allgemein gültige Trainingsprogramme sind ein sinnvoller Einstieg, aber nur du selbst kannst diese auf deine eigenen Anforderungen hin optimieren. Als erfahrener Fitnesssportler kannst du in der jeweiligen Übungseinheit ein Programm nutzen, das auf die spezifischen Anforderungen ausgerichtet ist.

INFO: Durchführung

Du kannst die Übungen statisch gemäß der Methode »Entspannen – Erweitern« oder der Methode »Anspannen – Entspannen – Erweitern« durchführen. »Dynamisches Dehnen« mit kontrollierten federnden Bewegungen ist auch möglich, wenn es bei den Übungen als Variante beschrieben ist. Die Dehnmethoden findest du auf den Seiten 33–41. Dehne immer die linke und die rechte Körperseite.

PROGRAMM 1

Dehnen Ganzkörper

Das ist ein Einstiegsprogramm zum Dehnen des ganzen Körpers.

Schwierigkeitsgrad	leicht
Dehndauer je Übung	20–60 sec

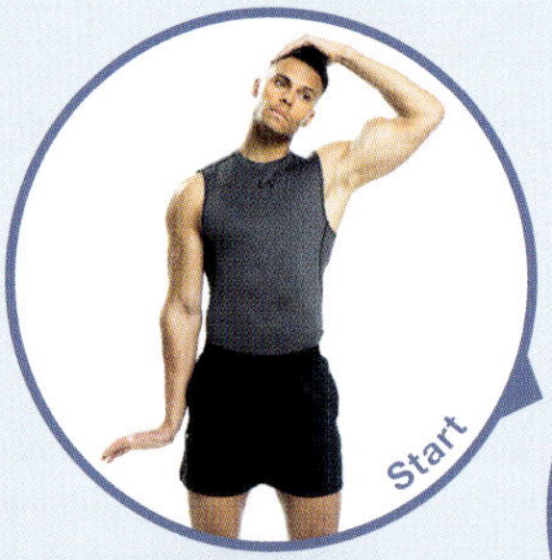

D 1: Kopfneigen zur Seite, Seite 60

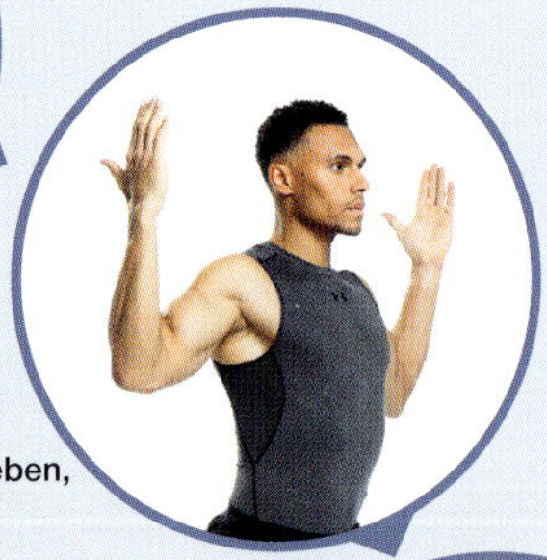

D 6: Brustvorschieben, Seite 65

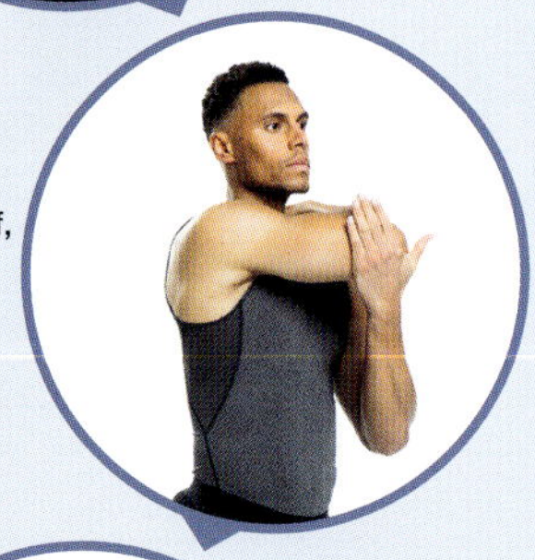

D 10: Armschieben seitlich vor dem Kopf, Seite 69

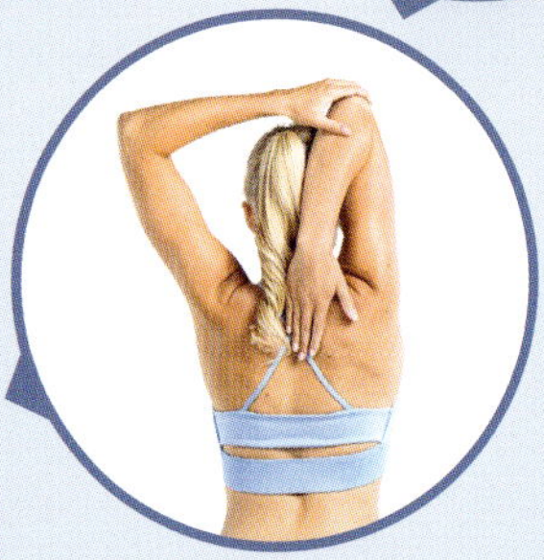

D 12: Armschieben hinter dem Kopf nach unten, Seite 71

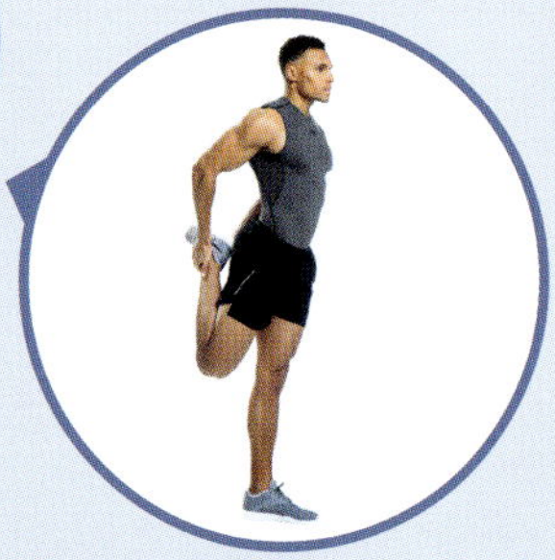

D 30: Rückwärtiges Fersenanziehen, Seite 89

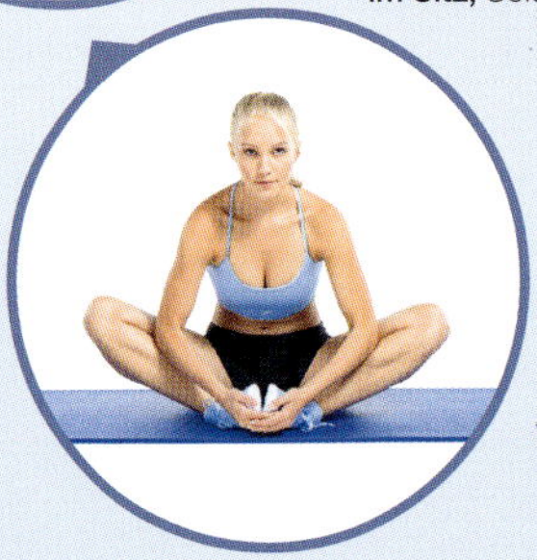

D 42: Kniesenken im Sitz, Seite 101

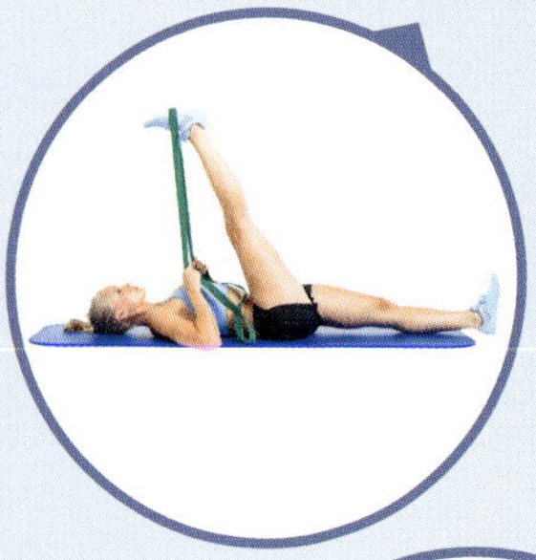

D 37: Gestrecktes Beinanziehen in Rückenlage, Seite 96

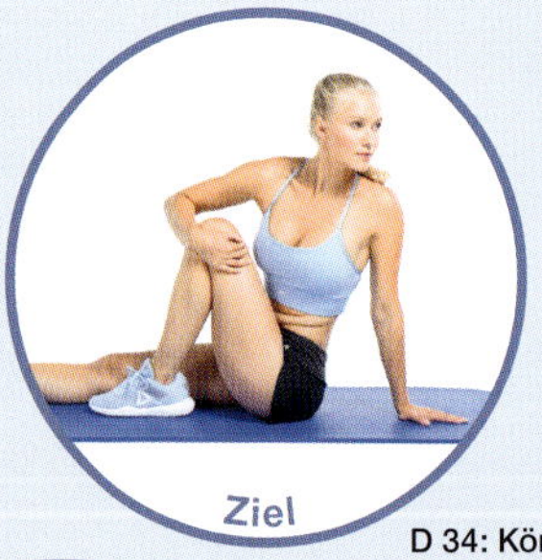

D 34: Körperdrehung, Seite 93

PROGRAMM 2

Dehnen wichtiger Muskelgruppen

Das ist ein kurzes intensives Programm für Fortgeschrittene.

Schwierigkeitsgrad	mittel-schwer
Dehndauer je Übung	30–60 sec

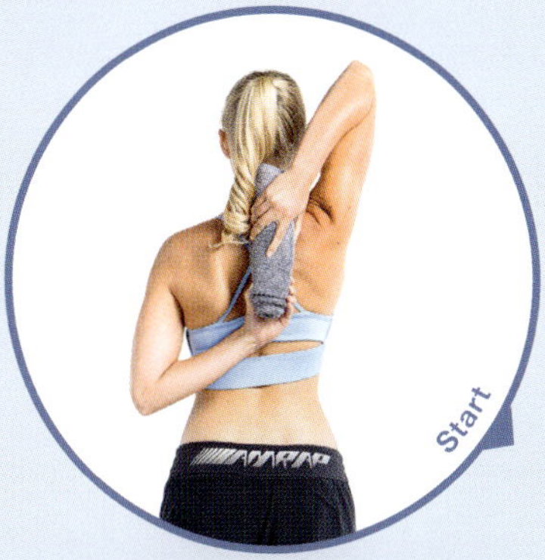

D 13: Diagonales Händegreifen hinter dem Kopf, Seite 72

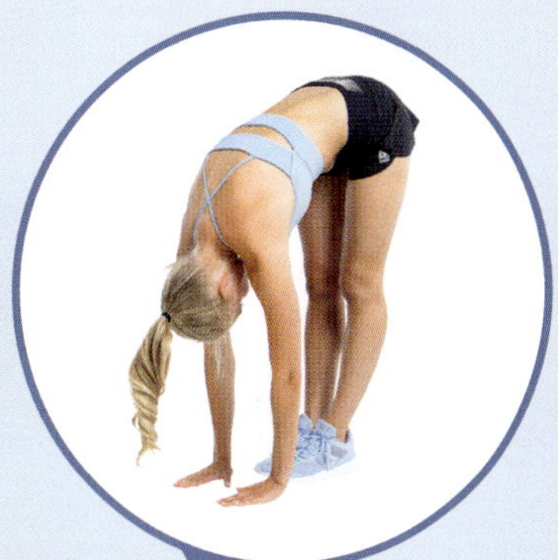

D 39: Vorbeugen bei gestreckten Beinen, Seite 98

D 41: Vorwärtsspagat, Seite 100 oder **D 31: Hüftsenken und rückwärtiges Fersenanziehen,** Seite 90

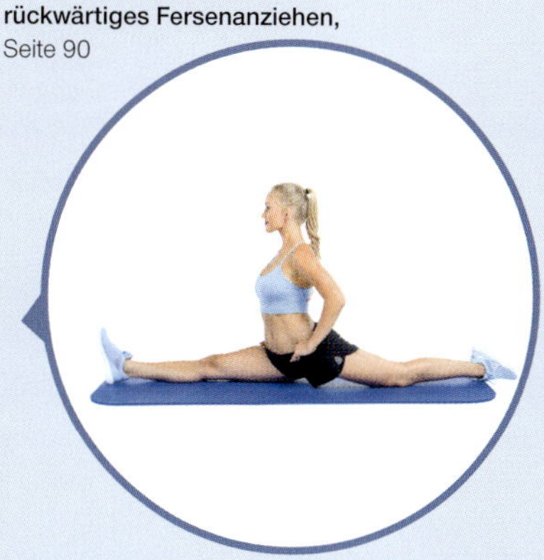

D 46: Grätschstand, Seite 105

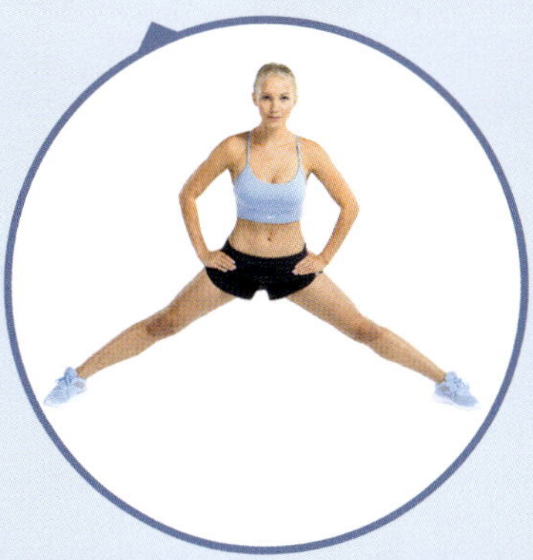

D 28: Körperdrehung in Seitenlage, Seite 87

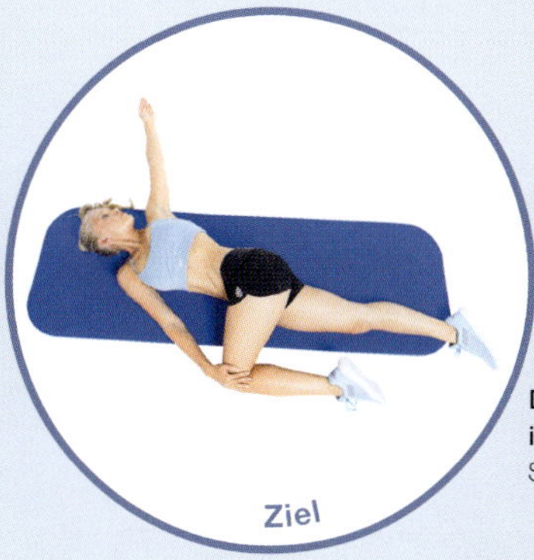

PROGRAMM 3

Front-Spagat

Du musst bei der Übung »D 41: Vorwärtsspagat ausbalancieren« eine weniger intensive Position einnehmen als du bei »D 40: Vorwärtsspagat« erreichst, ansonsten besteht Verletzungsrisiko, da die Muskulatur überfordert sein kann. Das Beinschwingen kannst du entfernen, falls es nicht zu deinem Training passt.

Schwierigkeitsgrad	mittel-schwer
Dehndauer je Übung	60–180 sec

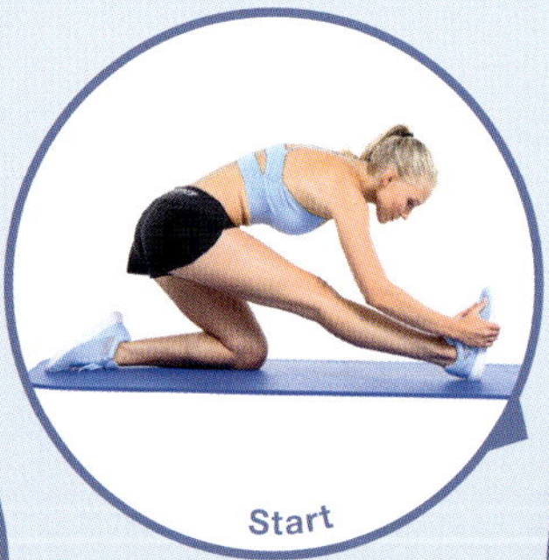

D 49: Fußanziehen bei vorzeigendem Bein, Seite 108

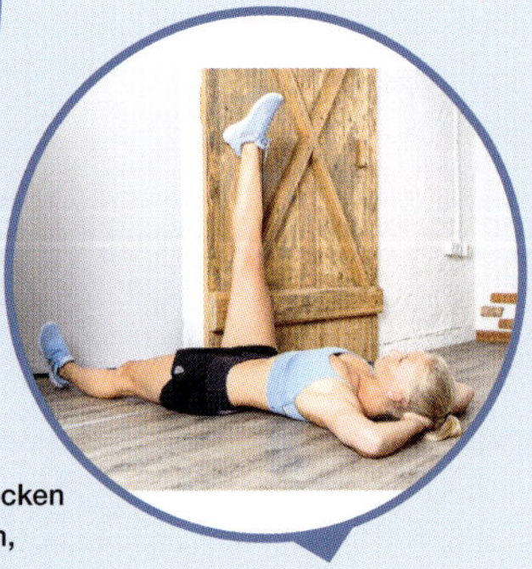

D 36: Beinstrecken am Türrahmen, Seite 95

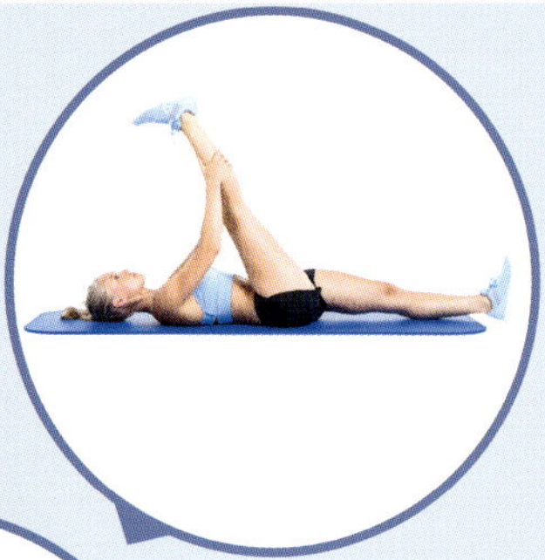

D 37: Gestrecktes Beinanziehen in Rückenlage, Seite 96

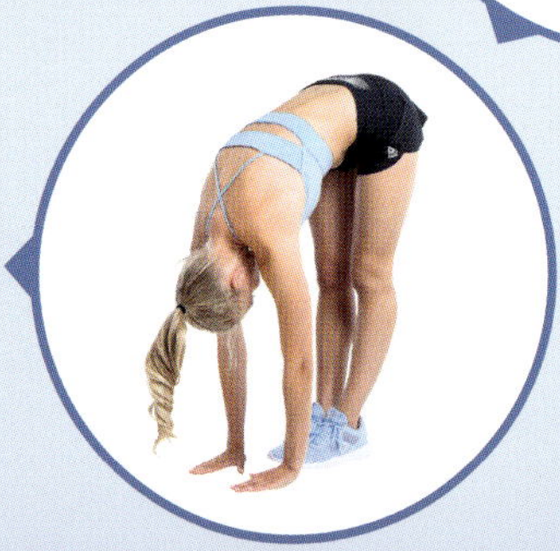

D 39: Vorbeugen bei gestreckten Beinen, Seite 98

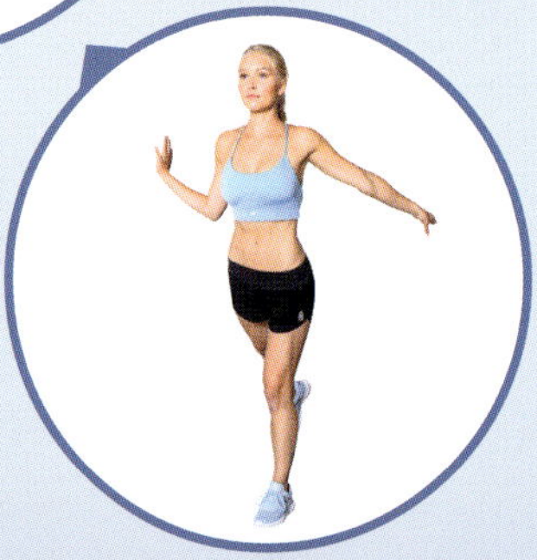

Optional: Gestrecktes Beinschwingen nach vorn, Seite 39

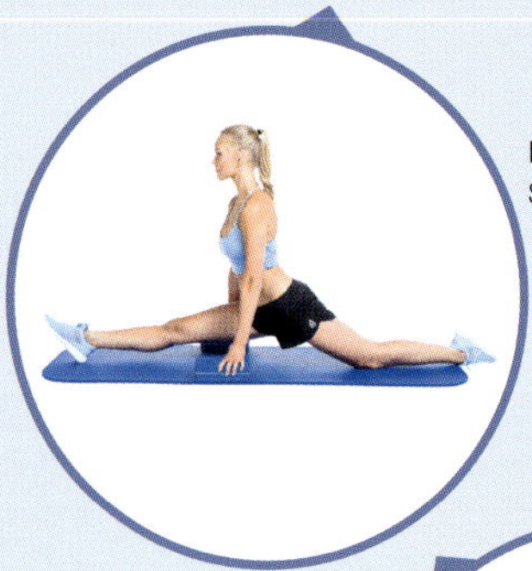

D 41: Vorwärtsspagat, Seite 100

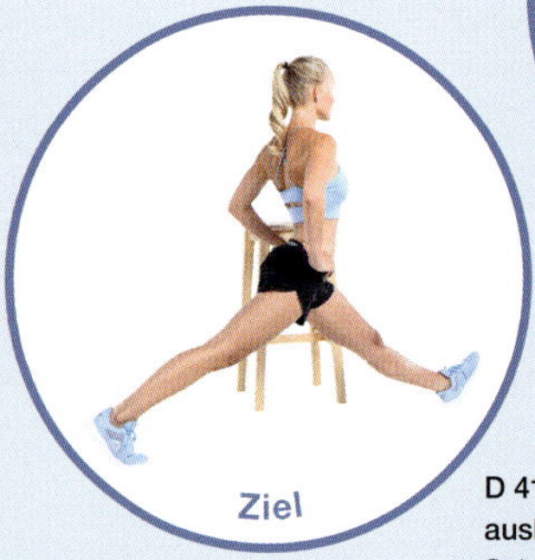

D 41: Vorwärtsspagat ausbalancieren, Seite 100

PROGRAMM 4

Seit-Spagat

Wenn du keine glatte Wand verfügbar hast, dann kannst du »D 45: Seitliches Beinschieben im Kniestand« statt »D 44: Gestrecktes Beinsenken an Wand« nutzen. Das Beinschwingen ist optional.

Schwierigkeitsgrad	mittel-schwer
Dehndauer je Übung	60–180 sec

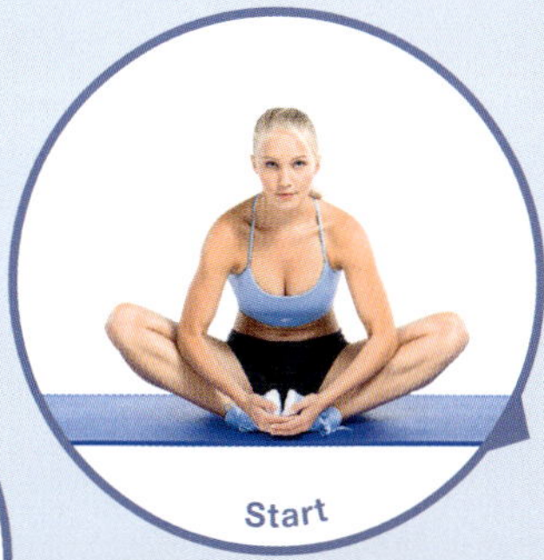

D 42: Kniesenken im Sitz, Seite 101

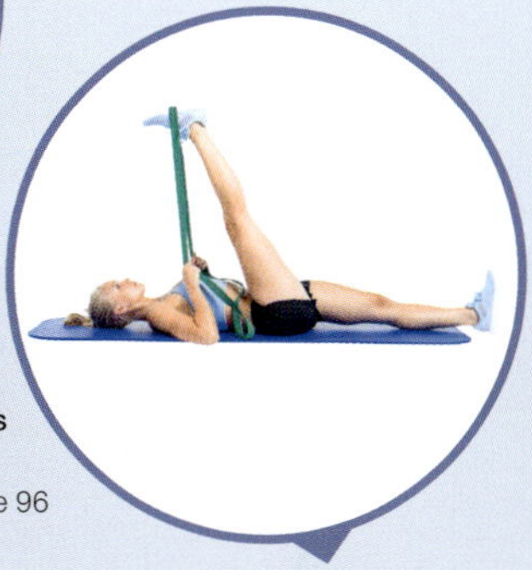

D 37: Gestrecktes Beinanziehen in Rückenlage, Seite 96

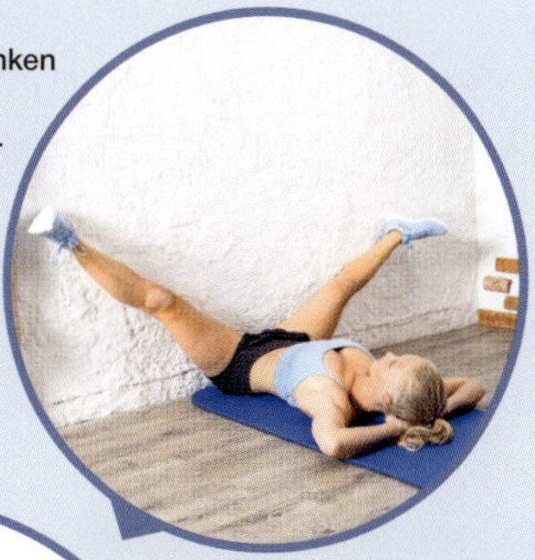

D 44: Gestrecktes Beinsenken an Wand, Seite 103 oder **D 45: Seitliches Beinschieben im Kniestand,** Seite 104

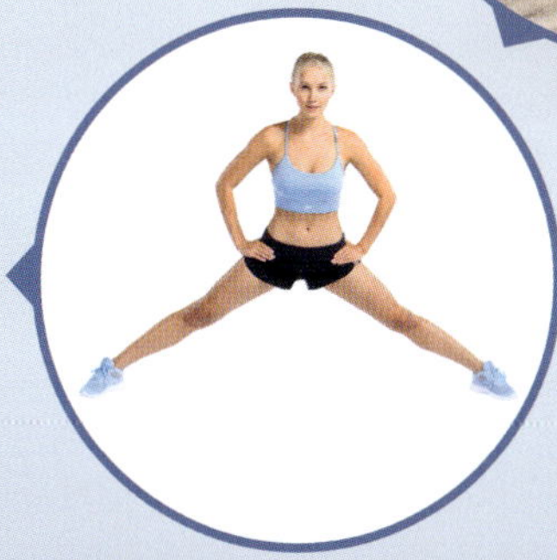

D 46: Grätschstand, Seite 105

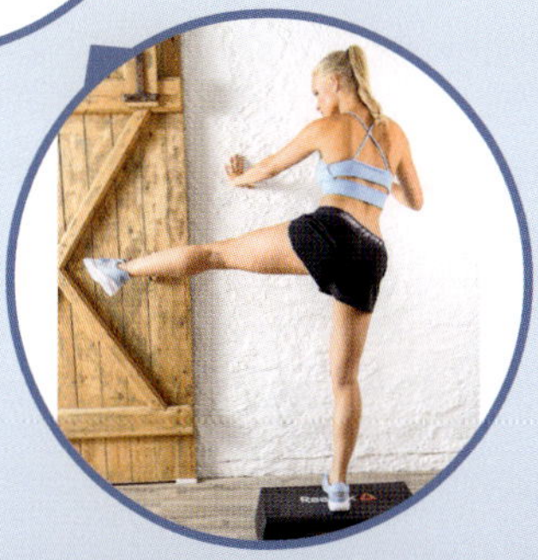

Optional: Gestrecktes Beinschwingen zur Seite, Seite 40

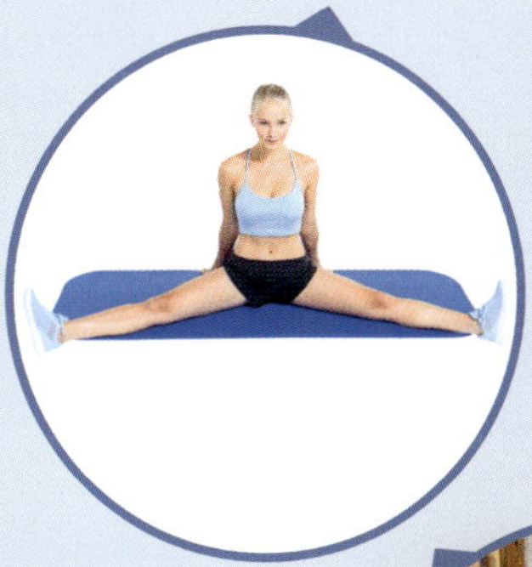

D 47: Spreizsitz, Seite 106

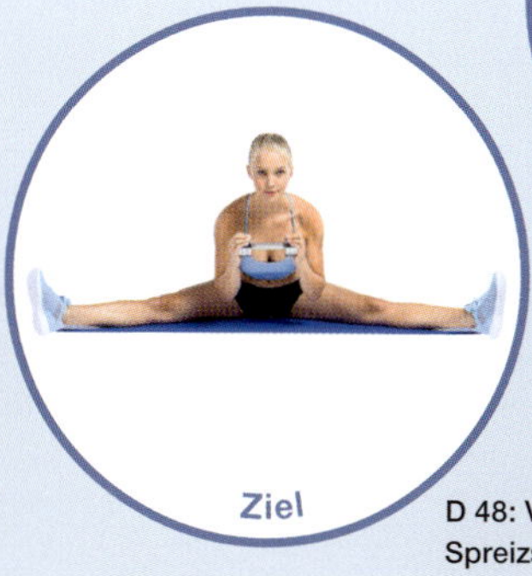

D 48: Vorbewegen im Spreizsitz, Seite 107

PROGRAMM 5

Behandeln häufig verspannter Bereich

Das Massageprogramm behandelt häufig verspannte Körperbereiche.

Schwierigkeitsgrad	leicht-mittel
Rollwiederholungen je Übung	5–10 je Bereich

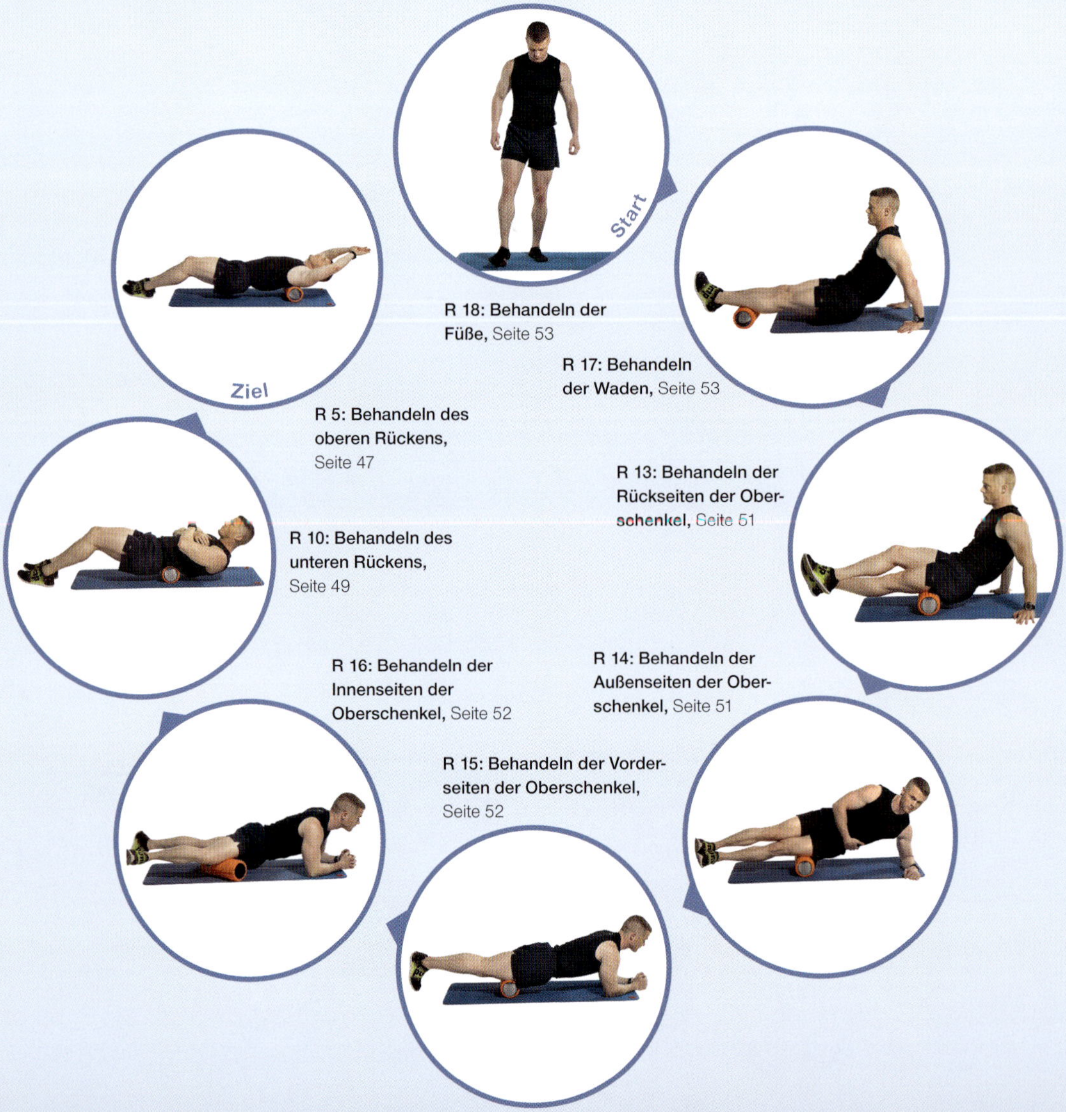
Start
R 18: Behandeln der Füße, Seite 53
R 17: Behandeln der Waden, Seite 53
R 13: Behandeln der Rückseiten der Oberschenkel, Seite 51
R 14: Behandeln der Außenseiten der Oberschenkel, Seite 51
R 15: Behandeln der Vorderseiten der Oberschenkel, Seite 52
R 16: Behandeln der Innenseiten der Oberschenkel, Seite 52
R 10: Behandeln des unteren Rückens, Seite 49
R 5: Behandeln des oberen Rückens, Seite 47
Ziel

PROGRAMM 6

Fit im Alltag

Du kannst das Programm mit »R 18: Behandeln der Fußsohlen« (Seite 53) beginnen, falls du da oft verspannt bist. Die Rollübungen an der Wand kannst du am Boden durchführen, falls du mehr Druckintensität möchtest.

Schwierigkeitsgrad	leicht
Rollwiederholungen / Dehndauer	5–10 Wdh. / 20–40 sec

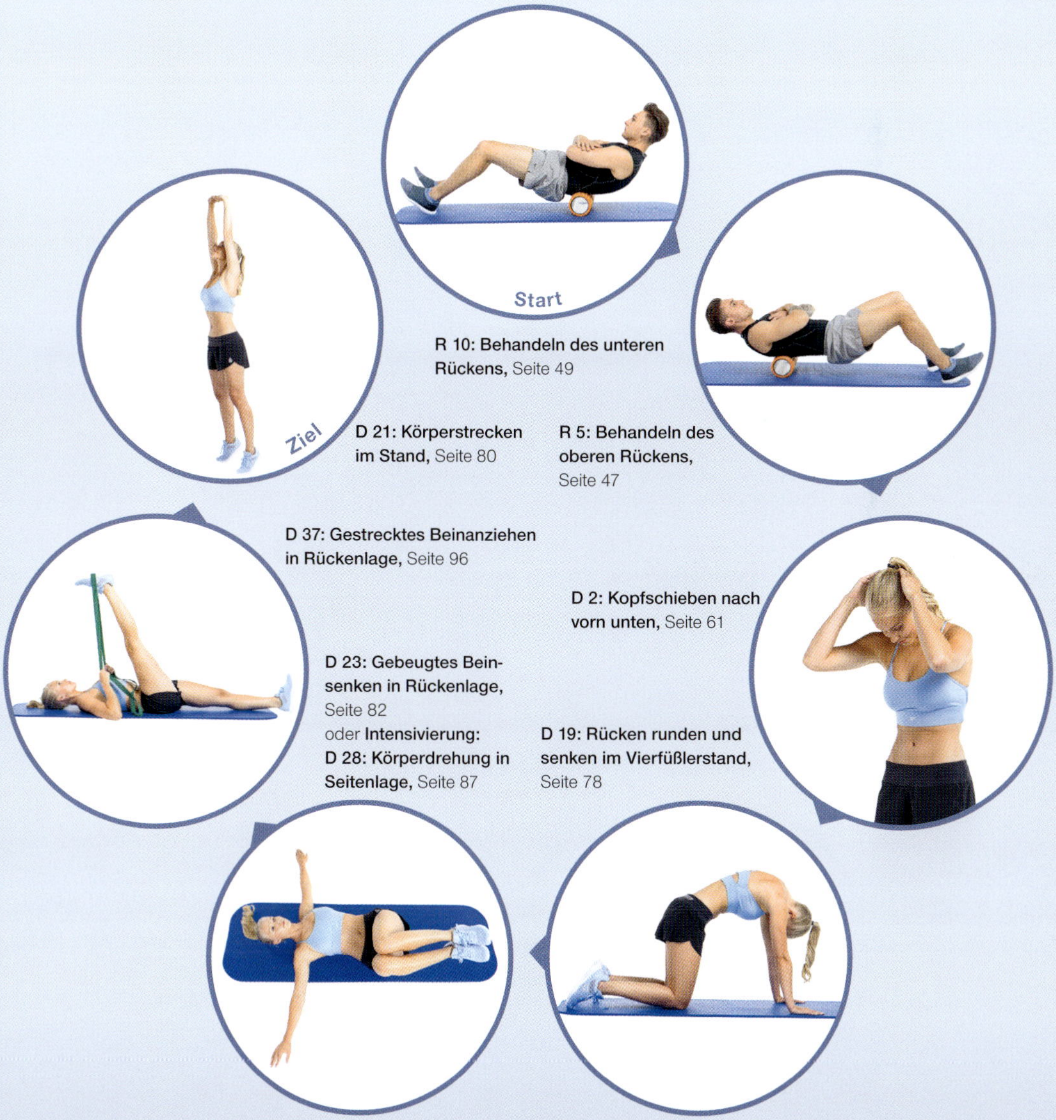

R 10: Behandeln des unteren Rückens, Seite 49

R 5: Behandeln des oberen Rückens, Seite 47

D 2: Kopfschieben nach vorn unten, Seite 61

D 19: Rücken runden und senken im Vierfüßlerstand, Seite 78

D 23: Gebeugtes Beinsenken in Rückenlage, Seite 82
oder **Intensivierung:**
D 28: Körperdrehung in Seitenlage, Seite 87

D 37: Gestrecktes Beinanziehen in Rückenlage, Seite 96

D 21: Körperstrecken im Stand, Seite 80

PROGRAMM 7

Wohlfühlen am Schreibtisch

Achte auf deinen Körper und passe das Programm an deine Bedürfnisse an. Möglicherweise ist es für dich sinnvoll »R 10: Behandeln des unteren Rückens« (Seite 49) und/oder »D 21: Körperstrecken im Stand« (Seite 80) zu ergänzen.

Schwierigkeitsgrad	leicht-mittel
Dehndauer je Übung	20–60 sec

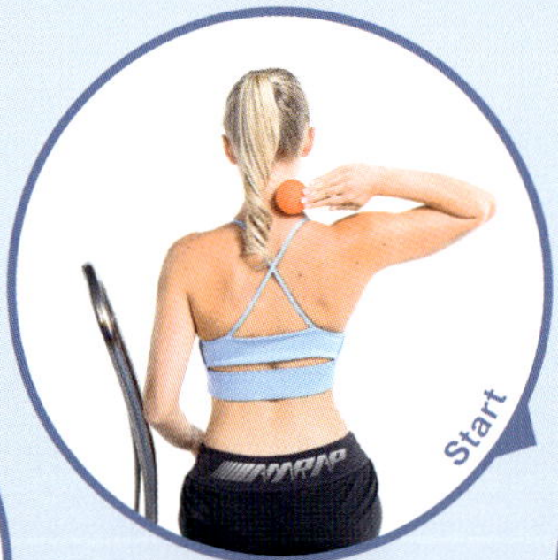

R 1: Behandeln des Nackens, Seite 45

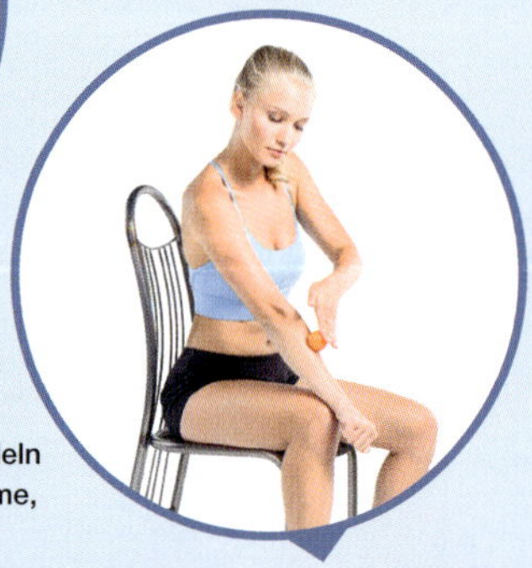

R 9: Behandeln der Unterarme, Seite 49

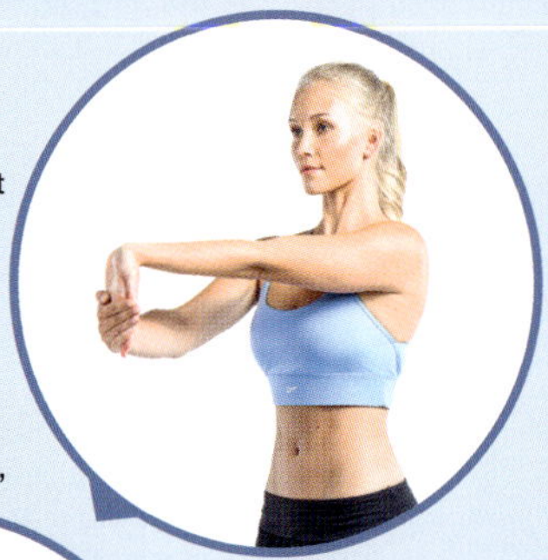

D 4: Handanziehen mit vorzeigender Handfläche, Seite 63

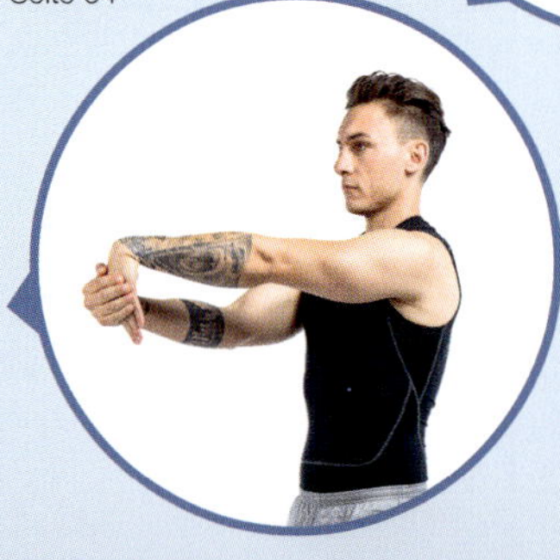

D 5: Handanziehen mit rückzeigender Handfläche, Seite 64

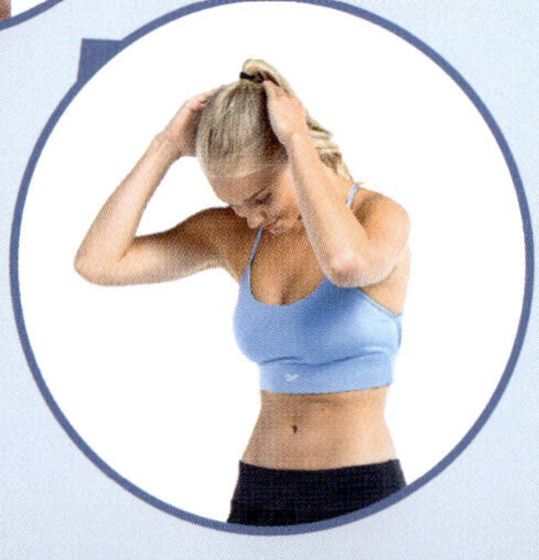

D 2: Kopfschieben nach vorn unten, Seite 61

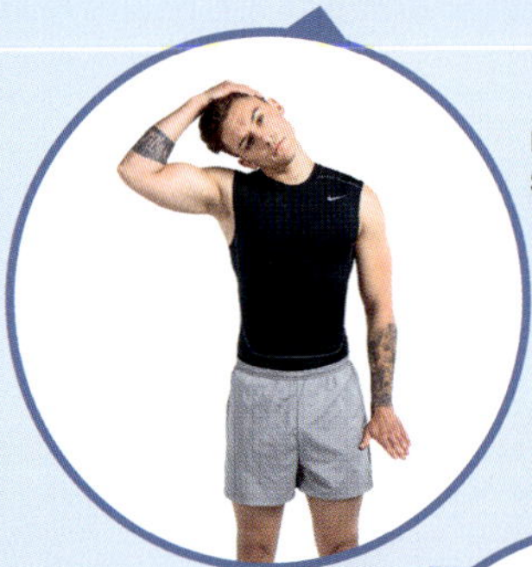

D 1: Kopfneigen zur Seite, Seite 60

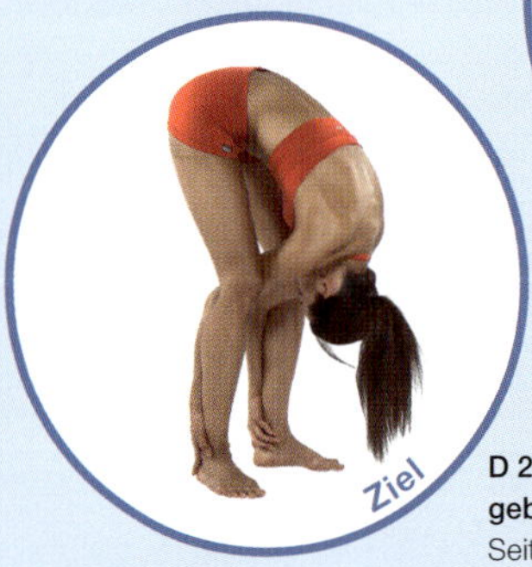

D 20: Vorbeugen bei gebeugten Beinen, Seite 79

PROGRAMM 8

Nach dem Oberkörpertraining

Das Programm kannst du nach dem Krafttraining machen. Bei starken Verspannungen kannst du Rollübungen für den Oberkörper ergänzen, z. B. »R 6: Behandeln des Latissimus« (Seite 47). Du kannst für dich wichtige Dehnübungen ergänzen und Übungen herausnehmen, falls du in dem Bereich keine Verspannung spürst.

Schwierigkeitsgrad	leicht-mittel
Dehndauer je Übung	20–60 sec

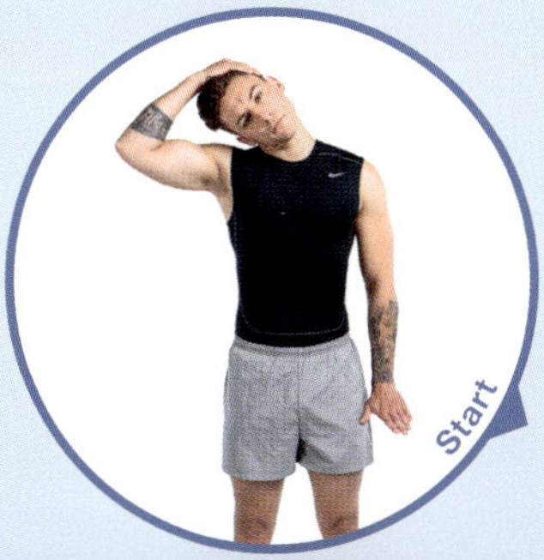

D 1: Kopfneigen zur Seite, Seite 60

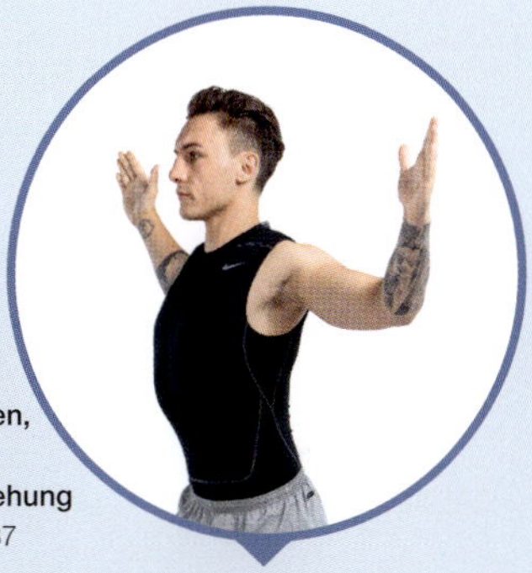

D 6: Brustvorschieben, Seite 65
oder **D 28: Körperdrehung in Seitenlage,** Seite 87

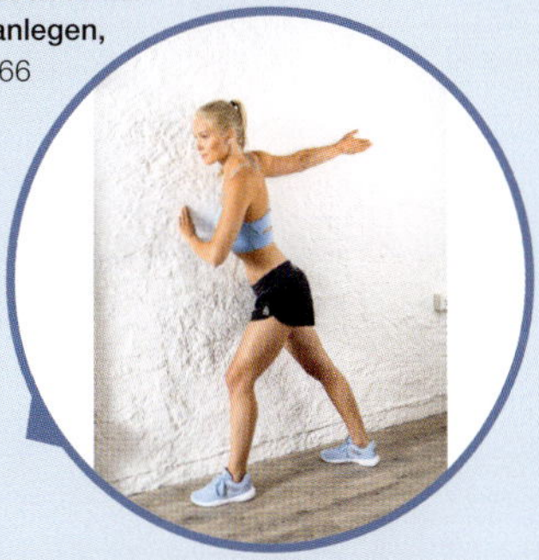

D 7: Gestreckten Arm anlegen, Seite 66

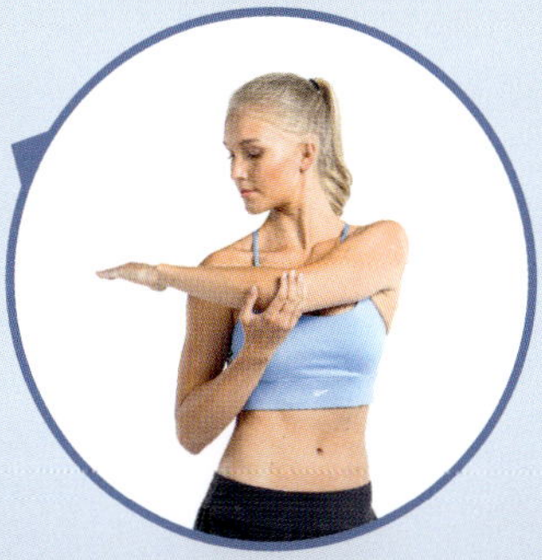

D 10: Armschieben seitlich vor dem Körper, Seite 69

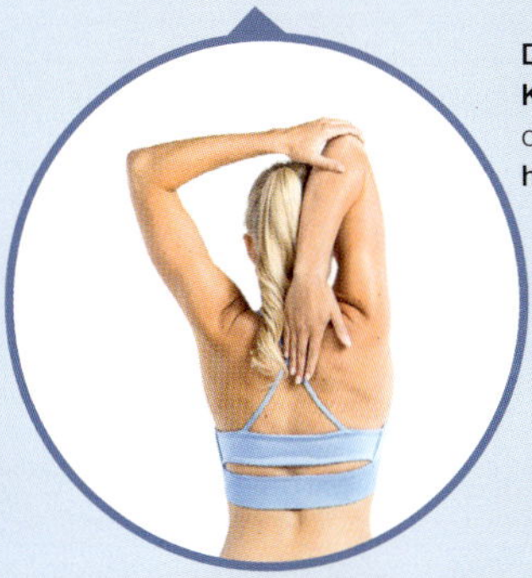

D 12: Armschieben hinter dem Kopf nach unten, Seite 71
oder **D 13: Diagonales Handgreifen hinter dem Rücken,** Seite 72

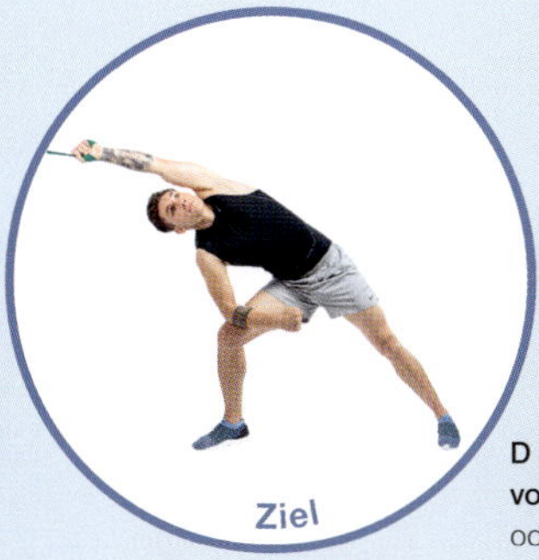

D 18: Lat-Dehnung vorgebeugt, Seite 77
oder **D 22: Seitneigen,** Seite 81

PROGRAMM 9

Nach dem Beintraining

Das Programm kannst du nach dem Krafttraining machen. Bei Verspannungen kannst du Rollübungen für die Beine ergänzen, z. B. »R 16: Behandeln der Innenseiten der Oberschenkel« (Seite 52).

Schwierigkeitsgrad	leicht-mittel
Dehndauer je Übung	20–60 sec

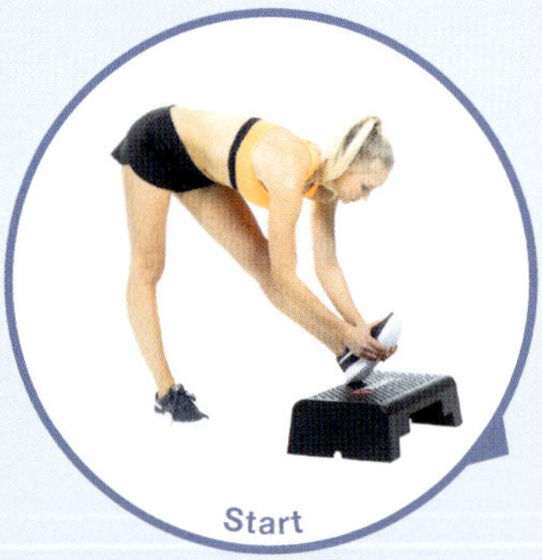

D 38: Vorbeugen zu vorgestrecktem Bein und Fuß anziehen, Seite 97
oder **D 52: Beinstrecken im Ausfallschritt,** Seite 111

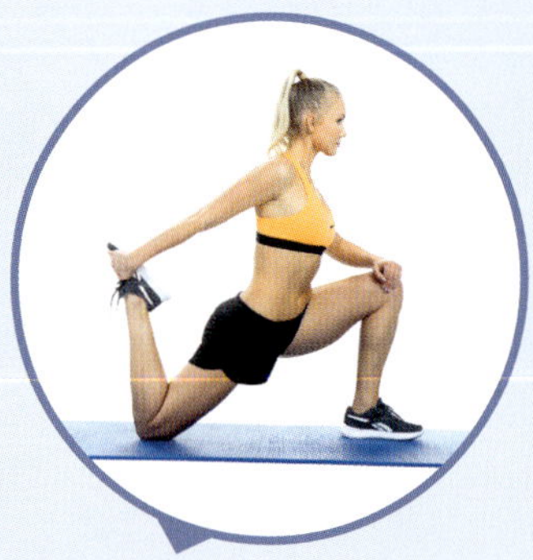

D 31: Hüftsenken und rückwärtiges Fersenanziehen, Seite 90
oder **D 30: Rückwärtiges Fersenanziehen,** Seite 89

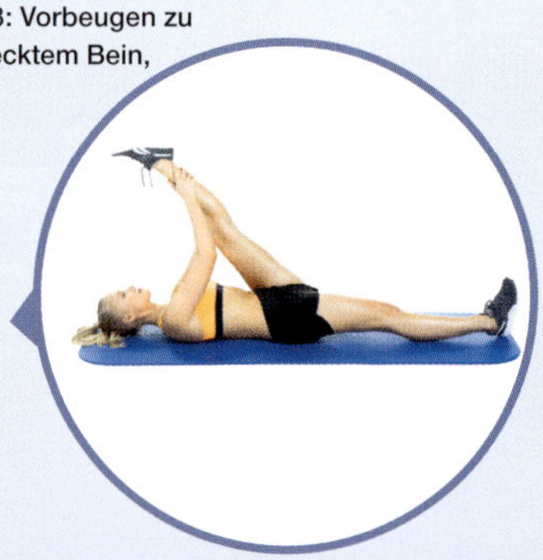

D 37: Gestrecktes Beinanziehen in Rückenlage, Seite 96
oder **D 38: Vorbeugen zu vorgestrecktem Bein,** Seite 97

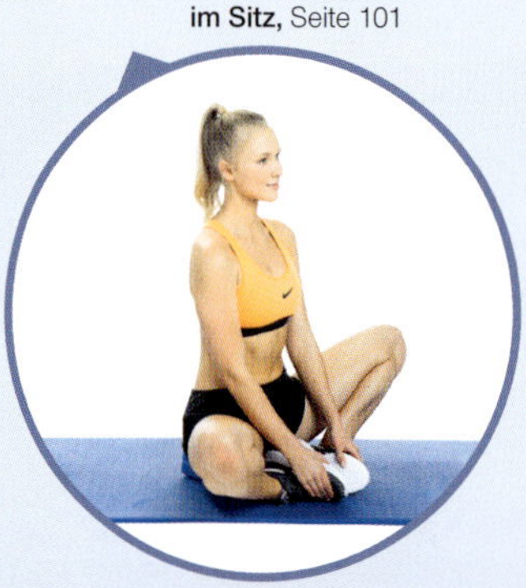

D 42: Kniesenken im Sitz, Seite 101

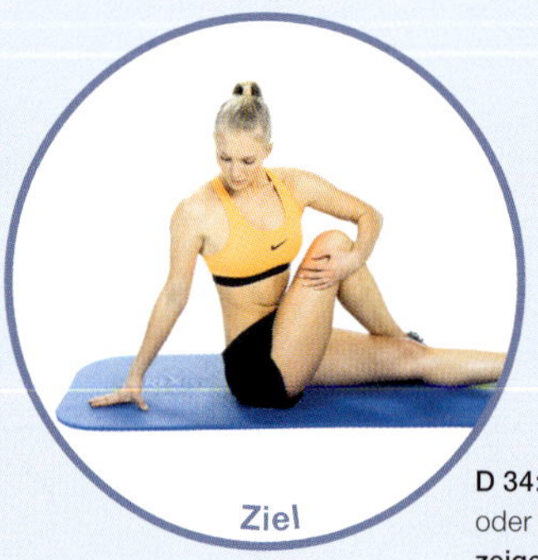

D 34: Körperdrehung im Sitz, Seite 93
oder **D 33: Fußanziehen bei nach außen zeigendem Knie,** Seite 92

PROGRAMM 10

Gesunde Füße und Unterschenkel

Das Programm hilft bei Verspannungen in Füßen und Unterschenkeln.

Schwierigkeitsgrad	leicht
Rollwiederholungen / Dehndauer	5–10 Wdh. / 20–40 sec

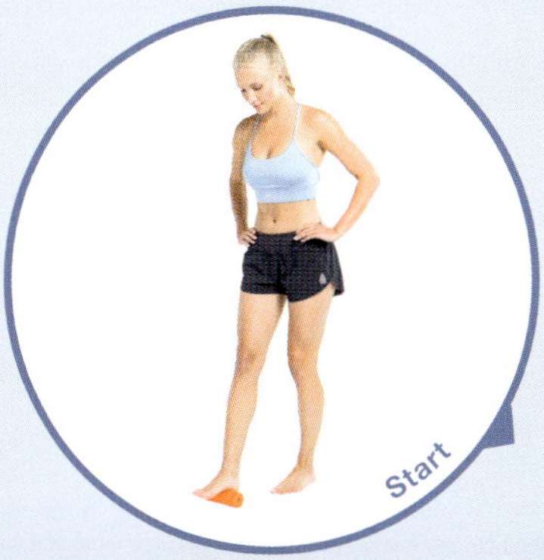

R 18: Behandeln der Füße, Seite 53

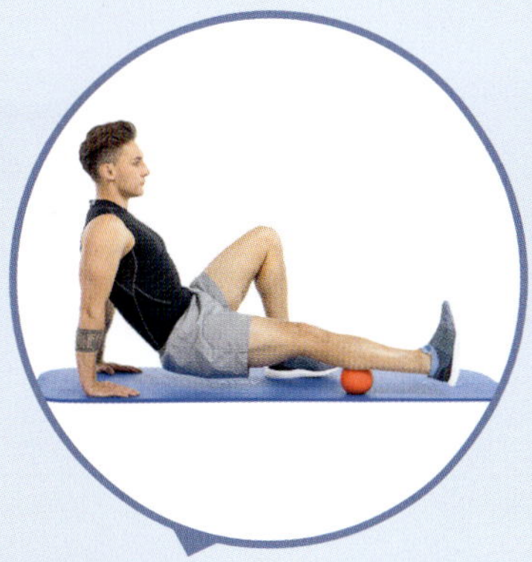

R 17: Behandeln der Waden, Seite 53

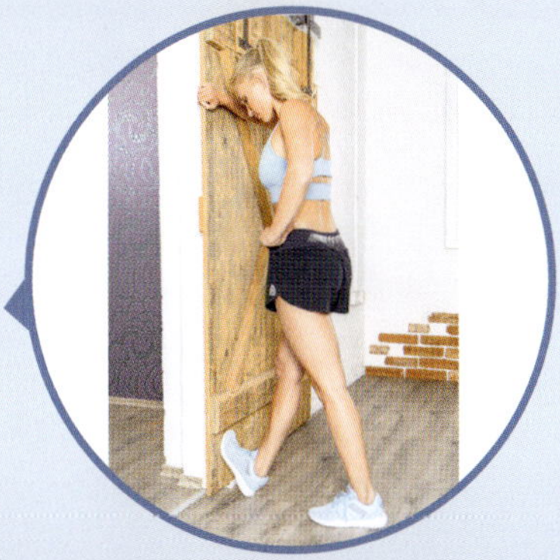

D 50: Fußdehnung an Wand, Seite 109

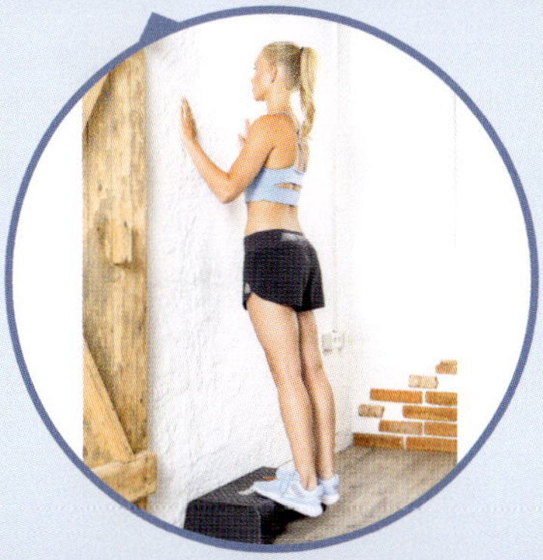

D 51: Fersensenken im Stand auf Erhöhung, Seite 110

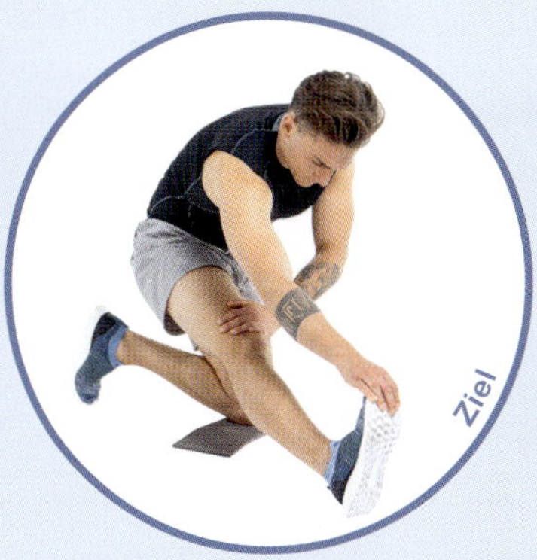

D 49: Fußanziehen bei vorzeigendem Bein, Seite 108

Quellenverzeichnis

Bücher

Blum, B: Perfektes Stretching, 5. durchges. Neuausgabe, München 2000.

Delp, C.: Bodyweight-Revolution, Stuttgart 2024.

Delp, C.: Kampfsport Solotraining, 3. Aufl., Stuttgart 2024.

Delp, C.: Kickboxen Basics, 4. Aufl., Stuttgart 2024.

Delp, C.: Perfektes Hanteltraining, 6. Aufl., Stuttgart 2024.

Delp, C.: Thai-Boxen Training, 4. Aufl., Stuttgart 2024.

Delp, C.: Krafttraining ab 40, Stuttgart 2023.

Delp, C.: Perfektes Training mit Fitnessbändern, Stuttgart 2023.

Delp, C.: Kraft Solotraining, Stuttgart 2022.

Delp, C.: Dehnen für Kampfsportler, 4. Aufl., Stuttgart 2021.

Delp, C.: Beweglichkeit durch Dehnen, Faszienmassage und Mobility-Training, Stuttgart 2020.

Delp, C.: Selbstverteidigung für Kerle, Stuttgart 2018.

Delp, C.: Thai-Boxen basics, 3. Aufl., Stuttgart 2018.

Delp, C.: Fit mit Faszientraining, Stuttgart 2017.

Delp, C.: DMAX Power für echte Kerle, Stuttgart 2016.

Delp, C.: Funktionelles Hanteltraining, München 2016.

Delp, C.: Krafttraining für Kampfsportler, Stuttgart 2016.

Delp, C.: Medizinball-Training, München 2015.

Myers, W. T.: Anatomy Trains. Mysfasziale Leitbahnen für Manual- und Bewegungstherapheuten, 2. Aufl., München 2010.

Schleip, R.: Faszienfitness, München 2014.

Slomka, G./Regelin, P.: Stretching – aber richtig, München 2005.

Starrett, K./Cordoza, G.: Werde ein geschmeidiger Leopard – aktualisierte und erweiterte Ausgabe: Die sportliche Leistung verbessern, Verletzungen vermeiden und Schmerzen lindern, 2. Aufl., München 2016.

Stechmann, K.: Faszien selbst behandeln, Berlin 2016.

Sternad, D.: Richtiges Stretching, 6. Aufl., München 1994.

Internetadressen

www.christophdelp.de

www.muaythai.de

www.muaythai-dvd.com

www.muaythai.info

Zum Schluss

In diesem Buch findest du die Grundlagen zu dem Dehnen und lernst viele Dehnübungen kennen. Zudem sind Programme zum Nachmachen enthalten, die du an deine Anforderungen anpassen kannst. Wichtig ist beim Training, dass du auf deinen Körper achtest, regelmäßig trainierst und behutsam die Anforderungen steigerst. Versuche hingegen nicht mit Gewalt und unter Schmerzen, deine Trainingsziele zu erreichen.

Ich werde gefragt, welche meiner Bücher ergänzend für das Training eingesetzt werden können. Ich nenne hier einige Bücher und beschreibe, für welche Ziele sie sich am besten eignen. Die Auflistung bedeutet nicht, dass du diese Bücher für dein Training benötigst und kaufen musst. Du kannst mit den in diesem Dehnbuch enthaltenen Informationen effektiv trainieren.

Zum Krafttraining findest du Übungen und Konzepte in den Büchern »Bodyweight-Training« (2024), »Perfektes Hanteltraining« (2024), »Krafttraining ab 40« (2023), »Training mit Fitnessbändern« (2023), »Kraft Solotraining« (2022), »Funktionelles Hanteltraining« (2016) und »Medizinball-Training« (2015). Über das Mobility- und Faszientraining kannst du dich in dem Buch »Beweglichkeit durch Dehnen, Faszienmassage und Mobility-Training« (2020) informieren.

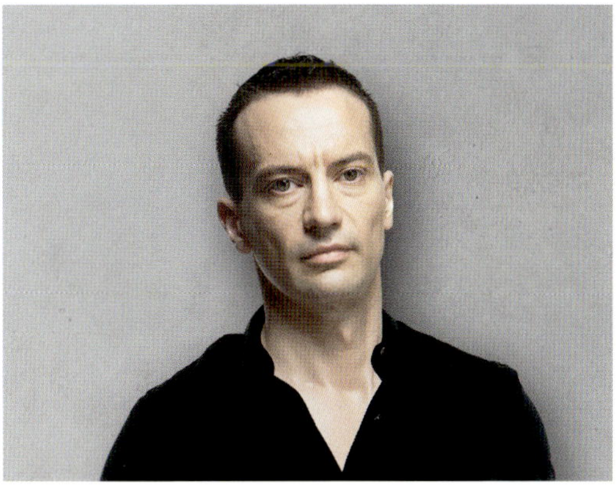

Christoph Delp

Personal Trainer für Muay Thai und Fitness, Sportautor, Medienproduzent, Diplom-Betriebswirt

Zur Selbstverteidigung sind Konzepte in den Büchern »Selbstverteidigung für Kerle« (2018) und »Wehr Dich!« (2017) enthalten.

Kampfsport-Techniken befinden sich in »Thai-Boxen basics« (2018), »Kickboxen basics« (2024), »Kampfsport Solotraining« (2024) und in »Muay Thai DVD – Die vollständige Serie« (2022) sowie in meinen Apps und dem Online-Training. Weitere Informationen findest du auf meiner Homepage.

Ich freue mich und bin dankbar über Rückmeldungen von Lesern. Über den Newsletter auf meiner Homepage kannst du dich über Projekte informieren lassen.

Gerne stehe ich für Personal Training in Deutschland zur Verfügung und biete auch Fitness-Urlaube an. Bei Interesse erreichst du mich über:

christophdelp@t-online.de

www.christophdelp.de
www.youtube.com/@Christoph_Delp
www.instagram.com/christophdelp.de
www.tiktok.com/@christophdelp

PERSONAL TRAINING

Du kannst Personal Training von mir erhalten. Das Programm wird ganz auf deine Wünsche ausgerichtet.

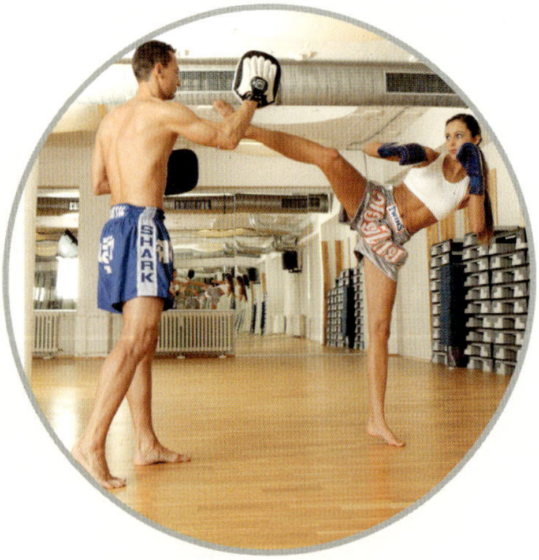

Für alle Leistungs- und Altersklassen.

Trainingsangebote:

Muay Thai & Fitness

CHRISTOPHDELP.DE
PERSONAL TRAINER
MUAY THAI & FITNESS

SPORT URLAUB

Ich biete Trainingsreisen für Muay Thai & Fitness an. Training & Urlaub in einer kleinen Gruppe. Auch eine Individualreise nach deinen Wünschen ist möglich.

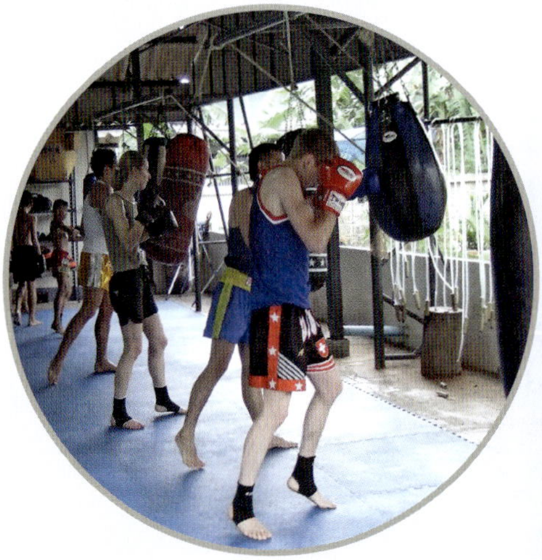

Für alle Leistungs- und Altersklassen.

Trainingsangebote:

Muay Thai & Fitness

Anfragen zu Trainingsort, Verfügbarkeit und Trainingsreisen:

christophdelp@t-online.de

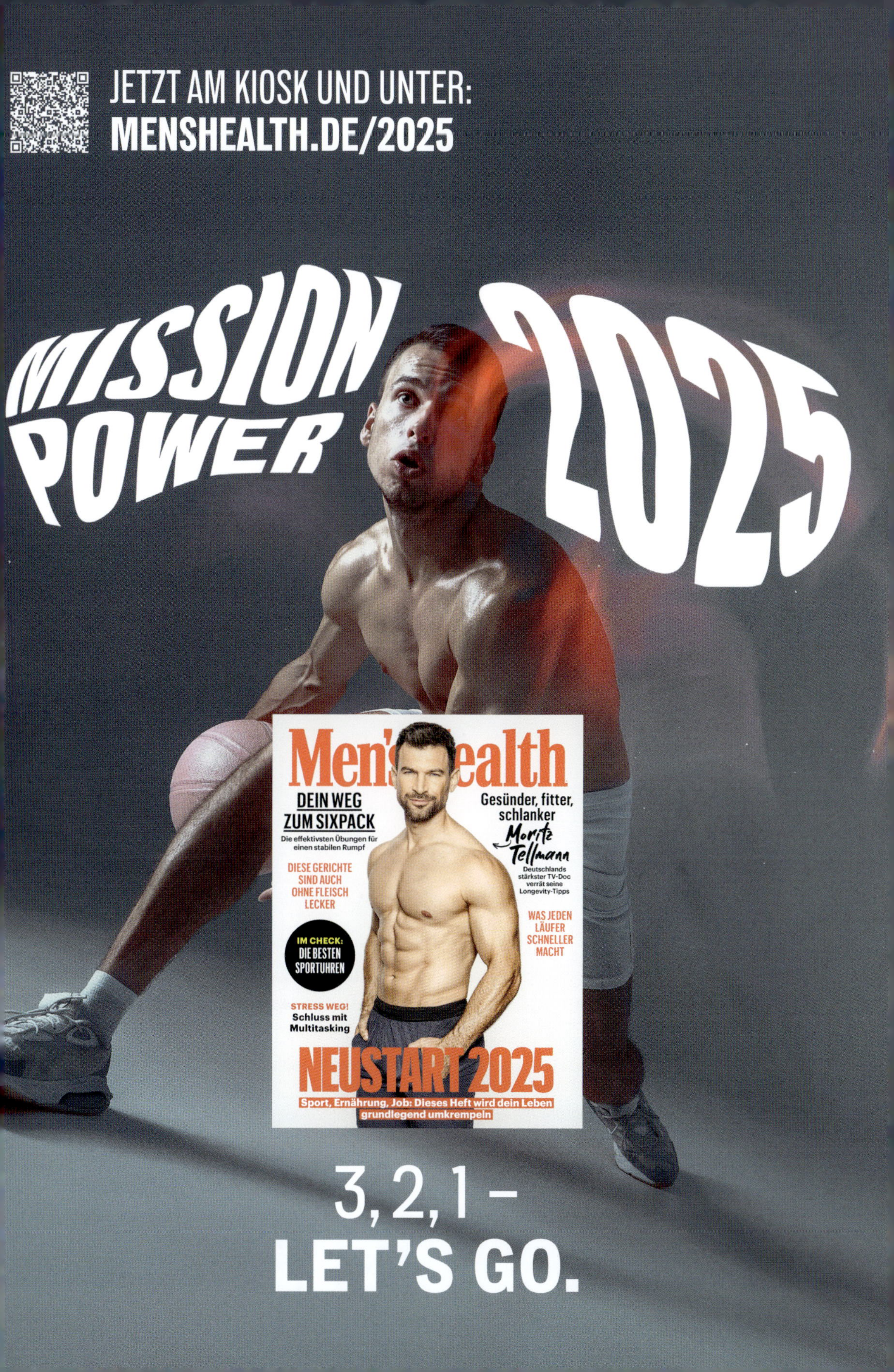
JETZT AM KIOSK UND UNTER:
MENSHEALTH.DE/2025
MISSION POWER
2025
Men's Health
DEIN WEG ZUM SIXPACK
Die effektivsten Übungen für einen stabilen Rumpf
Gesünder, fitter, schlanker
Moritz Tellmann
Deutschlands stärkster TV-Doc verrät seine Longevity-Tipps
DIESE GERICHTE SIND AUCH OHNE FLEISCH LECKER
IM CHECK: DIE BESTEN SPORTUHREN
WAS JEDEN LÄUFER SCHNELLER MACHT
STRESS WEG! Schluss mit Multitasking
NEUSTART 2025
Sport, Ernährung, Job: Dieses Heft wird dein Leben grundlegend umkrempeln
3, 2, 1 –
LET'S GO.

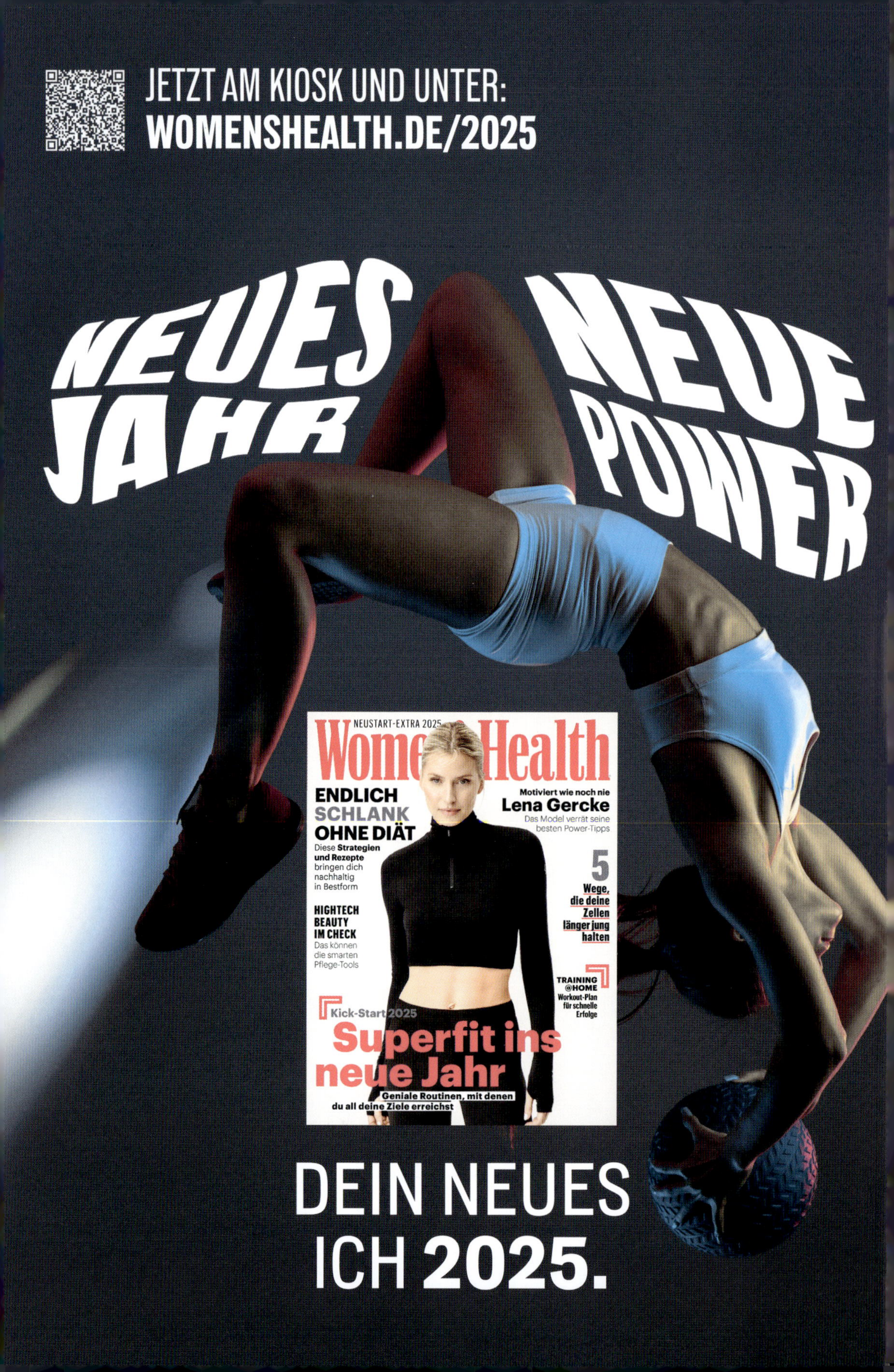

JETZT AM KIOSK UND UNTER:
WOMENSHEALTH.DE/2025
NEUES JAHR
NEUE POWER
NEUSTART-EXTRA 2025
Wome
Health
ENDLICH SCHLANK OHNE DIÄT
Diese Strategien und Rezepte bringen dich nachhaltig in Bestform
HIGHTECH BEAUTY IM CHECK
Das können die smarten Pflege-Tools
Motiviert wie noch nie
Lena Gercke
Das Model verrät seine besten Power-Tipps
5 Wege, die deine Zellen länger jung halten
TRAINING @HOME
Workout-Plan für schnelle Erfolge
Kick-Start 2025
Superfit ins neue Jahr
Geniale Routinen, mit denen du all deine Ziele erreichst
DEIN NEUES ICH 2025.